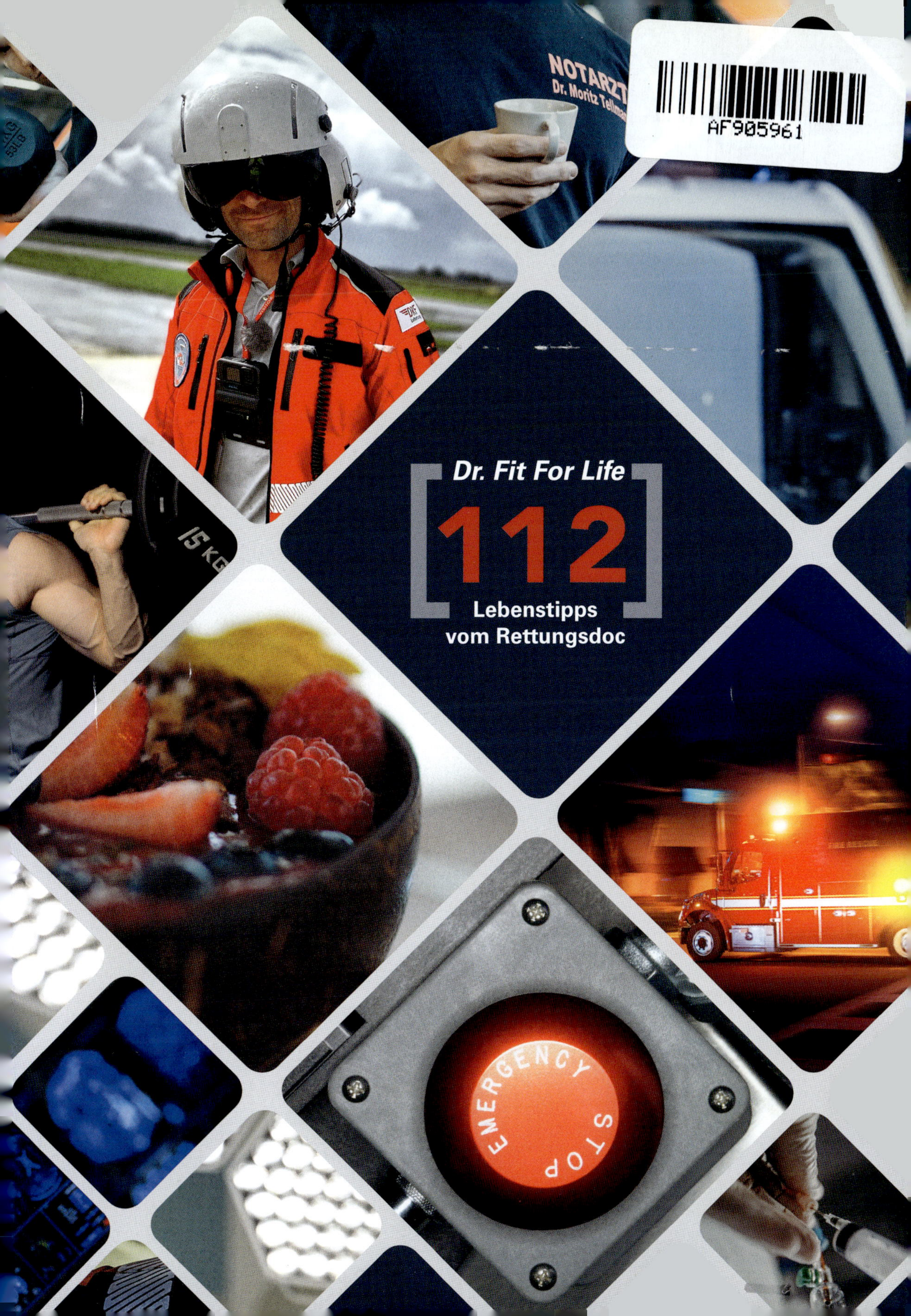

Dr. Fit For Life

112

Lebenstipps vom Rettungsdoc

INHALT

KAPITEL 1
VORWORT

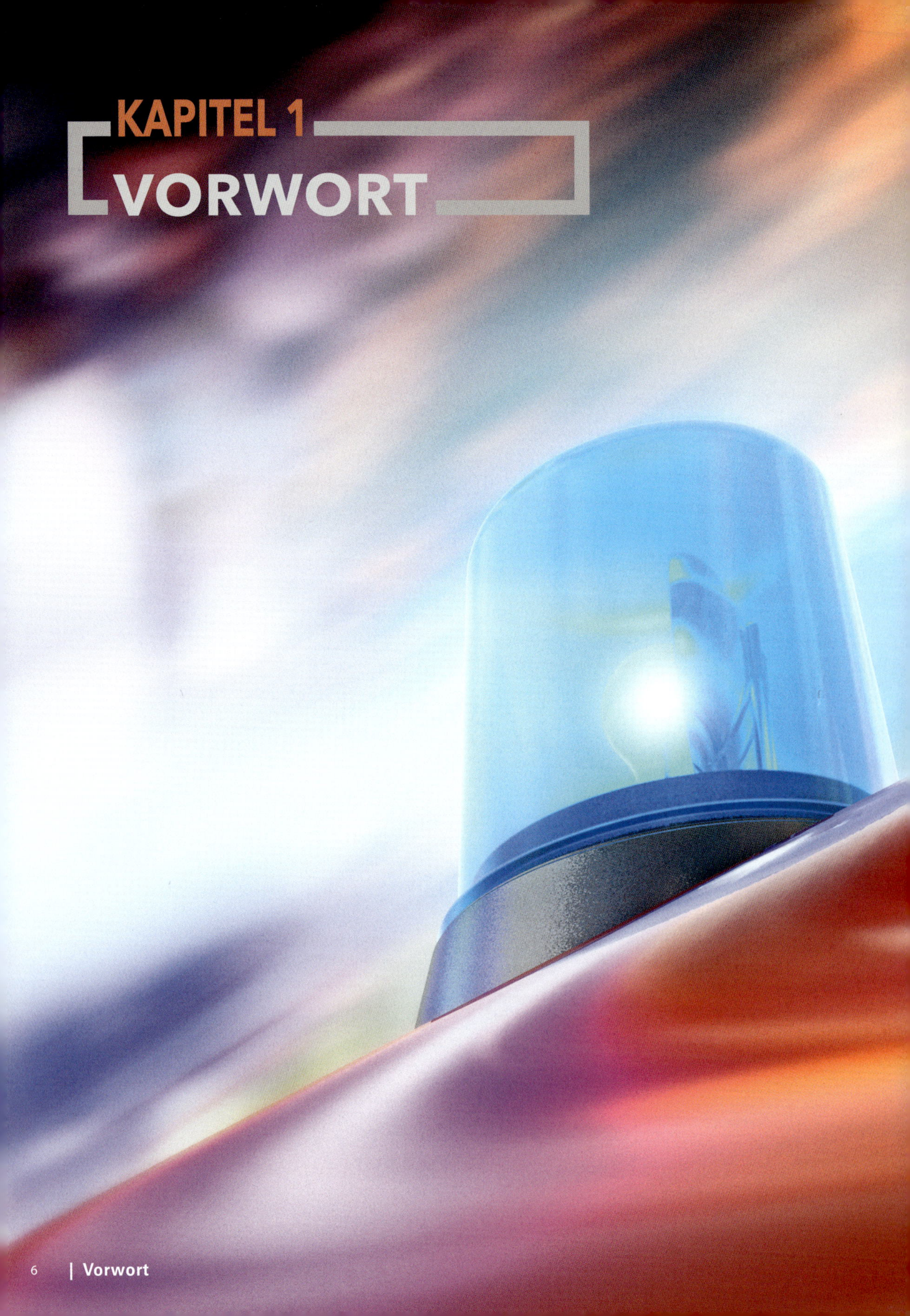

01

Dr. Fit For Life

[5 Ws des Notrufs]

1. **Wo ist der Unfallort?**
2. **Was ist passiert?**
3. **Wie viele Verletzte?**
4. **Welche Art der Verletzungen?**
5. **Warten auf Rückfragen.**

Die fünf Ws des Notrufes. Jeder kennt sie seit dem Erste-Hilfe-Kurs, und wir alle wissen, wie damit umzugehen ist. Nicht erst, seit einige von uns einem Rettungs- und Notfallberuf nachgehen. Aber was ist eigentlich mit den 5 Ws der eigenen Gesundheitspflege in vielen Berufen?

- Wo und wie bewege ich mich?
- Was esse ich, um gesund zu bleiben?
- Wie entspanne ich in Zeiten höchsten Stresserlebens?
- Welchen Erkrankungen kann ich mit welchen Maßnahmen vorbeugen?
- Wie steigere und erhalte ich meine tägliche Energie für alles, was ich gerne tue?

Unglaublich, aber jeden Tag prasseln unzählige Anrufe in der Notfall-Leitstelle ein, ob bei der »112« oder der »110«. Hunderte, tausende von Sanitätern, Brandmeistern, Polizisten, Notärzten, Praktikanten, Piloten und Gruppenführern rücken aus, um zu helfen. So schnell wie möglich. So effektiv wie möglich. Mit einer Topausrüstung, bestens ausgebildet und (fast) immer motiviert – von Brandschutzhelm bis in die Rettungsstiefel.

Das bedeutet Stress, Schlafmangel, nächtelanges Arbeiten und eine hohe gesundheitliche Belastung mit einigen Risiken, die für Leib und Seele drohen. Diese Risiken treten nicht nur im Einsatz selbst auf, beim Kampf gegen Flammen, den Blutungsschock beim Trauma-Patienten oder bei der Verfolgung eines Flüchtigen.

Was für die Notfallberufe gilt, macht vor vielen anderen Branchen keinen Halt. Lange Tage vor dem Bildschirm, unregelmäßige Arbeitszeiten, ungünstige Körperhaltungen und Terminstress – da sind gesundheitliche Gefahren vorprogrammiert, ebenso wie der Kampf um bezahlte Überstunden.

Angefangen bei dauernder Müdigkeit und verminderter Leistungsfähigkeit über gefährliche Gewichtszunahme bis hin zu Schlafstörungen, chronischen Rückenschmerzen, Verspannungen und auch einer hohen Last an seelischen Erkrankungen bis hin zum chronischen Erschöpfungssyndrom oder einer posttraumatischen Belastungsstörung mit Dienstausfall sind die Gefahren durch einen anspruchsvollen Job in Rettung, Wirtschaft, Industrie oder wo auch immer du gefordert bist, offensichtlich. Und dabei wollen wir doch helfen, retten, unterstützen, beruhigen und

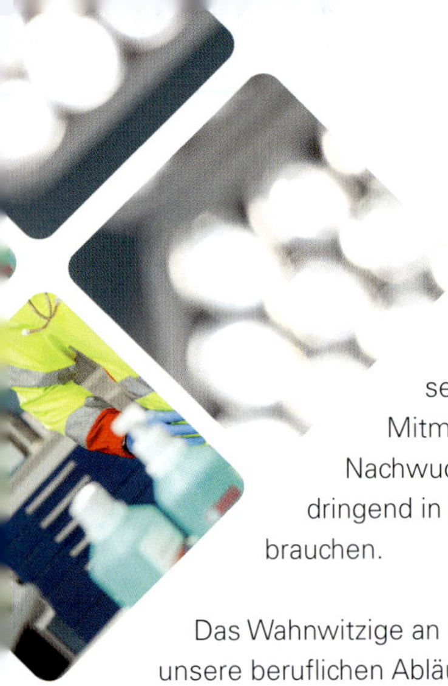

Vorbilder sein für uns selbst, unsere Patienten, Mitmenschen und auch den Nachwuchs, den wir wirklich dringend in allen Tätigkeitsfeldern brauchen.

Das Wahnwitzige an der Sache ist ja, dass wir unsere beruflichen Abläufe üben, perfektionieren, trainieren und versuchen, ein Höchstmaß an Sicherheit für unsere Patienten zu gewährleisten oder ein Produkt zur optimalen Funktion entwickeln. Die Standards für die Abläufe im Einsatzdienst sind hoch. Oft sehr hoch. Das habe ich bei Feuerwehr, Polizei und insbesondere auch der Luftrettung erleben dürfen. Und das sorgt für Sicherheit und effektive und schnelle Rettung mit möglichst geringer eigener Gefährdung.

Die Standards für die Abläufe im Einsatzdienst sind hoch. Oft sehr hoch. Das habe ich bei Feuerwehr, Polizei und insbesondere auch der Luftrettung erleben dürfen. Und das sorgt für Sicherheit und effektive und schnelle Rettung mit möglichst geringer eigener Gefährdung.

Doch so gut wir in der Optimierung unseres Arbeitsgerätes, der Abläufe und Algorithmen sind, so dramatisch schlecht sind wir meist bei einer enorm wichtigen Komponente des Erfolgs: an uns selbst und unsere Gesundheit(-Pflege) zu denken.
Ein Sprichwort besagt:

»Wer rettet, der fettet«.

Da ist so einiges dran. Schlechte Vorbereitung beim Thema Ernährung paart sich mit kompensatorischem Essen, »Snacken« und manchmal auch mit dem Hineinschaufeln von irgendetwas, das sich Essen nennen soll, aber eher einem zucker- und fetthaltigen Nährstoffräuber gleicht. Hastig gegessen, hochverarbeitet, ungesund. Dazu noch flüssiger Zucker in Form von Softdrinks. Hinzu gesellen sich Bewegungsmangel und Schlafmangel; schlimmstenfalls dann auch noch eine enorme mentale Belastung durch kritische Einsatzlagen und ein hoher Anspruch an Menschen und Material hinzu. Wenn dann noch Genussgifte wie Zigaretten und Alkohol in toxischen Mengen (außerhalb des Dienstes versteht sich) dazukommen, sind Krankheit, schlechte körperliche Verfassung und Ausfall vorprogrammiert. Und das zeigen nun auch einmal die Tage der Arbeitsunfähigkeit (AU), die jährlich von den Krankenkassen veröffentlicht werden: Insbesondere muskuloskelettale Beschwerden, mentale Befindlichkeitsstörungen (bis hin zur manifesten Depression) aber auch Schlafstörungen, Erschöpfung, Müdigkeit und wiederkehrende Infektionserkrankungen stehen ganz oben auf der Liste der krankheitsbedingten Ausfalltage.

Während man einen Medikamentenkoffer nachfüllen, einen Schlauch trocknen, einen RTW reinigen, den Computer neu starten oder das Meeting verschieben kann, ist die Gesundheitsressource bei vielen Mitarbeitern im Gesundheitswesen und in vielen anderen Berufen limitiert und schnell aufgebraucht. Es drohen dann Totalausfall, Krankschreibung und leider eben auch allzu oft Berufsunfähigkeit. Ich höre oft Kollegen im Alter von 30 bis 40 schon stöhnen: »Lange mache ich das nicht mehr mit!«, »Mit 50 lass ich mich rausschreiben« oder »Der Arzt sagt, mein Rücken sieht schon aus wie der eines 70-Jährigen.«

Und dabei sind die Berufe und Tätigkeiten im Gesundheits- und Rettungswesen, aber auch im Handwerk oder in Dienstleistungsberufen doch so sehr abhängig von fitten, vitalen und resilienten Mitarbeitern. Genau wie auch in vielen anderen Branchen benötigt man vor allem eigene Fitness, um in Schule, Büro, Verwaltung oder Service gesunde Leistungen zu erbringen und vor allem dem oft toxischen chronischen Stress mit seinen Risiken entgegenwirken zu können. Ich kann da nur aus eigener Erfahrung sprechen: Ein Nachtdienst, bei dem man innerhalb von Sekunden aus dem Schlaf heraus funktionieren muss, macht definitiv mehr Freude, wenn Körper und unser Geist vorbereitet, trainiert und einfach fit sind. Ein Hirn, das schneller hochfährt als der beste Hochleistungsrechner, eine Lunge, die sich blitzschnell mit der kühlen Luft der Nacht füllt, und eine Rückenmuskulatur, die den stärksten Widerständen standhält. Das ist echte, nutzbare und im Einsatz verlässliche Fitness.

Mir macht der Beruf des Arztes – und gerade auch in der Notfallmedizin – genau deshalb auch besonders viel Spaß, weil ich genau weiß: Auf meinen Körper kann ich mich zu 150 Prozent verlassen. Das gilt nicht nur für die körperliche Seite, denn auch die Fähigkeit, die mentale Last zu verarbeiten, die man täglich heben und schleppen muss, gilt es zu verarbeiten.

Und ja, wenngleich es viele gute Einrichtungen gibt, wie die psychologische Einsatzbetreuung oder die arbeitsmedizinischen Untersuchungen, so ist es die Eigenverantwortung, die jedem Mitarbeiter, aber auch jedem Menschen auch außerhalb der Notfallberufe innewohnt, sich um sich selbst zu kümmern. Und ich rede hier explizit nicht von stundenlangen »Mental-and-physical-health-Retreats« mit ewigem Waldbaden und Yoga jeden Morgen um 5 Uhr in der Früh. Erst recht natürlich nicht von Drogen und Aufputschmitteln, die das Problem der Erschöpfung nur verschieben und letztlich eher potenzieren. Nein, es sind die Häppchen zwischendurch, die in der Summe Gesundheit, Widerstandsfähigkeit und Erholungskompetenz kreieren, die den Beruf sehr lange attraktiv halten und ihn wahrscheinlich zu einer der schönsten Tätigkeit überhaupt machen. Und das sollte jeder sagen können, der, unterstützt durch seine Gesundheit, seinem Lieblingsberuf nachgeht. Ein schönes Sprichwort besagt:

»Gesundheit bekommt man nicht im Handel, sondern durch den Lebenswandel.«

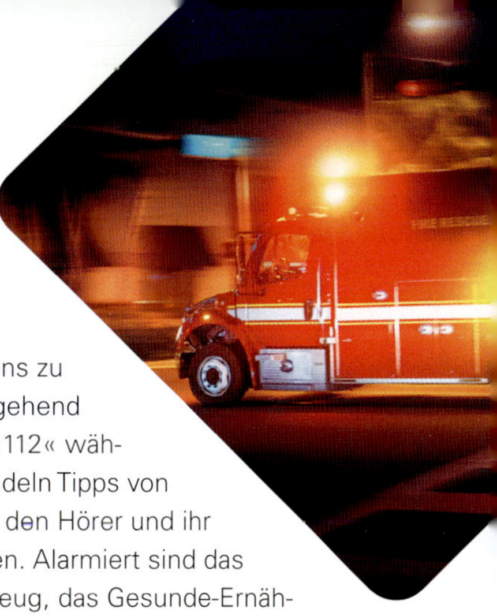

Zeit, etwas zu ändern und den Gesundheits- und Fitnessnotfall unseres Berufslebens zu behandeln und umgehend Hilfe anzufordern. »112« wählen, und schon sprudeln Tipps von der Leitstelle durch den Hörer und ihr könnt direkt loslegen. Alarmiert sind das Muskeleinsatzfahrzeug, das Gesunde-Ernährungs-Hilfsfahrzeug und die Anti-Stress-Streife. Schön wäre es. Aber vielleicht kommen wir da ja noch eines Tages hin.
Bis es so weit ist, sollten wir aber definitiv nicht warten. Genau deshalb gibt es die 112 Tipps für ein gesünderes Durch-den-Tag-Kommen in Rettungs- und Gesundheitswesen sowie für alle Menschen, die rund um die Uhr gefordert sind, wenn es um alles geht und Gefahren lauern, die einfach, aber effektiv mit ein paar kleinen, täglichen Maßnahmen abgefedert werden können. Natürlich hat jeder am Ende eine eigene Strategie zur Bewältigung der täglichen Anforderungen, und vielleicht hast du ja auch einen speziellen »Hack«, der hier noch fehlt. Dann lass es mich gerne wissen, und ich werde diesen versuchen, in die nächsten Auflagen zu integrieren.
Ich jedenfalls freue mich jetzt schon auf Kollegen und Kolleginnen, Mitmenschen, Freunde und Bekannte, die sich selbstverantwortlich ihrer Gesundheit bewusst werden und mit kleinen Veränderungen, Tricks und Inspirationen sich und auch die Kollegen motivieren, gesund und fit zu bleiben – bis zum letzten Einsatz oder in die verzweigten Winkel und Ecken eines intensiven und fordernden Alltags.
Übrigens: Alles richtig macht ihr, wenn ihr morgens schon gefragt werdet, wann ihr denn – in meinem Fall als Notarzt – gedenkt, Sport zu machen und wieder die Frage auftaucht, was du dir da denn sensationell Köstliches und Gesundes zu essen vorbereitet hast und ob du nicht mal flink das Rezept aufschreiben könntest. Es wird wahrhaftig nicht viel brauchen, um loszulegen,

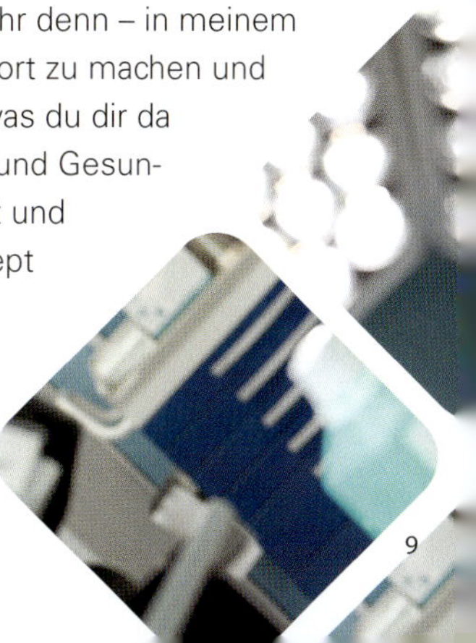

- Kompakte Workouts, leckere Rezepte und die wichtigsten Strategien für die eigene Gesundheit
- Ärztlich erprobt und nach den neuesten wissenschaftlichen Standards entwickelt
- Für alle, deren Stresslevel im (Berufs-) Alltag dauerhaft hoch ist
- Von A wie ausatmen bis Z wie zuckerfrei
- Inkl. 12 leckeren, gesunden Rezepten und kurzen knackigen Workouts für jedes Zeitbudget
- (5 / 10 / 20/ 30 Min)

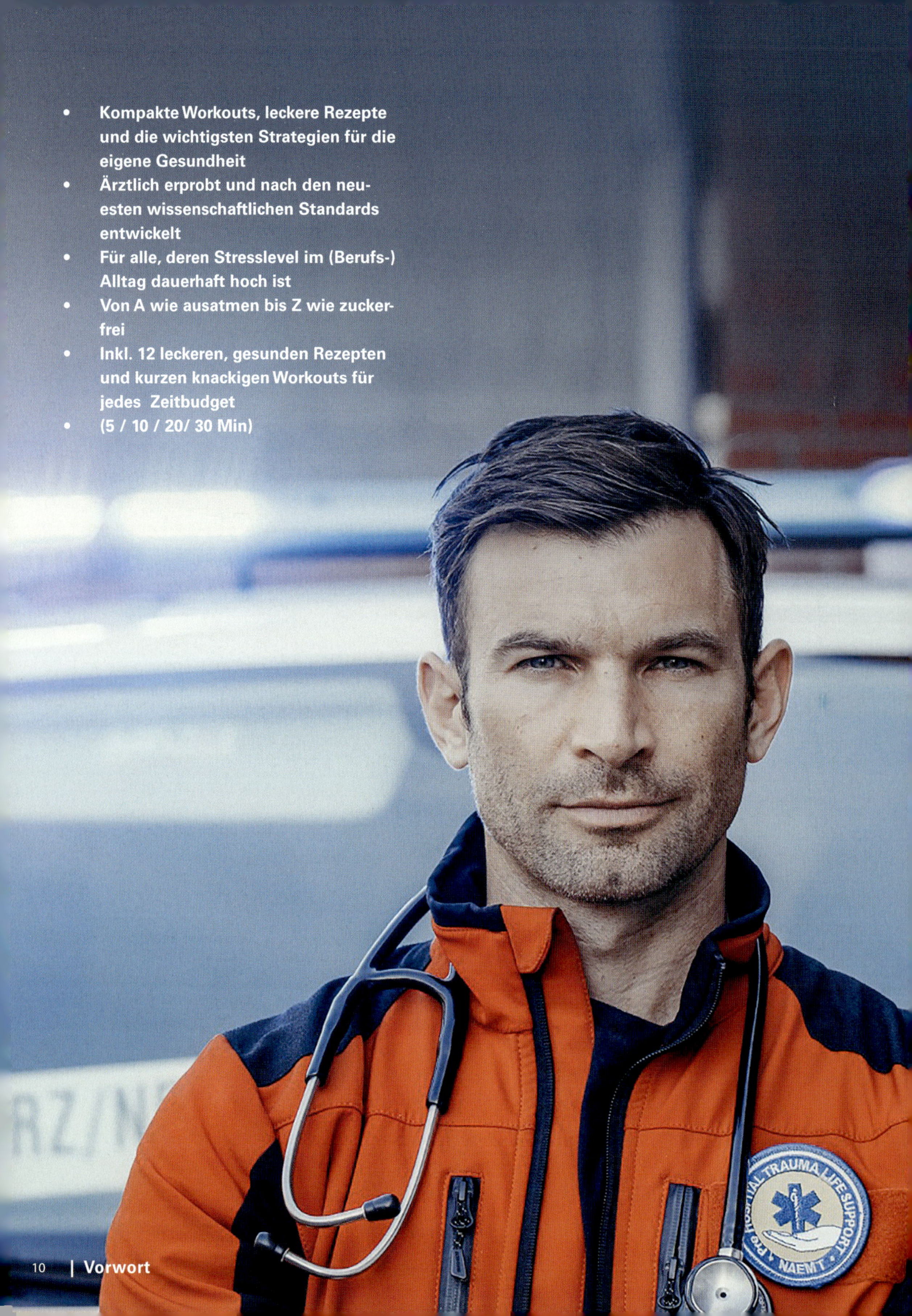

Los geht's!
Einsatzbereit für die eigene Gesundheitspflege, Stressregulation und mehr Energie fürs Leben.

denn viele der Tipps sind so einfach und simpel, dass du sie schon ab morgen in deinen Tag integrieren kannst.

Außerdem enthalten die 112 Tipps zwölf einfache, leckere und gesunde Rezepte, die dich durch eine kulinarische Arbeits- und Ereigniswoche schicken. Diese zwölf Rezepte sind allesamt im regelmäßigen Einsatzdienst erprobt und alle an Orten entstanden, an denen ich regelmäßig als Notarzt und Retter unterwegs bin. Das ist auch ein Tipp für dich: Wenn du etwas besonders Schönes, Intensives oder auch Lehrreiches in deinem Alltag erlebt hast, dann nimm es in Form einer lebendigen Erinnerung mit in deine Zukunft. Sei es als Kleidungsstück, als Talisman, als körperliche Entspannungsübung oder eben als »Signature-Rezept«

Ich wünsche dir viel Spaß und hoffe, dass du vielleicht demnächst wieder einmal nachts um 3 aufwachst und sagst: »Hey. Geile Zeit! Lass uns retten, helfen und zur Verfügung stehen, wenn andere unsere Hilfe brauchen«. Mit voller Leistungsfähigkeit und voll konzentriert bei der Sache sein. Das ist das Ziel. Ob nun im Rettungseinsatz oder beim Feinschliff eines Projektes. Viel Erfolg bei der Umsetzung und auf das auch dein anspruchsvoller Alltag durchtränkt wird, von kleinen Hacks und Manövern zur Selbstwirksamkeit von der ersten Sekunde des motivierten Erwachens bis zur sanften Stunde des Einschlafens.

Damit du dich rasch zurechtfindest, habe ich die Tipps in zehn Kategorien und gesundheitsrelevanten Bereichen gegliedert, sodass du dich schnell zurechtfindest, wenn es zum Beispiel um das Thema Fitness und Bewegung oder mentale Gesundheit geht.

Und egal, ob du schon viele der Tipps beherzigst und umsetzt: Für die Gesundheit und das Wohlbefinden lohnt es sich immer, etwas Neues auszuprobieren. Viel Freude bei vielen kleinen »AHA«-Erlebnissen!

Dein Dr. Fit for Life, Moritz Tellmann

KAPITEL 2

KÖRPERLICHE FITNESS, SPORT UND BEWEGUNG

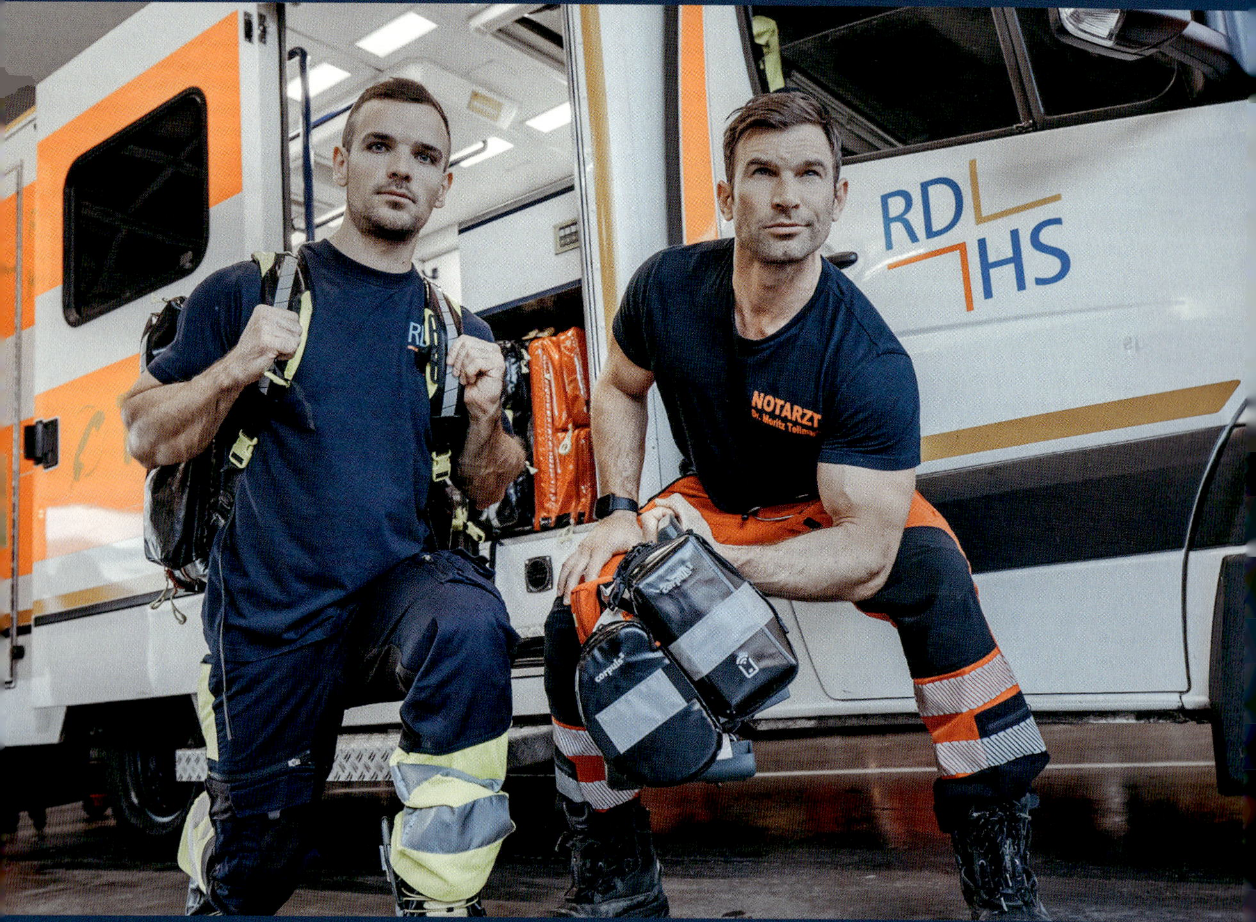

Körperliche Fitness ist eine der wichtigsten Säulen der optimalen Gesundheitspflege im Schicht- und Bereitschafsdienst, aber auch für jeden Menschen mit Leistungs- und Gesundheitsambitionen im oft stressigen Alltag.

02

Wenn du in deinem Beruf und in deinem Leben etwas bewegen willst, dann führt kein Weg an Bewegung und körperlicher Fitness vorbei. Bewegungsmangel ist ein enormer Risikofaktor und Untersuchungen zeigen: Von den wöchentlich empfohlenen 150 Minuten aktiver Zeit pro Woche sind viele Menschen sehr weit entfernt. Schätzungsweise zwischen fünf bis sechs Millionen Menschen sterben jährlich weltweit durch die Folgen von Bewegungsmangel, dabei liegt es bei einem fantastischen Bewegungsapparat mit über 650 Muskeln doch nahe, Bewegung zu einem Grundbedürfnis zu machen.

Viele Erkrankungen sind dadurch vermeidbar. Allen voran Rückenschmerzen, Verspannungen, Fehlhaltungen, Verschleiß von Bandscheiben (durch zu viel Sitzen) aber auch Stoffwechselerkrankungen wie Diabetes Mellitus, Fettstoffwechselstörungen und dadurch entstehende Herz-Kreislauf-Erkrankungen bis hin zum Schlaganfall und Herzinfarkt.

Bewegung und Fitness können aber vor allem dazu führen, sich sofort besser, fitter und leistungsfähiger zu fühlen. Höchste Zeit loszulegen und Bewegung zu einem Grund-Lebenselixier zu machen, das, was es schon immer war und immer sein sollte.

Auf geht's, denn das Geheimnis des bewegten Erfolgs ist es: anzufangen.

2.1 Alltagsaktivität leicht gemacht

NUMMER

[001]

Ein guter Dienst, eine gute Schicht und ein guter Tag beginnen immer mit Bewegung

Was du hast, hast du. Kollegen begrüßen, Material checken, Medikamente zählen, Tagesplan besprechen. Viele »To-dos«. Dennoch solltest du, wenn möglich, den Dienst mit etwas Bewegung starten. Damit legst du den Grundstein gegen Beschwerden, die durch Bewegungsmangel verursacht werden können. Und das sind eine Menge. Angefangen bei Müdigkeit über Bluthochdruck bis hin zum Herzinfarkt. Bewegungsmangel ist eine wahrhaftig kritische Angelegenheit.

Ob du ein paar Mal die Treppen auf der Wache rauf- und runterläufst, eine kurze Einheit auf dem Rad Ergometer machst oder einfach ein paar Ausfallschritte über den Hof oder den Flur oder die ersten Kniebeugen, während du auf das Hochfahren der Kaffeemaschine oder des Computers wartest. Das Signal deinem Körper gegenüber ist eindeutig: Du kümmerst dich. Außerdem wirst du wach, aufmerksam und streifst die letzte Müdigkeit ab. Und ob es fünf oder zehn Minuten sind – wie schnell hat man diese anderweitig »verschwendet«?

Siehe es als essenziellen Punkt auf deiner Arbeitsbeginn-Checkliste, dich erst einmal zu bewegen und somit auch deinen Organismus hochzufahren. Denn selbst wenn es ein unruhiger, einsatzreicher oder mit Terminen vollgepackter Tag ist, hast du schon etwas getan. Wahrscheinlich sogar die entscheidenden Minuten an Bewegung zusammengesammelt, die sich auch dauerhaft auf deine körperliche Gesundheit auswirken.

Am besten ist es natürlich, wenn die ganze Wachabteilung, Mannschaft und das Team, die Kollegen oder die Familie mitmachen und vor dem gemeinsamen Frühstück eine kleine, ja vielleicht nur minimale Bewegungseinheit absolviert. Das stärkt den Teamgeist und macht es insbesondere für die Bewegungsmuffel noch einfacher, endlich aus der Komfortzone herauszukommen.

NUMMER

002

Vermeide Aufzüge und Rolltreppen und nutze immer die Treppe

Ich stehe mit Aufzügen und Rolltreppen einfach auf Kriegsfuß, deshalb nutze ich diesen und gehe immer, ja fast immer, die Treppe. Das hat neben dem sensationellen Trainingseffekt auf unseren Gesäßmuskel auch den Vorteil, dass wir erstens: den Fluchtweg kennen, falls der Aufzug nicht funktioniert, und, sollte er doch mal ausfallen, wir zweitens mit einer sehr angenehmen Kreislaufaktivierung am Einsatzort ankommen.

Ein bis drei Etagen sollten selbstverständlich sein. Je nach Equipment können wir gerne über vier bis sieben Etagen diskutieren (wir sind dann oben, bis die Diskussion zu Ende ist) und ab der achten ist es sicher okay, im Notfall den Aufzug zu nehmen, wenn dieser bereits da ist und wir nicht außer Atem bei einem wirklich hochkritischen Einsatzstichwort und dem entsprechenden Patienten ankommen möchten.

Für die Fitness ist und bleibt Treppensteigen eine großartige Angelegenheit auch bei niedrigem Zeiteinsatz. Der Kalorienverbrauch pro Stufe ist mit 0,11 kcal (im Durchschnitt) zwar gering, aber wenn du nun täglich 200 Stufen zusammenaddierst, bist du bei 22 kcal. Nehmen wir an, du steigst pro Tag 10 bis 15 Minuten Treppen, wirst du schon bei 150 bis 200 kcal landen. Klar. Mit Material noch einmal etwas mehr.

Das mag jetzt zwar etwas merkwürdig klingen, aber wenn auf dem Einsatzmelder achte Etage steht, freue ich mich insgeheim ein kleines bisschen. Und ich schaffe es doch, regelmäßig Kollegen dazu zu bewegen, zusammen mit mir die Treppe zu nehmen. Oft höre ich dann zwar Sätze aus dem Treppenhaus wie »Ich hasse dich«, »Das nächste Mal fahre ich definitiv Aufzug« oder »Ich muss gleich erst einmal duschen«, aber damit kann ich für den Moment leben. Und ich warte dann nur auf den Dank danach, der kommt nämlich immer. Und ja. Es sind auch schon Einsatzteams in Aufzügen steckengeblieben und mussten in einem Folgeeinsatz befreit werden. Das kann dir im Treppenhaus eher seltener passieren.

Die Profis werden selbstverständlich ein regelmäßiges Training auf dem »Stairmaster-/Treppenstufen-Ausdauergerät« absolvieren und so ihre Treppenhaus-Performance schon vor dem Dienst optimieren. Da lohnen schon fünf bis zehn Minuten für die eigene Herz-Kreislauffitness – und Spaß macht es auch.

NUMMER

003

Sieh das Tragen von Equipment, Einkaufstaschen oder Arbeitsmitteln als praktische Trainingseinheit an

Du hast leicht reden. Du musst auch nur dein Dokumentationsgerät tragen und wir schleppen den Rest. Diesen Satz höre ich als Notarzt selten, denn ich trage grundsätzlich Material, schließlich möchte ich ja auch beim Patienten das Monitoring-System, Sauerstoff, Intubationsmaterial, Medikamente und Sauerstoff benutzen und den Kollegen zeigen: »Hey wir sind ein Team!«

Na klar ist das eine Belastung, einen Notfallrucksack, der mal eben 20 Kilogramm und mehr auf die Waage bringen kann, in den fünften Stock zu schleppen. Aber

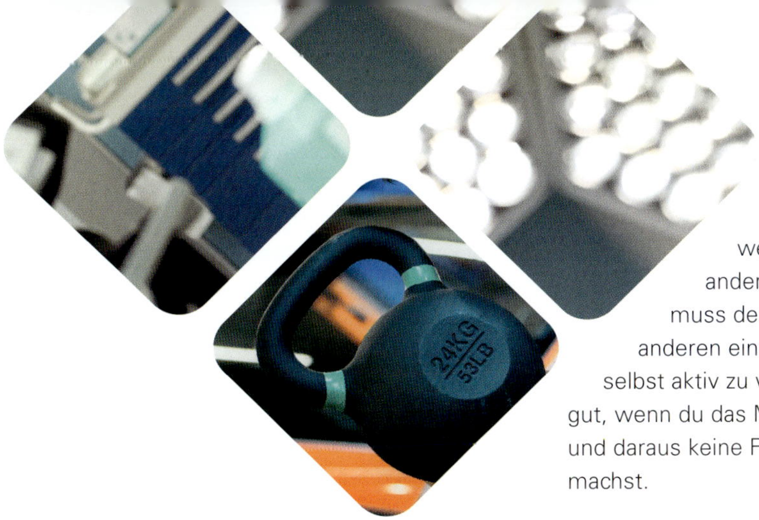

sind wir doch einmal ehrlich: Dafür sitzen wir oft sehr viele Stunden. Im RTW, auf der Couch vor dem Fernseher, und dann auch noch in der Freizeit. Da ist es fast schon ein Privileg, auch einmal ein paar Gewichte tragen zu dürfen. Und ja, summiert über die Arbeitsjahre mag das eine nicht unerhebliche kumulierte Last sein, aber Übergewicht, das ich ein Arbeitsleben lang mit mir herumschleppe, hat ebenso ausgeprägte Nachteile für meinen Körper. Knorpelverschleiß, leidende Bandscheiben, Rückenschmerzen, Haltungsschäden. All das droht durch chronisches Übergewicht mehr als gezielt, ergonomisch und regelmäßig Material, Einkaufstüten, Wäschekörbe oder andere Arbeits- und Werkmaterialien zu tragen.

Wenn du richtig clever bist, schnappst du dir regelmäßig die Rucksäcke aus dem Auto, schnallst sie dir auf den Rücken und machst Ausfallschritte über den Hof der Wache, gehst damit im Training die Treppen des Schlauchturms hoch oder nutzt die Sauerstoffflasche als Gewicht beim Training für die Schultern oder machst den Farmers Walk mit Beatmungsgerät und Monitoring-System (siehe Punkt 66). Bitte jedoch nicht fallen lassen, wie eine Hantel, das kann teuer werden. Und allzu weit weg vom Einsatzfahrzeug würde ich auch nicht gehen.

NUMMER

[004]

Stifte deine Kollegen dazu an, mitzumachen und einen bewegten Arbeitstag zu verbringen

In der Multiplikation liegt die Kraft. Rettungsdienst, Feuerwehr und Polizei sowie auch viele andere Berufe sind Teamwork. Und es muss den einen im Team geben, der den anderen einen ordentlichen Impuls verpasst, selbst aktiv zu werden. Das geht besonders gut, wenn du das Mitmachen förmlich ausstrahlst und daraus keine Frage, sondern eine Aufforderung machst.

Meine Strategie: In Sportklamotten im Aufenthaltsraum aufkreuzen und sagen: Ich gehe jetzt Klimmzüge machen und brauche noch jemanden, der mitmacht. Wir sehen uns in fünf Minuten im Fitnesskeller. Oder zu Beginn der Mittagspause die Jacke drüber werfen und den Kollegen zurufen, dass man dem Essen zehn Minuten spazieren gehe. Wer nicht mitkäme, verpasse etwas. Ausreden gibt es immer viele, aber letztlich wollen doch alle fit, energiegeladen und gesund durch den Tag kommen. Deshalb werde und sei der Kollege, den man dafür kennt, dass er stets in Aktion ist. Es kommt der Punkt, da werden sie mitziehen und dabei sein. Und dann potenziert sich die Bewegungskraft der Gemeinschaft noch mehr. Wir haben uns während der Corona-Pandemie lange genug voneinander abgeschirmt, isoliert und distanziert. Es ist an der Zeit, miteinander aktiv zu sein.

Ich kenne Wachabteilungen, da gibt es sogar Trainer, die dann im Rahmen des Dienstsportes ein gemeinsames Training anbieten und Firmen, die mittags einen »Lunch-Break-Coach für eine kleine Workout-Session einladen«. Perfekter geht es doch kaum. Ich werde mich in Zukunft darum kümmern und bemühen, dass auch die Position des gesundheitsverantwortlichen Mitglieds mit dem Auftrag »Bewegung für alle« ein Teil der Ausbildungs- und Qualifikationsstruktur der Mannschaft wird.

Werde auch du der »Movement-and-Muscle«-Project-Manager für deine Kollegen. Es ist eine außerordentlich wichtige und verantwortungsvolle Position mit hohem Mehrwert für das Team.

NUMMER 005

Sei immer beim Dienstsport und sportlichen Team Events dabei

Nahtlos an den Punkt zuvor schließt sich an, dass du ein Dienstsport-Angebot niemals, wirklich niemals, ablehnen solltest. Das kann ich gerade bei meinen Notarztkollegen und Kolleginnen so gar nicht verstehen.

Wenn ein Hilfs-Löschfahrzeug, ein Einsatzleitwagen und ein Rettungswagen auf den Sportplatz fahren, dann gehörst auch du dazu. Ob Praktikant, Azubi, Notarzt oder Hospitant: Teamsport fördert den Teamgeist. Ja, auch Verletzungen gehören dazu, aber mit ein bisschen Vorsicht und dem Gedanken an die Gesundheit bekommst du so ein breites Spektrum an Sportarten geboten: Ich war schon bei so einigen Fußballspielen, Volleyball-Sessions oder Zirkeltrainings dabei, sodass ich nur sagen kann: Wo gibt's das schon?

Und viele moderne Firmen bieten hier mittlerweile ein wirklich breites Angebot an Veranstaltungen, Events und Aktivitäten an, sodass du eigentlich nur noch eines tun musst: aktiv dabei sein.

NUMMER 006

Wenn du dein Training angefangen hast und unterbrochen wirst, setze es unbedingt später fort

Ärgerlich. Da hast du dich gerade 10 Minuten aufgewärmt und die ersten Sätze abgefeuert, da geht auch schon der Melder. Hantel runter, Sportbekleidung aus, Dienstkleidung an, kurz das Gesicht abtrocknen. »Status 3«, das bedeutet per Funkmeldung: »Einsatz angenommen«: Los geht's!

Ja, das ist echt lästig. Und kommt eben dann und wann vor. Der Einsatz hat Priorität, und du gibst alles. Aber: Du wirst zurückkehren. Mal früher, mal später. Ja, auch ich habe das Training auch nach 3 Stunden wieder aufgenommen. Mental solltest du dir also, wenn du unterbrochen wirst, sagen: »Okay, Einsatz, los geht's.« Und danach geht's weiter. Letzte Übung merken. Smartwatch stoppen (ein netter Reminder« am Handgelenk) und einfach wieder daran anknüpfen. Okay, wenn du um 21 Uhr trainiert hast und erst um 00:30 Uhr wieder vor Ort bist, kann ich dir verzeihen und du darfst ins Bett. Aber wieder ein Grund mehr, das Training in die Zeit vor dem Dienst zu legen. Oder eben lieber früher als später den Sportraum aufzusuchen.

Wichtig: Wenn du dein Training fortsetzt, wärme dich bitte immer wieder kurz und knackig auf. Logisch, dass das Warm-up nicht für mehrere Stunden anhält. Wäre auch zu schön. Damit beugst du Verletzungen, Verschleiß und mangelnder Technik vor, die dir das Training und die Freude am Sport schnell vermiesen kann. Wann immer es also möglich ist: Weitermachen! Oder willst du mit einem angefangenen und nicht abgeschlossenen Workout aus dem Dienst gehen? Nein, oder?

Manchmal muss man dann auch seinem Kollegen oder seiner Kollegin auf die Finger hauen, wenn dann nach dem Einsatz wieder geraucht wird. Also Kompromiss: Wir fahren direkt los, weil du dein Training und jemand anderes die Zigarette braucht. Aber die kann er auch ganz sicher etwas später konsumieren. Und zum Thema Rauchen darfst du dich jetzt schon auf einige weitere Punkte freuen.

NUMMER 007

Nutze Toilettengänge oder Telefonate für kurze Bewegungshäppchen

Wir dürfen und müssen unseren Toilettengang erledigen, wenn es sein muss. Manchmal ist die Not groß. Der Klassiker. Man überlegt sich, ob man noch eben die Blase entleeren soll und schon geht der Melder mit einem alarmierenden kritischen Stichwort wie z. B. Reanimation oder schweres Trauma.

Oder ein Meeting muss pünktlich beginnen. Ab zum Auto, Harndrang kurzerhand unterdrückt. Und dann werden wir gefordert. 30 Minuten an der Einsatzstelle und dann noch ein langer Transport mit Übergabe und Rückfragen. Da kann schon mal ordentlich Druck entstehen. Immer wieder ein herrliches Gefühl, wenn der Drang nachlässt. Sehr befriedigend und erleichternd. Die wenigsten denken da wohl noch an zusätzliche Bewegung, dabei lässt sich so ein kurzer Toilettengang wunderbar mit ein paar simplen Übungen kombinieren.

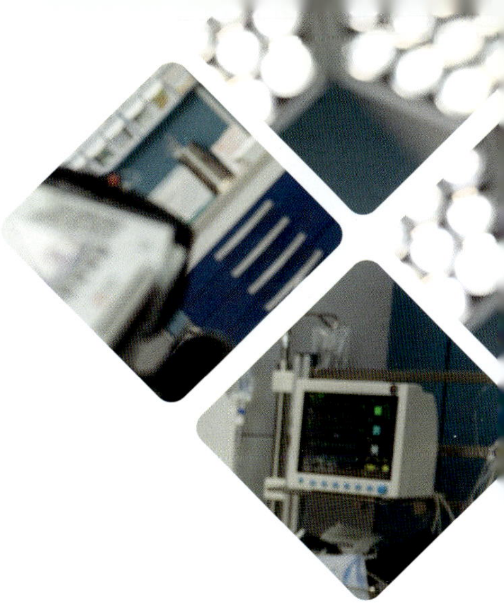

Für die Stehpinkler unter uns (natürlich am Pissoir!) bietet sich da idealerweise das Wadenheben an. Einfach aus dem Stehen heraus Ferse auf und ab bewegen und so ein paar ordentliche Wiederholungen für die Wade sammeln. Die gleichzeitige Durchführung mit dem Miktionsvorgang (dem Wasserlassen) schult nebenbei noch die Koordination. Kann anspruchsvoll sein, aber warum die Herausforderung nicht annehmen? Für die Sitzpinkler (oder was auch immer) bietet sich die Sitzhocke an. Das bedeutet: Nicht vollständig auf die Toilettenbrille setzen (hat auch hygienische Vorteile) und einfach unter Krafteinsatz der Oberschenkel die Position halten. Da heißt es fast schon: Beeilung! Denn das ist echt anstrengend und fordernd. Profis nehmen dazu noch die Arme mit nach vorne und führen den »Holzhacker« durch (super Übung für Schultergürtel und vor allem den unteren Rücken).

Mal wieder zwei Fliegen mit einer Klappe geschlagen. Probiert es doch beim nächsten Mal direkt aus, vielleicht wippt der ein oder andere Kollege ja plötzlich neben euch mit oder ihr kommt sogar erschöpft und angestrengt von der Toilette. Sieht im ersten Moment bestimmt merkwürdig aus, aber so kommt man leicht auf zusätzliche Bewegungsminuten/Tag.

Nun noch der absolute Hack für die Toiletten-Workout-Profis unter euch (dazu zähle ich mich auch): Gerade die Türrahmen von abschließbaren WCs in Krankenhäusern oder Raststätten (auch Flughäfen und Bahnhöfe) haben bekanntermaßen einen Rahmen. Fast immer kann man am oberen Quergestänge Klimmzüge machen. Und wenn es eben nur 5 Stück sind. Gemacht ist gemacht. Bitte dabei aber respektvoll darauf achten, dass ihr in der oberen Position nicht indiskret in die anderen Toilettenboxen hineinschaut, während jemand anderes dort gerade seine Übungen absolviert (oder einfach in Ruhe sein Geschäft). Diskretion und Kontraktion ist das Motto. Bitte anschließend auch dringend die Hände desinfizieren, denn ihr wisst nicht, wer doch zuvor seine Klimmzüge gemacht hat und vor allem: was genau vorher mit seinen Händen passiert ist.

Viel Spaß auf dem WC, dem Workout-Klosett.

NUMMER
[008]

Trete den Dienst/die Arbeit niemals ohne Sport- und Wechselbekleidung an

Anfängerfehler. Nach der Lektüre dieses Buches und nach Etablierung deiner persönlichen Checkliste wird es diese Ausrede sicherlich nicht mehr geben. Für maximal Vorbereitung: Immer ein Outfit im Auto, eines auf der Wache, im Spind in der Firma (wenn du dort regelmäßiger bist) und – wenn du so richtig effektiv bist –, schon eines drunter, wenn du deine Einsatz- und Arbeitsbekleidung anziehst. Das Motto lautet: lieber ein Set mehr als eines zu wenig. Gerade an heißen Sommertagen kann ein Bekleidungswechsel gerne auch mal öfter vorkommen.

Außerdem empfiehlt sich auch stets ein Handtuch in der Nähe, am besten im Einsatzfahrzeug oder direkt am Arbeitsplatz. Das erinnert dich automatisch auch direkt ans Schwitzen. Dazu ein nicht allzu aufdringliches Deodorant und deine Kollegen/-innen und natürlich auch Patienten werden es dir danken, wobei meine Erfahrung zeigt: Die meisten (vor allem unangenehmen) Düfte des Einsatzes überdecken den eigenen Duft, Geruch und vielleicht auch Gestank mit Bravour.

NUMMER

[009]

Suche dir einen Buddy, der mit dir gemeinsam Sport im Dienst oder in der Freizeit treibt

»Never change a winning team«. Und so ist es auch mit deinem Sport-Buddy, den du dir suchen solltest. Oder eher gesagt: Ihr sucht und findet euch gegenseitig. Spätestens wenn du einen richtigen Durchhänger hast und dich so gar nicht aufraffen kannst, noch etwas für deine Fitness zu tun, wird sich dein Buddy auszahlen. Es ist wichtig, dass du jemanden hast, der dich mitreißt, motiviert und anspornt, wenn dir selbst die Triebkraft fehlt.

Auch wenn du dir nicht immer aussuchen kannst, mit wem du auf dem Auto in der Schicht oder auf Streife eingeteilt bist, so ist es wirklich gut zu wissen, dass da draußen noch einer ist, der gesund und fit durch die Schicht kommen möchte. Ich erinnere mich gerne an Schichten auf der Intensivstation, in denen wir einfach mal zusammen 100 Liegestütze gemacht haben oder Notarztdienst, in denen wir 60 Min nur den Bizeps trainiert haben. Ein/e Sportsfreund/in und Buddy ist Gold wert und viele da draußen würden viel Geld dafür bezahlen, einen zu haben.

Sich gegenseitig zu motivieren ist sicherlich nichts Neues, aber es ist so simpel wie einfach. Egal, wo du arbeitest, wenn ihr zusammen den Feierabend mit einer unmittelbaren Sporteinheit einläutet, ist das doch der perfekte Abschluss des Tages. Und wer weiß, vielleicht werdet ihr ja noch mehr als zwei und bildet demnächst ein komplettes Schichtdienst-Fitness-Squad, das immer, wenn sich die Mitglieder sehen, sofort in den Trainingsmodus wechselt.

NUMMER

[010]

Gehe unmittelbar nach dem Dienst/der Arbeit zum Sport

Die meisten Feuerwachen haben ja (Gott segne sie) ein kleines und manchmal auch echt großes Fitnessstudio. Ebenso viele moderne Firmen. Da wäre es doch eine Schande, den Feierabend nicht unmittelbar mit einer Sporteinheit einzuleiten.

Klar. Die Nacht kann schön hart zu dir sein. Viele Einsätze. Wenig Schlaf. Dann auch meist kein qualitativ hochwertiger Erholungsschlaf. Eine Schicht, die dich maximal herausfordert. Dennoch hat es traumhafte Vorteile, direkt und unmittelbar in den Sportmodus überzugehen. Du bist sowieso wach, hast deinen Kaffee getrunken und du bist räumlich im Idealfall schon dort, wo dein Training nun stattfinden kann. Selbst wenn du laufen, radeln oder in ein auswärtiges Fitnessstudio gehst, hast du ja glücklicherweise deine Sport-Bekleidung eingepackt und bist vorbereitet.

Also los geht's: Alles andere kann und wird in einer Aufschieberitis münden. Bis du zu Hause im Bett bist, um dich auszuschlafen, werden vermutlich auch wieder 1,5 bis 2 Stunden vergehen. Wenn du jetzt ein knackiges 30-Minuten-Workout durchziehst, wird sich das auch wieder sehr positiv auf deine Schlafarchitektur und deine dadurch eintretende Erholung auswirken. Der große Vorteil ist außerdem, dass – wenn Schichtwechsel durchgeführt wurde – sicherlich kein Einsatzmelder mehr gehen und dich stören wird. Nun, nicht jedermann ist ein typischer Morgenathlet. Manch einer kann aufgrund seiner zirkadianen Rhythmik, also seiner inneren Uhr, eher am Abend trainieren. Dennoch lohnt sich eine kleine kompakte

Session am Morgen, weil du sie schlicht und ergreifend einfach dann schon auf deinem Gesundheitskonto eingezahlt hast.

Für alle die, die Kinder- und/oder Haustiere zu betreuen haben: Vielleicht sogar noch ein bisschen früher aufstehen und schon vor Dienstschluss loslegen (in der Hoffnung, dass kein weiterer Einsatz folgt)?

Also: Viel Erfolg und Spaß beim Umsetzen der morgendlichen Sportroutine.

NUMMER **[011]**

Verhandele mit deinem Arbeitgeber, dass du vor einem (kurzfristig) übernommenen Dienst noch Sport machen kannst

Freitagnachmittag. Kurz vor Dienstschluss. Da ist sie, die Krankmeldung des Kollegen für den nächsten Tag. Und prompt muss einmal wieder ein unbeliebter Samstagsdienst (Anfangs machen wir es für Geld, aber irgendwann wird die Freizeit doch wichtiger) besetzt werden.

Auch hier wissen wir: Es werden üblicherweise immer die Kollegen gefragt, die per se eine Bereitschaft zur Dienstübernahme haben und nicht diejenigen, welche schon bei den letzten Anfragen stets eher nicht konnten oder gar nicht erst erreicht wurden. Ich persönlich bin auch klar eher der Typ »Helfer und Einspringer«. Das ist typischerweise eine echte Mentalitätsfrage. Aus mehr als zehn Berufsjahren weiß ich einfach, dass es wenig »Mitte« gibt. Es gibt die Einspringer und die Nicht-Könner. Ganz einfach. Deshalb finde ich es enorm wichtig, den Kollegen/innen bei Dienstübernahme auch Zugeständnisse zu machen. Und diese sollte man durchaus auch aktiv einfordern, schließlich könnte man ja auch klar NEIN sagen. Gerade vor sehr spontanen Dienstübernahmen ist deshalb eine Option, zum Beispiel einzufordern, eine Stunde später zu beginnen, um dann noch seine Sporteinheit entspannt unterzubekommen. Klar: Manche Dienstmodelle lassen es nicht unbedingt zu, aber hier sind durchaus frühere oder spätere Ablöse- und Übergabezeiten eine Option.

Zurück zum Beispiel des Freitagnachmittags: Stell dir vor, du hast für den Folgetag ein ausgedehntes Training fest in deiner Planung verankert. Dann ist es doch ein Leichtes, deinem Vorgesetzten vorzuschlagen: »ich mache den Dienst, aber fange eine Stunde später an, damit ich noch in Ruhe mein Training absolvieren kann.« Das spart erstens den Frust darüber, dass du nun wieder deine Freizeit opfern musstest, und zweitens wirst du den Dienst danach mit einer ganz anderen Energie übernehmen und du weißt: Übernommene Dienste werden immer hart und grausam. Das ist Gesetz. Ich bin klar der Meinung, dass solch ein Kompromiss nur fair dir gegenüber ist.

Also: Sprich es an, denn meist kann nur sprechenden Menschen und Einspringern geholfen werden. Vielleicht hat das Ganze sogar den Nebeneffekt, dass man dich dann doch in Zukunft weniger fragt, weil alle wissen: Dem Kollegen/der Kollegin müssen wir noch das Trainingsfenster vor dem Dienst einräumen. So einfach geht's.

NUMMER **[012]**

Komme mit dem Rad zur Arbeit oder stelle dein Auto bewusst weiter weg und gehe den Weg zu Fuß

Bei diesem Punkt lassen sich äußerst viele gesunde Bewegungsminuten addieren. Klar. Wer mit dem Fahrrad (wenn irgendwie möglich kein E-Bike, es sei denn du fährst 30 Kilometer und mehr) zur Arbeitsstätte radelt, tut nicht nur sich selbst Gutes, sondern spart Parkplätze, vermeidet CO2-Ausstoß und hilft generell mit, das automobile Verkehrschaos einzudämmen.

Radfahren ist eine gesundheitlich äußert sinnvoll körperliche Betätigung, mit der du schnell die empfohlenen 30 Minuten Bewegung/Tag auf deinem Gesundheitskonto gutschreiben kannst. Viele Arbeitgeber unterstützten z. B. mit Aktion wie dem »JobRad«, »Bikeleasing« oder auch durch eigene gesicherte Abstellplätze das Fahrradfahren.

Auch Teilstrecken können gut mit dem Fahrrad absolviert werden, wenn du zum Beispiel zum Bahnhof fährst oder auch nur eine Strecke zur Arbeit mit dem Fahrrad zurücklegst und den Rückweg dann anders antrittst. Ich lege meist die Hälfte der Arbeitstage mit dem Fahrrad zurück, wenn ich in die Praxis radle, dann sind auch Hausbesuche oder Laborfahrten mit dem Fahrrad eine Selbstverständlichkeit. Wenn das Fahrrad für dich aufgrund von zu langen Distanzen, gefährlichen Wegen oder aus anderen logistischen Gründen keine Option ist, so empfiehlt sich zumindest doch die Möglichkeit, einen kleinen Fußmarsch zu nutzen, bevor es zur Arbeitsstätte geht.

Oft sind die Parkplätze am Arbeitsplatz stark begrenzt oder du musst sehr früh kommen, um dir einen Parkplatz zu sichern. Mein Tipp: Stelle dein Auto einfach 10 bis 15 Gehminuten entfernt auf eine öffentliche Straße oder einem Gemeinschaftsparkplatz, und schon hast du mal eben zweimal 10 bis 15 Gehminuten zusammenaddiert, auf die du nicht kommst, wenn du den Wagen direkt ins Firmenparkhaus oder in die Garage vor Ort stellst. Richtig raffinierte Autofahrer haben ein Klappradrad dabei, welches sie einfach aus dem Kofferraum holen, um dann vom entfernten Parkplatz zur Arbeitsstätte zu radeln.
Du siehst: Auch hier bieten sich wieder viele Möglichkeiten, Bewegung zu generieren und sich den Stress der hastigen Parkplatzsuche zu ersparen. Probiere es aus. Vielleicht lernst du auf dem Fußweg auch noch nette Leute kennen oder nutzt die Zeit für 10 bis 15 Minuten Podcast, Telefonate oder eine einsame alternierend pedalierende Meditation für dich.

NUMMER

013

Wenn ihr/du euer Fahrzeug betank(s)t, mache gleich ein paar Übungen an der Tankstelle

Herrlich. Schon wieder ein paar Übungen. Schon beim Toilettengang hast du zugeschlagen und dich bewegt. Beim Tanken geht das auch. Wadenheben, Kniebeugen, Ausfallschritte, Hampelmänner. Ja, sogar Burpees sind drin.

Aber bitte währenddessen streng und mit offenen Augen den Tankprozess beobachten, sonst kann es gefährlich werden. Dennoch kann ein Tankstopp eine effektive Unterbrechung für die langen Sitzzeiten sein. Wenn es denn keine Übungen sind, so lohnen sich trotzdem einfach ein paar Schritte auf der und um die Tankstelle. Gut. So richtig frische Luft gibt es da meistens zwar nicht, aber es ist ja auch nur ein kurzer knackiger Stopp. Ein Tankstopp ist auch eine tolle Möglichkeit, noch einmal Wasser nachzutanken. Also: 0,5 Liter runter, und schon ist auch der eigene Organismus wieder voll hydriert und einsatzbereit. Und vielleicht trefft ihr ja noch eine andere Besatzung oder Kollegen, die zusammen mit euch trainiert/trainieren. Ganz nach dem Motto: Tanken und nach den Kniebeugen zurück ins Fahrzeug wanken.

NUMMER

014

Sammle so viele Schritte wie möglich am Diensttag/während der Schicht

Sind es nun 5000, 10.000 oder doch 20.000 Schritte, die du gehen sollst, um gesund zu bleiben? Ein paar Studien dazu findest du im Quellenverzeichnis. Die Wissenschaft streitet weiter. Fakt ist, Gehen, also Schritte sammeln, ist gesund und lohnend. Erschreckend wenig Schritte können das an einem Arbeitstag werden, vor allem, wenn wenig zu tun ist und viel gesessen wird und sich dann auch noch lange Transportzeiten im Auto zu fehlendem Treppensteigen addieren. Ein Schrittzähler ist da ein probates Mittel, dem entgegenzuwirken. Ich empfinde das stets als sehr befriedigend, wenn dann doch am Nachmittag oder Abend eine Zahl steht, die eher im hohen vierstelligen oder sogar fünfstelligen Bereich ist.
Gehen hat weitreichende (positive) Konsequenzen auf viele Körperfunktionen. Steigerung der Hirn-

leistung, Verbesserung der Knochendichte, Erhalt der Gang- und Standmuskulatur, Verbesserung des venösen Rückflusses zum Herzen, Steigerung der Insulinsensitivität, Verbrauch von überschüssigen Energieträgern, Stimmungsaufhellung. Ein kleiner Spaziergang bewirkt wahre Wunder, gerade was die Laune angeht. Das wissen wir wohl alle. Platz für ein paar Schritte bietet sich fast überall. Ob Wagenhalle, Hof oder ein fest installiertes Laufband, auf dem gegangen werden kann. Idealer Partner für das Gehen sind Podcast, Hörbücher oder Telefonate. So mache ich es. Auch da zeigen sich die Vorteile von Bewegung und optimierter Neuroplastizität. Wer sich bewegt und neuen Inhalt erlernt, der wird mehr profitieren, als in einem stickigen, dunklen Raum über Büchern zu verweilen.

Mein absoluter Geheimtipp für einen noch besseren Einfluss auf unsere Hirnleistung: Rückwärtsgehen. Da sind immer alle Sinne gefragt und gefordert.

Und wenn du ein richtiger »Hacker« bist, dann gehst du barfuß, um auch deine Sensorik noch besser zu trainieren. Na gut, das Bild vom rückwärtsgehenden Kollegen, der barfuß durch die Fahrzeughalle streift, ist etwas merkwürdig, aber irgendwie auch witzig. Es werden die Fragen kommen: »Alles okay bei dir? Was ist los?« Dann kannst du nur antworten: »Die glückliche Stunde schlägt dem barfüßigen Rückwärtsgeher, findet er Gesundheit und Wohlbefinden doch ein wenig eher.«

NUMMER

015

Dokumentiere und schreibe, wenn möglich, immer im Stehen

Klar. Bequemer ist es meistens, sich gemütlich hinzusetzen und den langen Einsatz zu dokumentieren. Wenn du aber die Wahl hast: Mach´s im Stehen. Jede Minute Sitzen weniger ist eine gewonnene Minute für den Bewegungsapparat und die Gesundheit. Sitzen ist bekanntermaßen das »Rauchen 2.0«. Der deutsche »Sitzdurchschnitt« liegt bei etwa 7 bis 9 Stunden am Tag. Das ist viel zu viel und die Assoziation zu verschiedenen Krankheiten mehr als bewiesen: So sind es vor allem die metabolischen Erkrankungen (vornweg Diabetes mellitus Typ 2 mit seiner Insulinresistenz, Hypercholesterinämie, Bluthochdruck, aber auch Osteoporose, Krampfaderleiden, Darmkrebs und natürlich auch Degeneration von Gelenken sowie der Wirbelsäule mit ihren Bestandteilen) die bei erhöhter Sitz-Zeit vermehrt auftreten.

Die schlimmste Folge ist Sarkopenie. Also Muskelschwund. Ein echtes Problem und immer noch verkannt und unterdiagnostiziert. Durch das Fehlen wertvoller aktiver, energieverbrauchender Muskelmasse fehlt das »metabolische- und hormonaktive Rückgrat und der »Regulator« unserer Gesundheit. Stehen benötigt deutlich mehr Muskeln als Sitzen. Das Blut zirkuliert effektiver, und auch unsere Wirbelsäule muss weniger Last tragen, was den verschleißenden Effekt reduzieren kann.

Höchste Zeit, diesen manchmal lästigen Teil unseres Berufs, die Dokumentation in stehender Position auszuführen, um auch hier wieder einen kleinen Happen gesundheitliche Verbesserung und Risikominimierung in den Alltag zu bringen. Auch Telefonate lassen sich stets in stehender Position erledigen, sodass hier unnötige Sitzzeit vermieden wird. Steh deinen Mann (und deine Frau) und stehe mehr, als du sitzt.

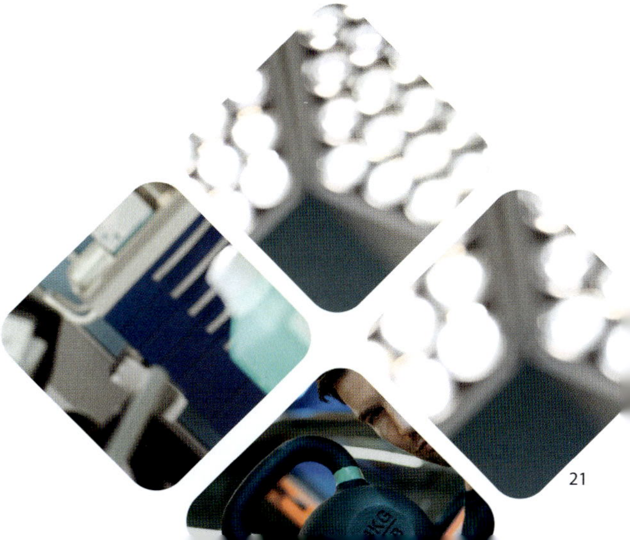

2.2 Die *Dr.-Fit-For-Life*-Übungen fürs Leben

NUMMER
016

Mache regelmäßig Kreuzheben, um stets optimal tragen und Lasten heben zu können

Kreuzheben (Deadlift) ist eine klassische Grundübung aus dem Krafttraining (und auch aus dem Gewichtheben). Es ist die Mutter (oder der Vater) aller Kraftübungen, da du dabei schwere bis sehr schwere Lasten sauber und technisch korrekt vom Boden anhebst.

Da das Heben (und auch Anheben) zu den regelmäßigen Betätigungen in unserem Job zählt, aber auch eine nicht unerhebliche Gefahr darstellt, lohnt es sich umso mehr, diese Übung regelmäßig in das Training zu integrieren und dafür zu sorgen, dass du stets mit vollem Körpereinsatz, einer ordentlichen Technik und auch einer vollen Konzentration Hebebewegungen durchführst. Egal was du machst. Das Kreuzheben ist wahrlich DIE Übung für die einsame Insel. Kreuzheben trainiert weit über 400 Muskeln der knapp 650 Körpermuskeln. Wer es so richtig macht, spricht vermutlich noch weit mehr Muskeln an und schult Koordination, Kraft und Willensstärke gleichermaßen.

Klar. Kreuzheben musst du lernen. Immer wieder und wieder machen, da gelten die gleichen Grundsätze wie beim Reanimationstraining. Irgendwann sitzt es dann. Ganz sicher. Auch hier lohnt es sich, auf Expertise zurückzugreifen. Jemanden, die/der dir zeigt, wie es richtig geht. Eine akzeptable Ausführung kann da schon mal einige Sessions und Wochen in Anspruch nehmen. Aber einmal einstudiert, wirst du nie wieder in Verlegenheit geraten, »suboptimal und falsch« zu heben. Mal abgesehen davon wird sich deine Körperathletik, deine Haltung und ja, sogar dein Selbstbewusstsein verbessern. Ganz sicher.

Spätestens wenn du in der Lage bist, dein eigenes Körpergewicht zu heben, wirst du ein sehr ordentliches Körpergefühl haben. Das ist ein realistisches mittelfristiges Ziel. Ob du das Kreuzheben mit der Langhantelstange, mit Kurzhanteln oder Kettlebells, ja vielleicht sogar mit Wasserkästen machst, ist letztendlich egal. Hauptsache, du machst es. Bei mir steht Kreuzheben mindestens zweimal in der Woche auf dem Trainings-Speiseplan. Schon nach den ersten Wiederholungen fühlt sich der gesamte Körper einfach gut an, weil er gar nicht anders kann, als voll konzentriert Spannung in alle beteiligten Muskelfasern zu bringen. Und angespannt steht man sofort aufrechter und stabiler.

Meine Empfehlung: 2-mal/Woche 4–5 Sätze mit steigenden Gewichten an den Beginn des Trainings stellen, da diese Übung dir alles abverlangt. Hier ein kleines Tutorial und ein paar Fakten, auf die es ankommt:

- Wärme dich stets kurz 5 bis 7 Minuten auf, um alle Gelenke, Muskeln, Bänder und deinen »Fokus« auf Temperatur zu bringen.
- Kreuzheben ist eine Ganzkörperübung, ein Großteil der Kraft wird aus den Beinen und dem unteren Rücken erzeugt. Achte darauf (am besten vor einem Spiegel), auch wirklich aus den Beinen mitzuarbeiten.
- Beginne mit wenig bis gar keinem Gewicht, um die Technik sauber einzustudieren.
- Steigere nur langsam, maximal 5 bis 10 Prozent alle zwei Wochen deine Gewichte, um Überlastung zu verhindern.
- Führe die Stange/das Gewicht möglichst eng am Körper, um die Belastung für den Lastarm und vor allem für die Wirbelsäule und damit die Bandscheiben und den Gelenkbandapparat gering zu halten.
- Bei Schmerzen und Unbehagen lieber Gewicht reduzieren oder abbrechen.

Übrigens: Der Begriff »Deadlift« rührt nicht daher, dass durch diese Übung ständig Todesfälle zu beklagen sind, sondern weil beim echten Kreuzheben ein toter Punkt mit kurzer Ruhephase des Gewichts/der Hantel auf dem Boden zustandekommt.

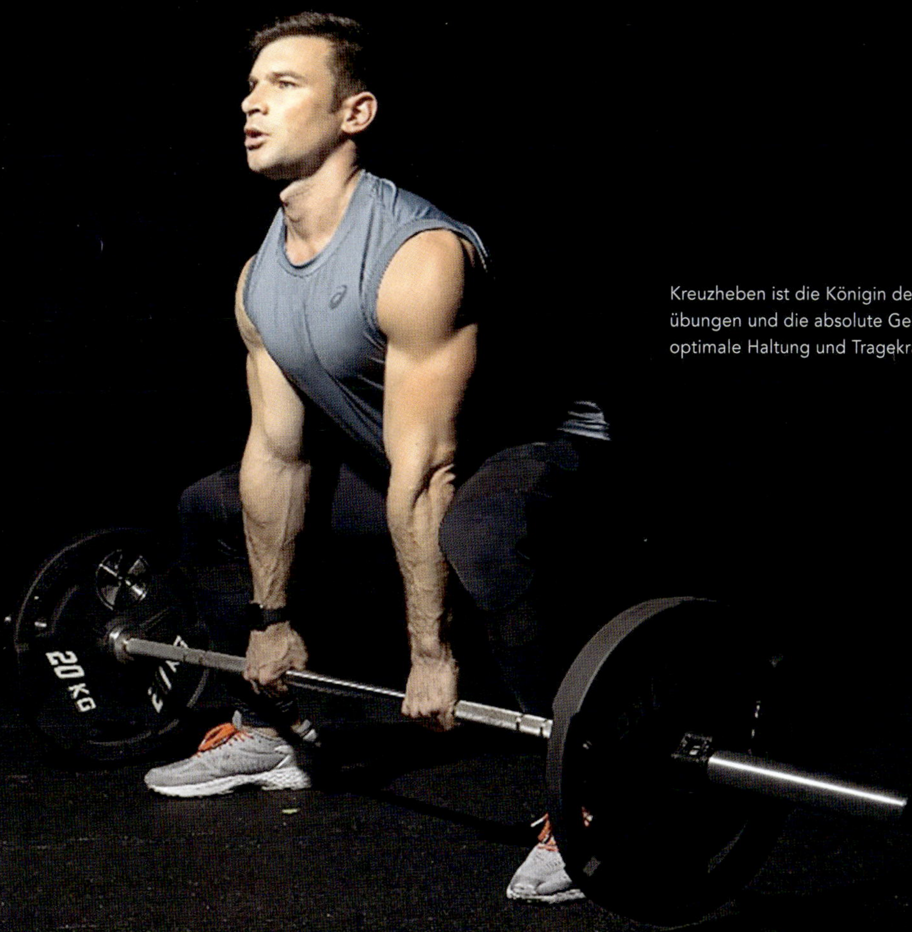

Kreuzheben ist die Königin der Ganzkörperübungen und die absolute Geheimwaffe für eine optimale Haltung und Tragekraft.

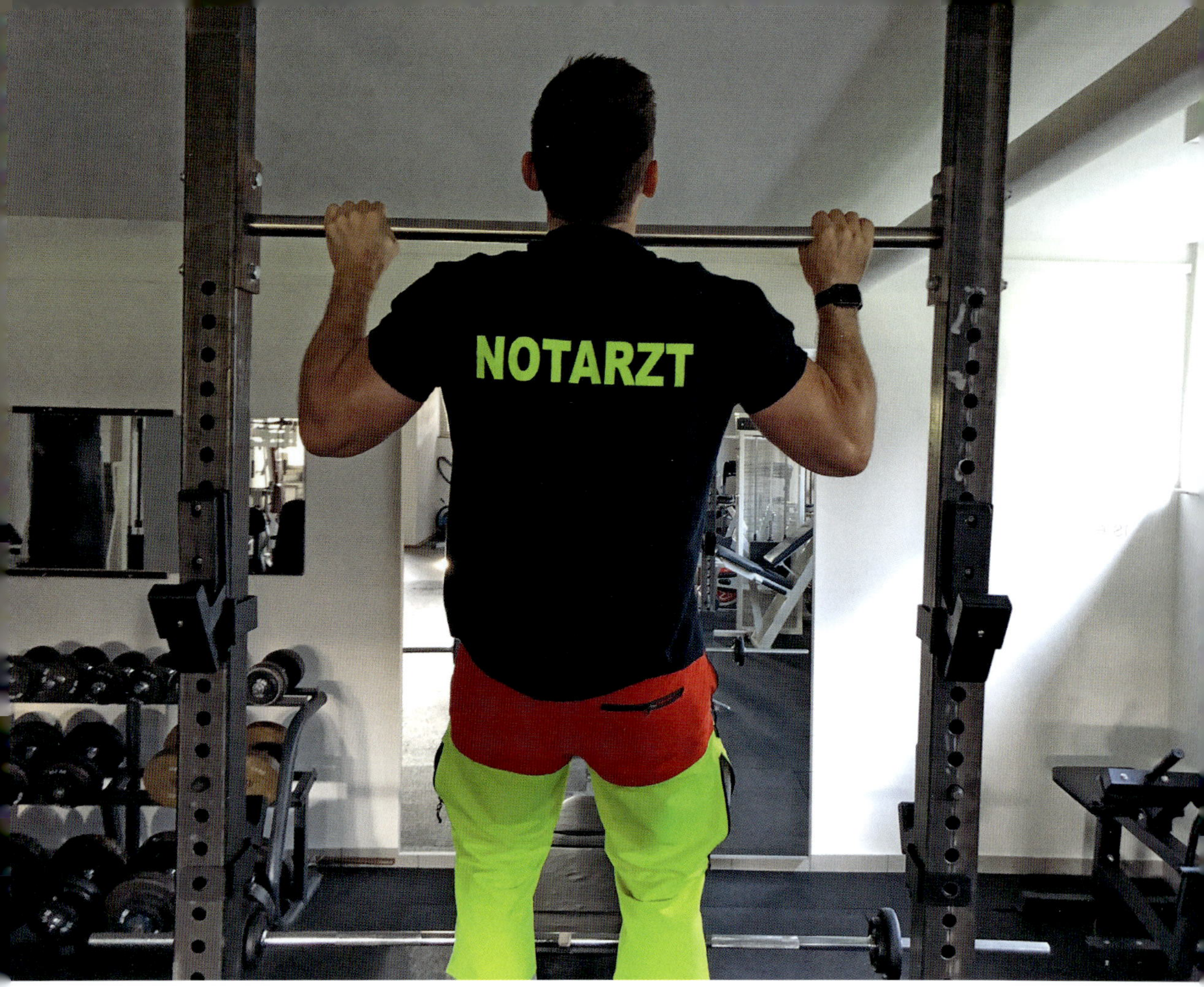

Zieh dich hoch, dann kann dich nichts mehr runterziehen.

NUMMER
017

Wenn du etwas zum Hochziehen siehst, mache (oder versuche) Klimmzüge

Ja. diesen Fetisch, diese Sucht, die kann man lernen. Ein paar Klimmzüge zwischendurch können Körper und Seele wieder in Einklang bringen. So oder so ähnlich glaube ich, es zu empfinden. Klimmzüge sind neben der Kniebeuge die zweite oder dritte Übung für die einsame Insel. Für das Selbstbewusstsein exzellent, da sich selbst hochziehen ein wirklich hohes »Selbst-Bewusstsein« und eine Konfidenz schafft, wie es nur wenige andere Übungen können.

Dabei ist belanglos, wie viele Wiederholungen du schaffst. Der Wille zählt. Und wenn es nur ein einziges Mal hochziehen ist, dann ist das gut so. Es gibt so viele Möglichkeiten: Echte Klimmzugstangen, Türzargen, Wäscheständer, Leitern, Gerüste, Schilder, Geländer. Wenn du einmal genau darauf achtest, wo es überall Klimmzugmöglichkeiten gibt, wirst du dich wundern. Der Klimmzug ist nebenbei eine Bombenübung für alle beugenden Armmuskeln, den gesamten Rückenkomplex, den Rumpf mit Bauch- und unterem Rücken, sodass es fast schon eine Straftat ist, sie nicht zu absolvieren.

Welche Variante du wählst: ob Untergriff (mit Fokus auf den Bizeps), Obergriff (mit Fokus auf die Unterarme) oder eine extrem breite Ausführung für den

Latissimus, ist erst einmal egal. Hochziehen bleibt hochziehen. Also scheue dich nicht, dich einfach hochzuziehen, wenn sich die Chance und Gelegenheit ergibt. Als Kind hast du das vermutlich auch sehr regelmäßig gemacht. Und ich meine nicht den »Schnodder in der Nase«.

Gerade die Brandmeister- und Feuerlöscher unter euch, aber auch die Polizisten und/oder Polizeianwärter wissen: Ohne den Klimmzug (und den gehaltenen Hang) geht im Einstellungstest nichts. Je nach Einstellungstest muss man für eine Bestnote schon mal 15 Klimmzüge am Stück schaffen oder 30 bis 60 Sekunden im Hang mit dem Kinn über der Stange verbringen. Also ran da. Auch nach der Einstellung und Ausbildung gehören Klimmzüge zur Grundfertigkeit. Wer weiß, ob der Moment kommt, in dem ihr euch über einem Abgrund, einem Feuer oder einfach für das Fernsehen mal länger hängen lassen müsst. Die Klimmzugexperten unter euch bleiben in der oberen Position und halten die Anspannung, oder sie ziehen sich besonders schwere Einsatzkleidung oder sogar einen Rucksack (Pressluftflasche) mit Zusatzgewicht an. Kaum etwas macht so stark wie Klimmzüge mit Zusatzgewicht.
An Klimmzügen führt kein Weg vorbei. Es gibt schon gute Gründe für die Existenz unserer Unterarm-Greifmuskeln und dem Rückenmuskelkomplex, den wir mit uns herumtragen.

Ich garantiere euch: Ihr werdet eines Tages einen echten Hang zu Klimmzügen haben. Verstanden?

NUMMER
018

Mache regelmäßig »Farmers Walks«. Kaum eine andere Übung lehrt dich ein so gutes Durchhaltevermögen

Der Farmers Walk, auch »Loaded Carries« genannt, ist eine sensationelle Übung für den ganzen Körper. Diese Übung wird von vielen Athleten hoffnungslos unterschätzt und oft auch nur müde belächelt. Doch das Tragen eines oder zweier (sogar mehrerer) Gewichte führt zu einer ungeahnten Entwicklung der mentalen und körperlichen Physis.
Technisch gesehen trägst du simpel zwei Gewichte, zum Beispiel Kettlebells, Hanteln, Notfallkoffer, vollgepackte Eimer oder schwere Einkaufstüten von A nach B. Dabei arbeiten deine Beine, dein Rumpf und vor allem auch dein gesamter Schulter-Nacken-Muskelbereich, der dich ja wie ein Panzer rückseitig schützt. Wenn du den Farmers Walk jetzt auch noch auf ordentlich Strecke durchführst, also ein paar Meter dabei zurücklegst, dann wird auch dein Herz-Kreislaufsystem ordentlich gefordert und aktiviert. Auch deine Griffkraft mit Unterarm- und Handmuskeln werden massiv gefordert, während du die Gewichte daran hinderst, einfach hinzufallen.
Du willst noch mehr? Dann mache es bergauf, rückwärts oder mit den Gewichten über deinem Kopf

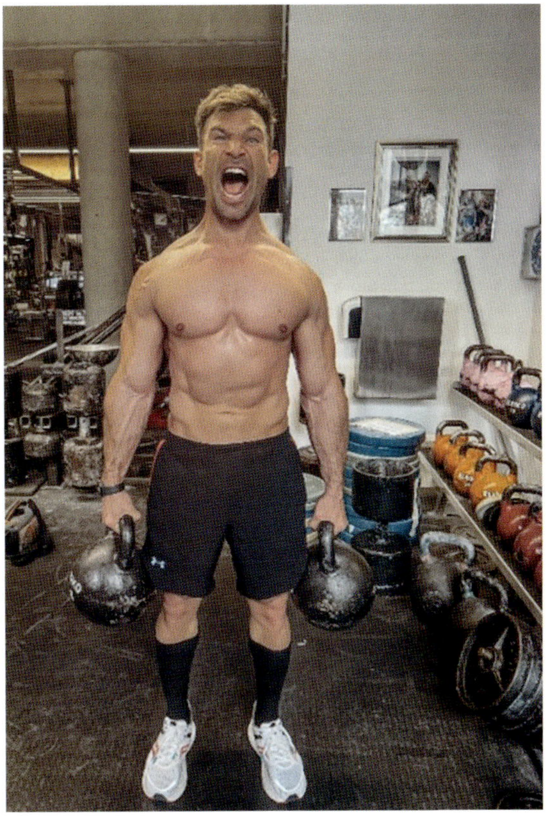

Der Farmers Walk (»Loaded Carries«) ist eine exzellente Ganzkörperübung, die durchaus anstrengend aussehen kann.

gehalten und barfuß. Das fordert noch mehr die Koordination, Kraft und Sensomotorik. Die Übung verlangt dir einiges ab und ist nicht umsonst auch eine Disziplin bei vielen Crossfit- oder anderen Fitness-Wettkampf- Sportarten. Der Farmers Walk macht dich zäh, ausdauernd und sorgt dafür, dass du einen echten Biss bekommst. Es ist auch eine wunderbare Übung für zwischendurch, und sie lässt sich äußerst gut auch auf dem Hof einer Rettungswache, einer Raststätte, in einem Treppenhaus oder auf Krankenhausfluren durchführen.

Ein gutes Startgewicht sind zweimal 12 bis 16 Kilogramm pro Seite, Profis und Top-Athleten gehen mit dem Gewicht weit über 30 Kilo pro Seite. Es reicht schon, mit den Gewichten 3 x 100 Meter zu gehen, um unglaublich viel für deine Fitness zu tun.

Achtung: Es könnte es sein, dass man dir Hilfe anbietet, da es durchaus so anmuten kann, als müsstest du etwas von A nach B schleppen. Das tust du auch, nur dass du demnächst immer gefragt wirst, ob du helfen kannst, weil du ja so effektiv trägst und schleppst.

Viel Spaß beim Tragen, du musst es nur wagen.

NUMMER
019

Du hast 5 Minuten Zeit? Springe 5 Minuten Seil!

Seilspringen ist sicherlich die einfachste, günstigste, aber auch eine der effektivsten Formen des Ausdauertrainings, da du eben nicht mehr als ein Springseil benötigst und du sofort loslegen kannst. Ein gutes Springseil kostet nicht mehr als 10 bis 20 Euro. Hier liest du noch einmal die Vorteile dieser einfachen Bewegung:

- Es ist ein Ganzkörpertraining, bei dem die Waden Höchstleistung vollbringen, aber der Rest des Körpers (inklusive Bauch, Schultern und Rücken) auch hochaktiv ist.
- Der Energieumsatz ist enorm. In einer halben Stunde kannst du je nach Körperbau 400 bis 700 kcal verbrennen, macht in 5 Minuten bereits 50 bis 80 kcal.
- Es ist koordinativ hochanspruchsvoll, aber trotzdem gut erlernbar.
- Es stärkt exzellent die Knochen, Bänder und Sehnen.
- Es eignet sich bestens als Pausenfüller im Kraft- und insbesondere als Teil eines Zirkeltrainings.
- Das Seil kannst du wirklich überall mit hinnehmen, und je nach Risikofreudigkeit kann man auch barfuß springen, wenn du verstehst, was ich meine.

Seilspringen lohnt sich also immer. Ob als Warm-up, Beweglichkeits- und Schnelligkeitstraining oder als eigene Ausdauersession. Richtig spannend wird es dann, wenn du Seilspring-Akrobatik erlernen möchtest.

Wenn du also 5 Minuten hast, springe drauf los. Danach hast du einen kristallklaren Geist und stahlharte Waden. Wenn du jetzt noch barfuß seilspringst, garantiere ich dir wirklich den maximalen Effekt. Insbesondere, wenn das Seil an deine Füße anschlägt. Dann weißt du, dass du lebst.

NUMMER
020

Laufe so viel es geht im Dienst barfuß herum, wenn die Zeit und die Umstände es erlauben

Unsere Füße sind wahrlich unterschätzte Körperteile. Kaum aufgestanden, zwingen wir die beiden biomechanischen Wunderwerke, Kraftableiter und Stützflächen mit einer äußerst enormen Widerstandskraft in enges Schuhwerk. Gerade im Einsatzdienst sind unsere Füße einer enormen Belastung ausgesetzt – immer dann, wenn wir gehen, heben, lange stehen, knien oder Patienten von A nach B bewegen. Dazu kommen beengende Einsatzstiefel und dann auch noch billige Plastikschlappen, die sie umgeben. Die Folgen sind bekannt: Schwielen, fieser Geruch, aber auch Beschwerden, die sich daraus ergeben können. Auch wenn es merkwürdig aussieht: Lege die Schuhe öfter beiseite und verbringe die Zeit barfuß auf der Wache und dem Arbeitsplatz. Das mag vielleicht unhygienisch klingen und aussehen, aber du willst nicht wissen, was alles in den uralten Schlappen oder Socken der Kollegen/innen steckt. Mit nackten Füßen durch die Wache oder das Büro zu laufen, trainiert die Fußmuskeln genauso wie die Sensibilität und Sensorik, also die Fähigkeit der Tast- und Gefühlswahrnehmung, aber auch die Tiefensensibilität des Fußes, der Fußgelenke und der Sprunggelenke. Zusätzlich trägt die gute Belüftung der Zwischenzehenräume auch zur Optimierung des hygienischen Milieus bei.

Insbesondere auch der Wechsel der Untergründe trägt noch einmal zu einem Extra-Effekt bei, wenn du zum Beispiel zwischen Beton, Holz, Asphalt und Rasen wechseln kannst. Gratulation, wenn deine Arbeitsstätte das ermöglicht. Ach: Und wenn du mal einen Splitter oder ein Steinchen in der Fußsohle hast, profitiert auch deine Mobilität davon, wenn du verstehst, was ich meine.

Achtung: Füße waschen nicht vergessen, bevor es nach Hause auf den weißen Teppich geht. Sonst gibt es Ärger.

2.3 Effektives Equipment und Hilfsmittel

NUMMER

021

Nutze, wenn möglich, deine Materialien und dein Arbeits-Equipment bewusst als Trainingsgeräte, wenn du keine Alternativen hast

Gut. Das muss und sollte der Medizinprodukteverantwortliche und auch dein/e Vorgesetze/r nicht unbedingt sehen (es sei denn, sie trainieren mit). Aber gerade im Rettungs- und Feuerwehrdienst gibt es eine Riesenpalette an Tools und Equipment, viele Dinge, die sich bestens als Gewichte und Widerstand eignen. So eine volle Sauerstoffflasche kann schon einmal 7 bis 8 Kilogramm wiegen. Ein Beatmungsgerät 12 bis 15 Kilo, ein Notfallrucksack 15 bis 20 Kilo, und die Verantwortung, die du trägst, ist sogar so schwer, dass du sie immer als Trainingsequipment nutzen kannst.
Aber auch so einige andere Arbeitsstätten bieten ein großes Repertoire an schweren und (un-)handlichen Geräten, Maschinen und Materialien, die sich bestens eignen, um sie zwischendurch zu heben und zu bewegen. Da viele Geräte in den Nicht-Einsatzzeiten, nun ja, auch einmal nicht genutzt werden, mach deine Übungen mit den Geräten. Das fühlt sich nicht nur richtig gut an, sondern sieht auch noch echt gut aus.

Achtung: Achte darauf, dass du nicht alle Geräte und Materialien ausbaust und herumfliegen lässt, da sonst im Einsatzfall schnell Stress aufkommen kann. Ich glaube, das versteht sich von selbst, oder? Und ganz wichtig: Niemals, aber auch wirklich niemals das Material und die Geräte fallenlassen, da diese teilweise hochempfindlich (und bekanntermaßen sehr teuer) sind.

Folgend ein paar Inspirationen, welches Gerät/Material sich für welche Übungen eignet. Das sind natürlich Gerätschaften aus meinem Job, aber auch im Büro und anderswo lassen sich gute Dinge finden, die mal schnell zum Trainingsgerät werden können.

Notfallrucksack:
Ausfallschritte für die Beine, Kreuzheben für den Rücken und die Beine, Frontheben für die Schulter, Bizeps-Beugen für die Arme.

Beatmungsgerät/Wasserkasten: Bizeps-Beugen, einarmiges Rudern, Farmers-Walk, Bankdrücken liegend.

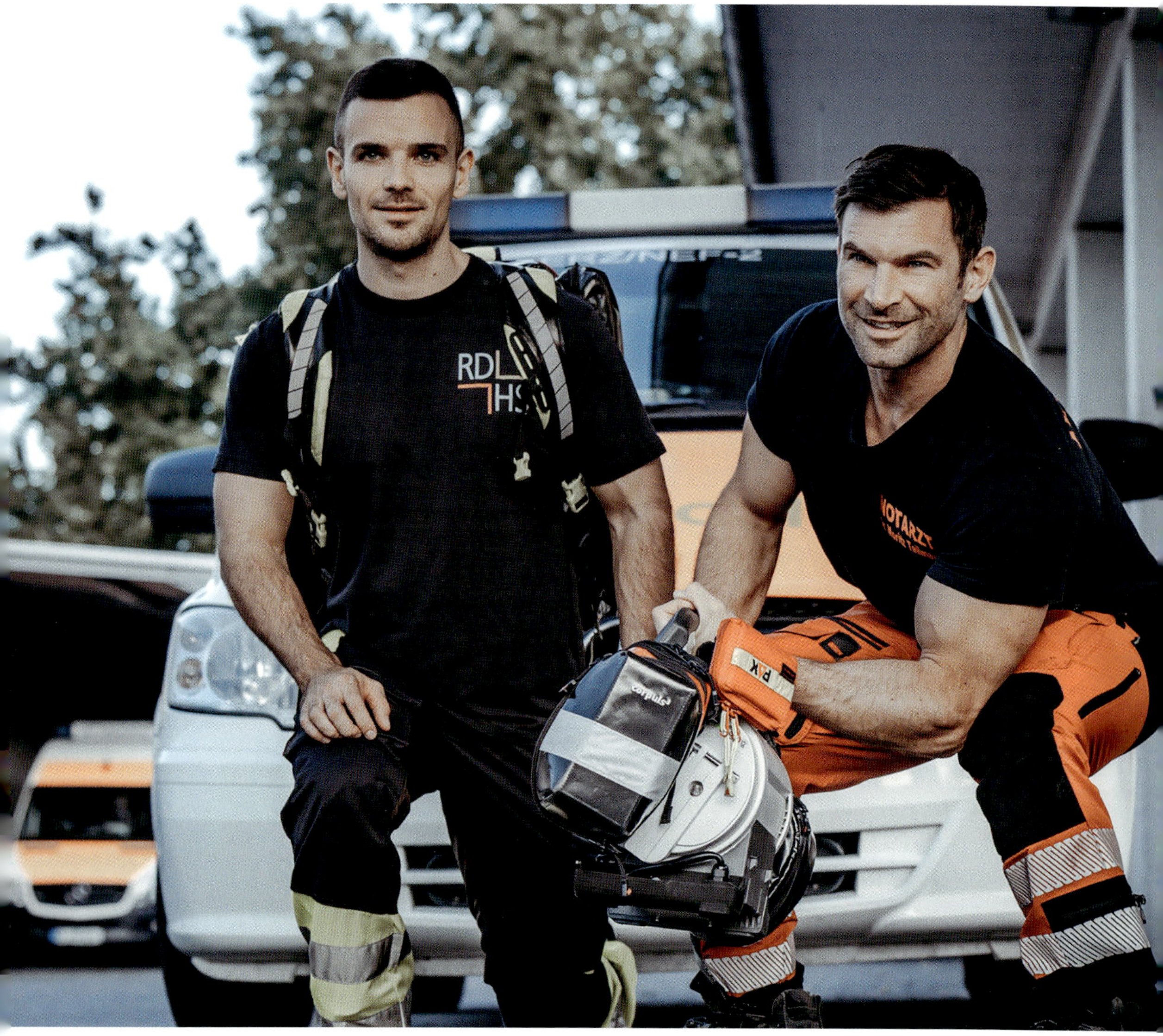

Wenn ihr schon Geräte und Equipment regelmäßig tragen müsst, dann nutzt diese doch gleich für euer (gemeinsames) Training.

Spineboard/Bügelbrett: Bizeps-Beugen, Überkopfdrücken für den Trizeps, Crunches für den Bauch. Sauerstoffflasche: einarmiges Bizeps-Beugen, Seitheben mit zwei Flaschen, Kniebeugen mit Flasche in Frontalposition, rückwärts-fliegend für den oberen Rücken.

Monitoring: Farmers Walk zusammen mit Beatmungsgerät, aufrechtes Rudern für Schulter und Nacken.

Worauf wartest du noch, wenn du doch alles hast, was du für ein kurzes, knackiges Workout brauchst?

Und ist es nicht auch ein erfrischendes Gefühl zu wissen, dass das Beatmungsgerät gerade noch zu deiner Fitness beigetragen hat und schon ein paar Minuten später wieder ein Leben rettet? Oder ein Sack Zement, der nach dem Heben für den Hausbau genutzt wird?

NUMMER

022

Habe stets ein elastisches Gummitube (Widerstandsband) für ein kurzes Training dabei

Die Fitness-Geheimwaffe. Das »Tube«, oder Resistance-/Widerstandsband. Es ist und bleibt das mobilste und kleinste Trainingsgerät mit hoher Effektivität und einer Riesenanzahl an Übungen, die zur Verfügung stehen. Für 10 bis 20 Euro gibt es da schon gute Qualität, und gegen die Mitnahme eines Widerstandbandes spricht einfach nichts.

Ich habe eine Zeit lang zu meiner »Gummi-Hochzeit« an Flughäfen, Bahnhöfen, ja sogar im Flugzeug selbst meine Übungen gemacht. Herrliche Blicke inklusive. Supergünstig und hocheffektiv. Die große Stärke von Widerstandsbändern liegt klar im Bereich »Training unterwegs« und »sicheres Training mit langen Spannungszeiten«.

Tubes und Widerstandsbänder gibt es in sehr vielen verschiedenen Formen und Stärken, was sie zum idealen »mitwachsenden« Tool macht. Je stärker du wirst, desto intensiver und höher sollte natürlich auch der Widerstand des Bandes sein. Durch die elastischen Rückstellkräfte des Bandes zwingst du deine Muskulatur zu mehr Arbeit, je weiter du das Band auseinanderziehst. Hier kannst du somit auch selbst sehr gut die Steuerung der Intensität vornehmen und dafür sorgen, dass es mal leichter oder mal auch einmal wirklich sehr heftig wird. Ich empfehle bei Tubes die Variante mit Griffen, da sich hier wirklich viele Übungen aus dem Kurz- oder Langhanteltraining imitieren lassen.

Die Resistance-Bänder kannst du auch wirklich gut nutzen, um dir bei bestimmten Übungen wie z. B. Dips oder Klimmzügen helfen zu lassen. Dazu spannst du das Band einfach um die Stange, an der du dich hochziehst oder hochdrückst, und steigst mit einem oder beiden Beinen darauf, sodass die Rückstellkraft dir bei der Übung hilft. Die Verletzungsgefahr ist dabei äußerst gering, es sei denn, es zerreißt dir und dir »flitschen« die Bestandteile ins Gesicht. Aber selbst da sind kritische Verletzungen eher nicht zu erwarten. Ich habe immer ein Widerstandsband in meiner Sporttasche und trainiere auch regelmäßig damit.

Achte beim Training mit dem Kraftband bitte immer darauf, volle Kontrolle über das Band zu haben und eher langsame kontrollierte Bewegungen zu absolvieren als schnelle und hastige, da du somit die Verletzungsgefahr deutlich senkst und auch mehr Spannung in die Muskulatur bekommst, welche letztlich das Maß für die Trainingswirkung darstellt. Von heute an ist das Widerstandsband obligater Bestandteile deiner Sicherheitsausrüstung im Auto. Leg es einfach zum Verbandskasten und der Warnweste. Jetzt weißt du auch, wie du die Zeit neben der Leitplanke klug und sportlich verbringst, während du auf die Pannenhilfe wartest.

Hier findest du noch meine drei Top-Übungen mit dem Band, die du sofort aus dem Stand heraus machen kannst.

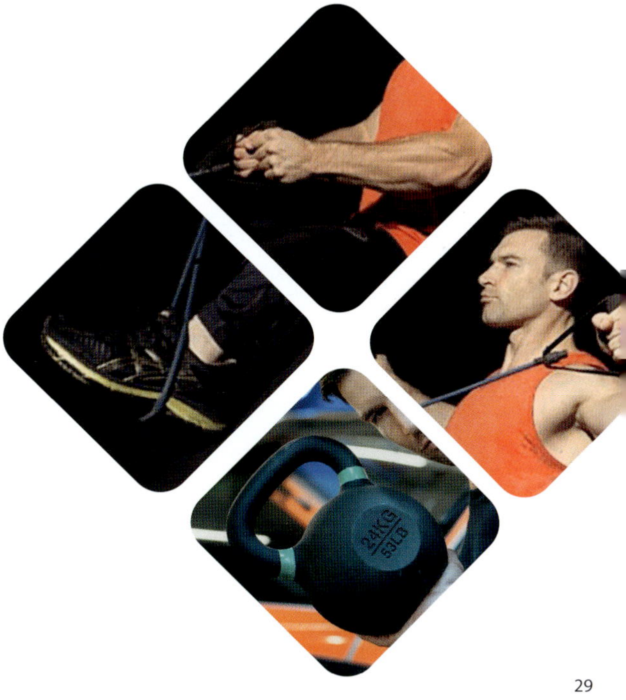

1. Reverse Flies

Rückwärts Fliegende

Trainiert die hintere Schulter, den Nacken, den Armstrecker und den gesamten oberen Rückenkomplex.

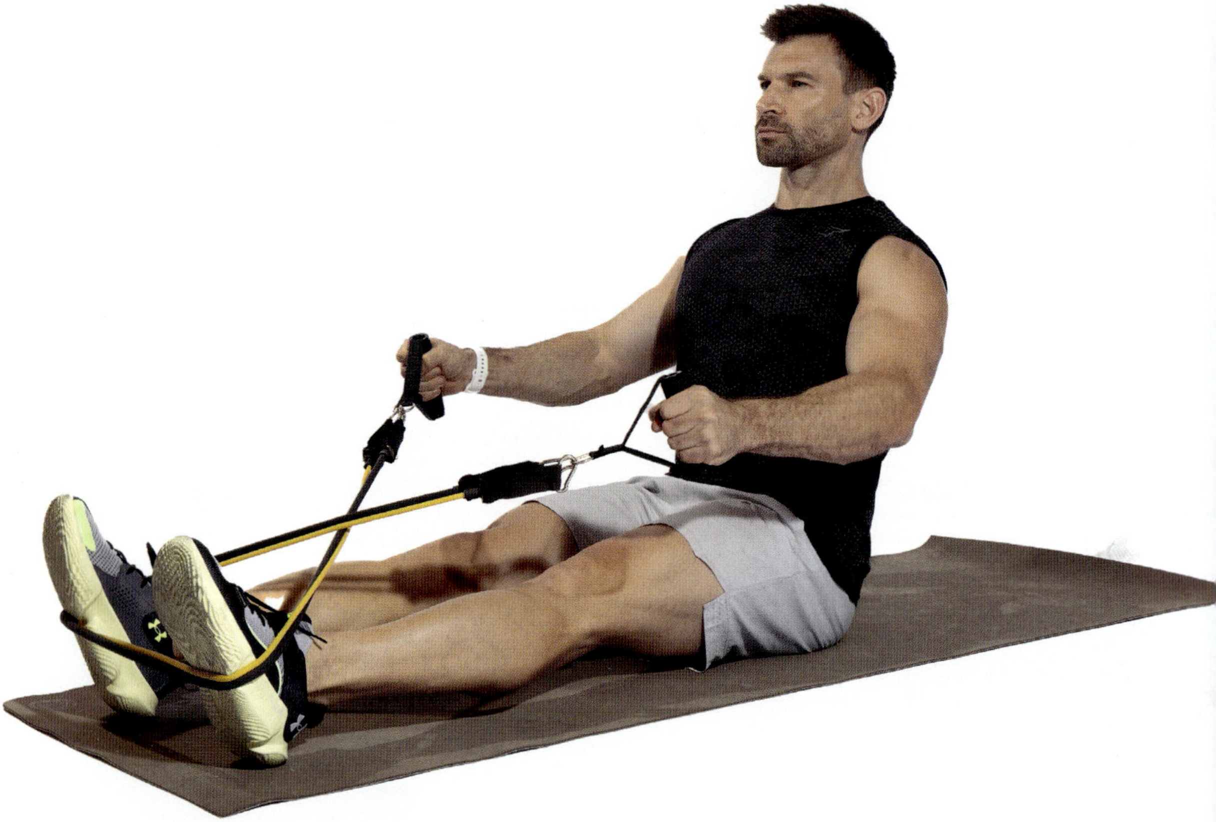

Ausgangsposition

▶ **AUSFÜHRUNG**

Setze dich aufrecht auf eine Matte oder den Boden, das Kraftband um die Füße gelegt. Baue während der gesamten Übungsdurchführung eine Spannung auf das Kraftband auf. Unter Ausatmung ziehst du nun gegen den Widerstand deine Arme nach hinten oben, die Ellenbogen verbleiben in einer Fast-Streckung. Am hinteren Punkt der Bewegung kurz innehalten und wieder langsam unter Einatmung die Arme zurückführen.

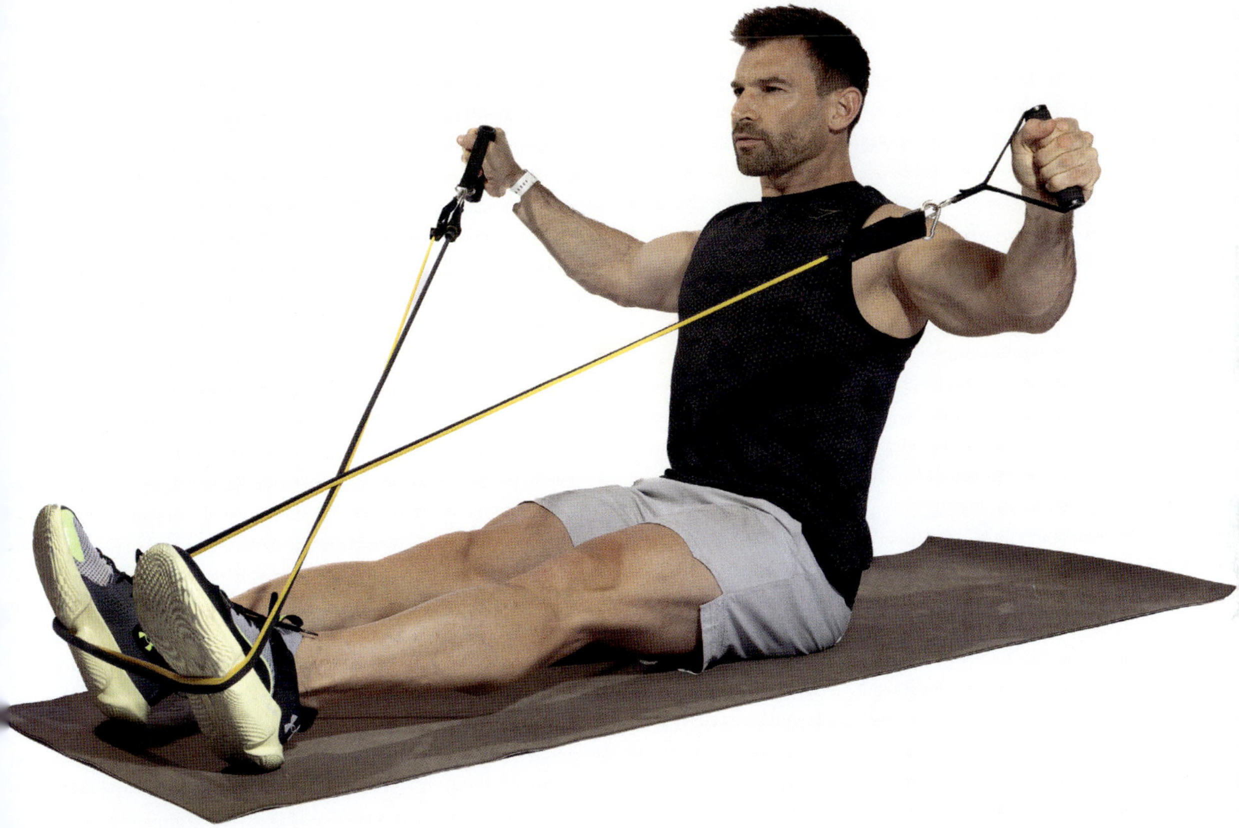

Endposition

TIPP

Variiere die Höhe und Position der Arme, so aktivierst du alle Muskeln des Rückens.

2. Armbeugen mit dem Kraftband

Trainiert vor allem den großen und tiefen Armbeuger (Bizeps und Brachialis) und die Unterarmmuskulatur.

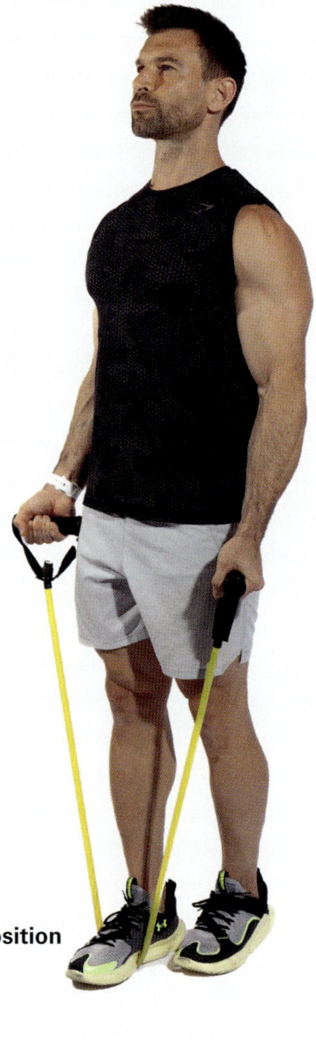

Ausgangsposition

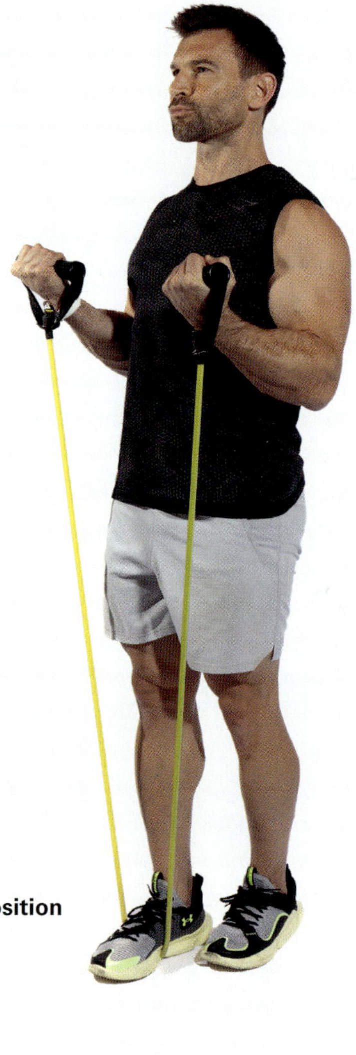

Endposition

▶ **AUSFÜHRUNG**

Du stehst aufrecht mit dem Kraftband unter deinen Füßen, Brust herauspressen und das Band unter eine leichte Vorspannung setzen. Nun unter Ausatmung gegen den Bandwiderstand die Arme beugen und die Spannung durchweg aufrechterhalten. Anschließend unter Einatmung die Arme wieder absenken.

TIPP

Die Übung lässt sich durch kurze, knackige und zügige Bewegungen besonders intensiv machen.

3. Kreuzheben mit dem Kraftband

Die Komplexübung schlechthin für ein Training des unteren Rückens, der gesamten Beine, der Schulterblattmuskeln und des gesamten Rumpfes.

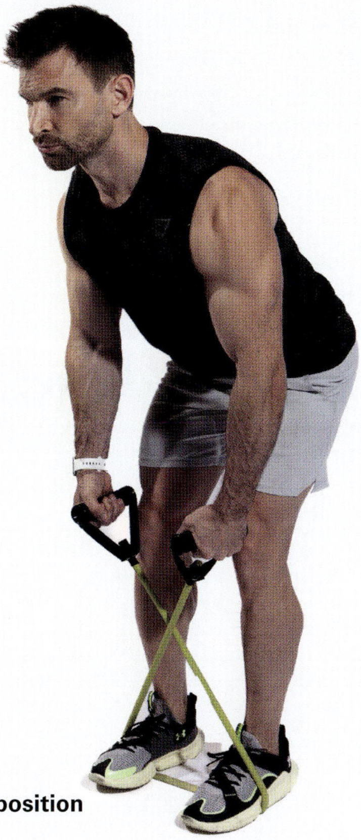

Ausgangsposition

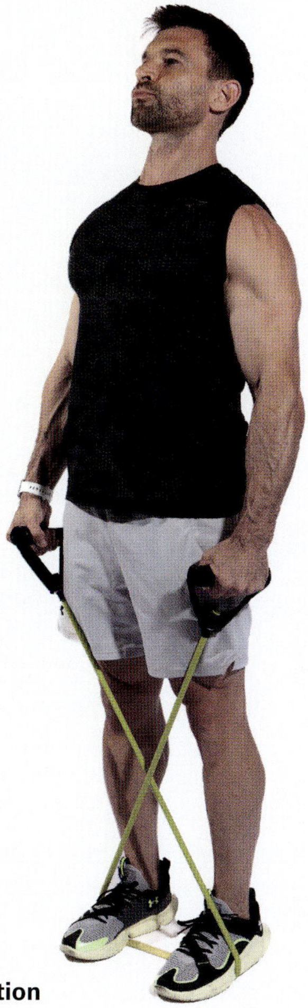

Endposition

▶ AUSFÜHRUNG

Stelle dich etwa hüftbreit hin. Das Kraftband befindet sich unter deinen Füßen, und du greifst die beiden Griffe über Kreuz. Die Beine sind leicht gebeugt, der Blick aufrecht und das Gesäß nach hinten herausgestreckt. Nun richtest du deinen Körper gegen den Widerstand des sich straffenden Bands auf, mit dem Blick nach vorne gerichtet. Am obersten Punkt leicht nach hinten lehnen und die Schulterblätter aktiv zusammenziehen, der gesamte Körper bleibt gestreckt. Beim Aufrichten ausatmen, beim Herablassen einatmen.

TIPP

Die Übung lässt sich auch super mit einem Kasten Wasser absolvieren, sollte dann aber wirklich gut beherrscht werden.

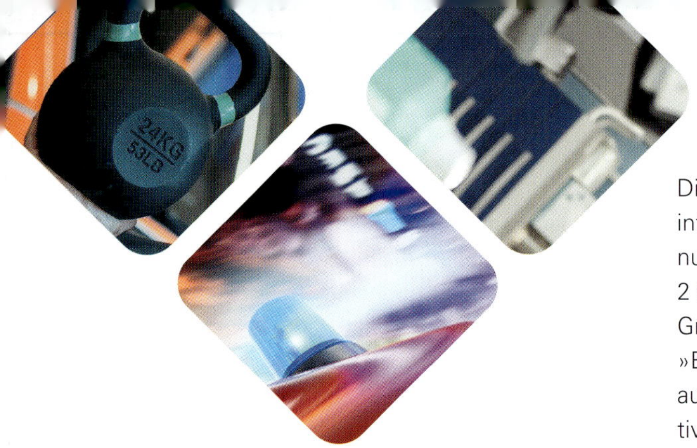

NUMMER

023

Besorge für deine Dienststelle/deinen Arbeitsplatz 1 bis 2 Kettlebells oder habe diese immer (im Auto, Büro oder dem Konferenzraum) griffbereit

Eine Ode an die Kettlebell. Die runde Kugelhantel, die ein echter Allrounder für die eigene Fitness ist. »Swing it«! Das ist das Motto der Eisenkugel, die einen richtig fertigmachen kann. Ich persönlich liebe die Kettlebell, da sie ein sehr einfaches, aber hocheffektives und funktionelles, biokinetisch hochwertiges Trainingshilfsmittel ist.

Eines vorweg: Was man mit der Kettlebell **nicht** macht, sind »Curls«– oder das, was man mit Kurzhanteln macht. Die Kettlebell möchte elegant und anmutig bewegt werden, mit viel Bewegungsfluss, Dynamik und Geschmeidigkeit. Dann sorgt sie für eine großartige Integration verschiedener Bewegungsabläufe ineinander.

Sie eignet sich für ein knackiges Warm-up genauso wie für eine intensive Intervallsession. Für gezielten Muskelaufbau ist sie weniger geeignet, da einzelne Muskeln oft nur kurz unter Spannung stehen und damit keine richtig »Time under Tension« aufkommen möchte, und der notwendige Reiz für eine echte Hypertrophie somit nicht zustande kommt. (Es sei denn, du machst die großen Grundübungen mit richtig schweren Kettlebells: die schwerste, die ich in den Händen hatte, wog 100 Kilogramm.

Die Kettlebell kann man wirklich in jedes Training integrieren und als Warm-up, Hauptteil oder »finish« nutzen. Es gibt sie in kleinen »Mini«-Größen von 2 bis 4 bis hin zu 32, 36 oder sogar 56 Kilogramm-Größen. Gut, Letztere sind wirklich nur für absolute »Berserker« geeignet. Die Kettlebell bietet wirklich auch die Möglichkeit, in kürzester Zeit ein hocheffektives Ganzkörpertraining zu absolvieren. Das habe ich schon am eigenen Leib erfahren. Klare Empfehlung von Einsteiger bis »Profi«. Die Basisübung mit der Kettlebell ist der Kettlebell-Swing, bei der du die Kettlebell mithilfe deiner Streckmuskeln (Gesäß, Oberschenkel, Rückenstrecker, aber unterstützend auch Bauch, Schultergürtel und Armmuskeln) vor dir in die Luft schwingst. Richtig durchgeführt ist diese Übung der Gegner des dauernden Sitzens.

Ich habe eine Kettlebell immer im Auto dabei, da man das Training wirklich sofort aus dem Kofferraum starten kann. Sie wird auch selten gestohlen, da sie einfach zu schwer ist und Diebe wohl nicht viel damit anzufangen wissen. Es sei denn, sie haben dieses Buch gelesen.

MEIN TIPP

Lasse dir entweder von einem Coach und Trainer, der den Umgang mit der Eisenkugel beherrscht, die Basisübungen und Technik zeigen oder taste dich langsam an das Training heran. Dafür gibt es auf den einschlägig bekannten Videoplattformen gute Anleitungsvideos, die aber nie so gut sein können wie eine persönliche Demonstration und Unterrichtung zum Umgang.

Du wirst die Kugelhantel lieben lernen, wenn du einmal erlebt hast, wie nach 5 bis 10 Minuten dein gesamter Körper mit all seinen Muskeln (und Muskelketten) in Wallung gerät und du das unangenehme Sitzgefühl abgestreift hast. Außerdem sieht der Umgang mit der Kettlebell nach einer Weile echt lässig aus, und du wirst merken, wie sich deine ganze Körperstatik und Haltung verbessert. Positiver Nebeneffekt: Du wirst sicherlich demnächst wieder einmal gefragt, ob du bei einem Hausabriss helfen kannst, indem du die Kettlebell in Betonwände schwingst. Ich habe jedenfalls noch keine zerstörte Kettlebell (wenn sie von hoher Qualität ist) gesehen.

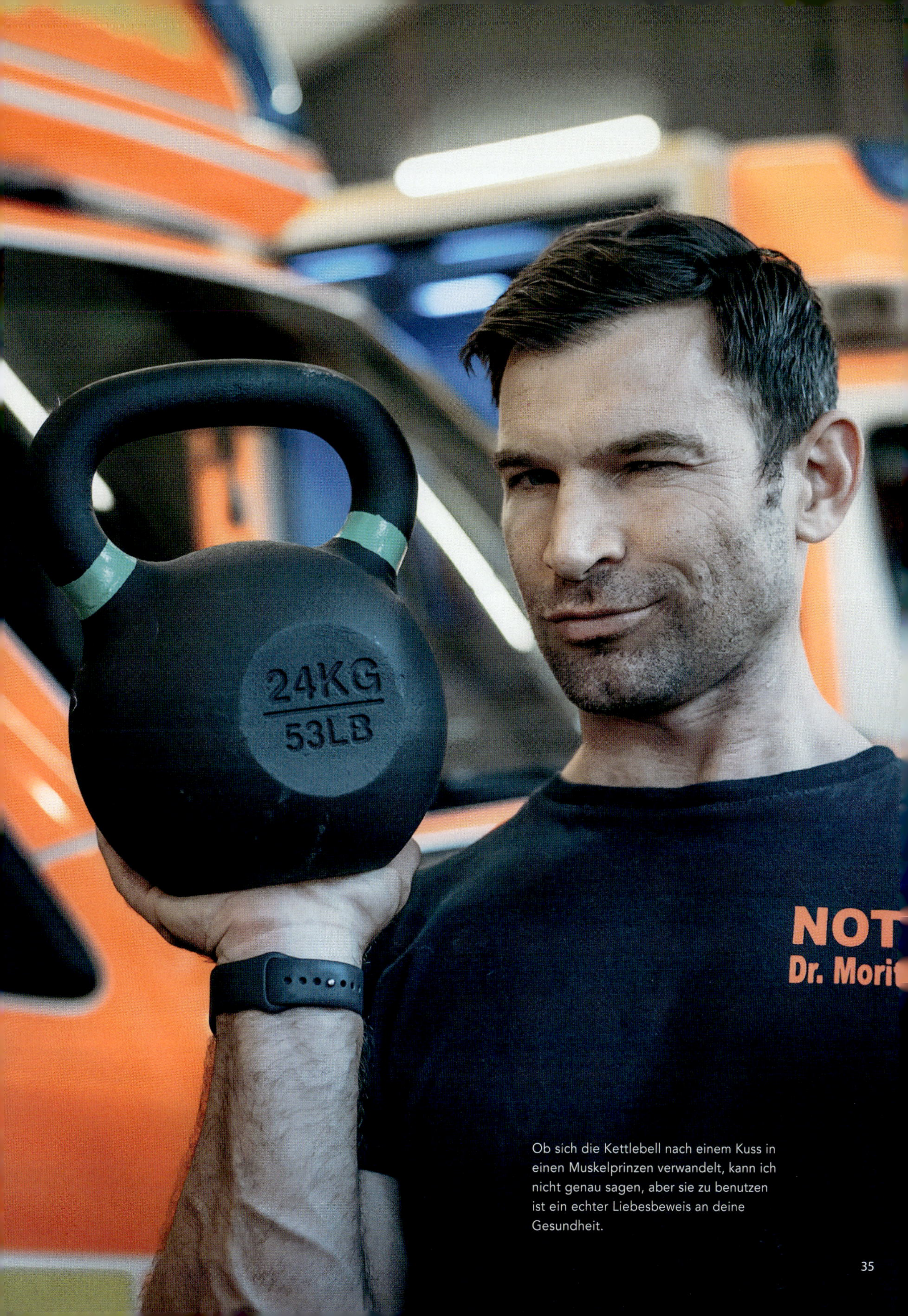

Ob sich die Kettlebell nach einem Kuss in einen Muskelprinzen verwandelt, kann ich nicht genau sagen, aber sie zu benutzen ist ein echter Liebesbeweis an deine Gesundheit.

NUMMER

024

Nutze deine Smartwatch/Fitnesstracker, um dich in Bewegung zu bringen und zu motivieren

Fluch und Segen, so eine Smartwatch. Aber sie ist durchaus in der Lage, dir noch den extra Impuls an Bewegung zu geben, der dir hier und da im Alltag fehlte.

Wenn du klare Bewegungsziele auf deiner Watch programmierst, wird die Uhr/dein Tracker nicht loslassen, bis du das Tagesziel (und/oder Wochenziel) erreicht hast. Man muss dafür natürlich ein bisschen fitness- und bewegungsverrückt sein, aber ich habe auch meine Tage gehabt, an denen mir noch 5 Minuten Bewegungsminuten für das Erlangen eines Ziels fehlten. Dann habe ich eben 5 Minuten Kniebeugen und Liegestütze gemacht, um doch noch ein Abzeichen zu bekommen. Irgendwie befriedigend.

Klar: Es geht definitiv auch ohne digitale Aufzeichnung und elektronische Erinnerung. Wenn du es so schaffst, dein Bewegungsziel und deine Aktivität zu erreichen. Super. Aber wenn du schon Träger einer supermodernen Smartwatch bist, dann nutze sie doch gefälligst auch für dich. Im Grunde führt die die Uhr / das Device ja minutiös Tagebuch über deine Kinetik und dein Bewegungsverhalten. Schritte, Stufen, Etagen, Trainingsminuten, Stehstunden. All das wird mittlerweile sogar gut aufgezeichnet.

Wir Menschen haben eben ein Belohnungssystem implantiert, welches sich auch durch äußere Belohnungen gut ansteuern und nutzen lässt. Gerade wenn du Zahlen und Fakten brauchst, kann eine Smartwatch sehr gut dazu beitragen, deinen bewegten (oder auch unbewegten) Alltag zu messen und dir vor Augen halten, was noch geht oder was du eben geschafft hast.

Eine tolle Sache möchte ich dir noch erklären: Viele Fitness-Tracker messen die Herzfrequenz und das meist sogar sehr genau. Daneben gibt es einen interessanten Wert für dein Stress- und Erholungs-Monitoring/-Assesment: die HFV-Herzfrequenzvariabilität.

Einfach formuliert: Die HFV beschreibt die Unregelmäßigkeit in der Regelmäßigkeit des Herzschlages. Wenn unser Herz zum Beispiel mit einer Ruheherzfrequenz von 70 Schlägen pro Minute schlägt, so sind doch nicht alle Schläge exakt voneinander zeitlich getrennt. Es gibt eine gewisse Herzfrequenzvariabilität, die in Millisekunden erfasst werden kann. Nimmt die Herzfrequenzvariabilität, also die Zeit zwischen den Schlägen zu, ist dies ein gutes Zeichen und bedeutet: hoher Einfluss des parasympathischen Teils des Nervensystems, »das Herz schlägt flexibel« und steht nicht unter der sogenannten Überaktivierung des Sympathikus und der damit einhergehenden Dauerspannung. Wenn die Herzfrequenzvariabilität, insbesondere in Ruhe, nun abnimmt, bedeutet dies mehr Einfluss durch den Sympathikus, der eher in Phasen des Stresses und Anspannung aktiv ist. Somit lässt sich aus der HFV, zumindest als ein Baustein, ablesen, ob eine gewisse Hintergrund-Daueranspannung existiert.

Achtung: Natürlich können auch andere Einflüsse die HFV verändern und beeinflussen, wie zum Beispiel Krankheiten des vegetativen Nervensystems (so zum Beispiel bei der diabetischen Neuropathie, der Nervenschädigung bei der Zuckerkrankheit), Infektionserkrankungen, Trauma oder auch Medikamente. Dementsprechend sollte die HFV auch nur einer von weiteren physiologischen Diagnostik-Bausteinen sein, um Dauerstress und fehlende Erholung zu messen und zu erkennen. Da aber viele Fitnesstracker und Smartwatches dies im Hintergrund tun, kann man sie hier eben sinnvoll nutzen. Dabei geht es eher nicht um konkrete Zahlen, sondern um Veränderungen, die sich über Wochen und Monate zeigen und in den Kontext einer subjektiven Erholung eingefügt werden sollten.

Du siehst: Die heutigen Werkzeuge am Handgelenk können einen ordentlichen Zugewinn an Einfluss auf unsere Gesundheit haben.

Normalwerte für die Herzfrequenzvariabilität (HFV) in Millisekunden (ms) liegen laut einschlägiger Literatur bei:

0 bis 25 Jahre	HFV von 55 bis 105 ms
30 bis 40 Jahre	HFV von 38 bis 80 ms
50 bis 55 Jahre	HFV von 30 bis 55 ms
60 bis 65 Jahre	HFV von 25 bis 45 ms

Wichtig für die eigene Interpretation ist aber nicht der Vergleich mit den typischen Referenzwerten, sondern vielmehr der regelmäßige Abgleich und die Interpretation der eigenen Werte und deren Entwicklung. So lässt sich gut erkennen, ob es zum Beispiel durch sehr viel Stress zu einer Veränderung kommt.

Jetzt hoffe ich nur, dass Thema Datenschutz und das Konzept des »gläsernen« Patienten nicht für ein Übermaß an zusätzlichem Stress bei dir sorgt.

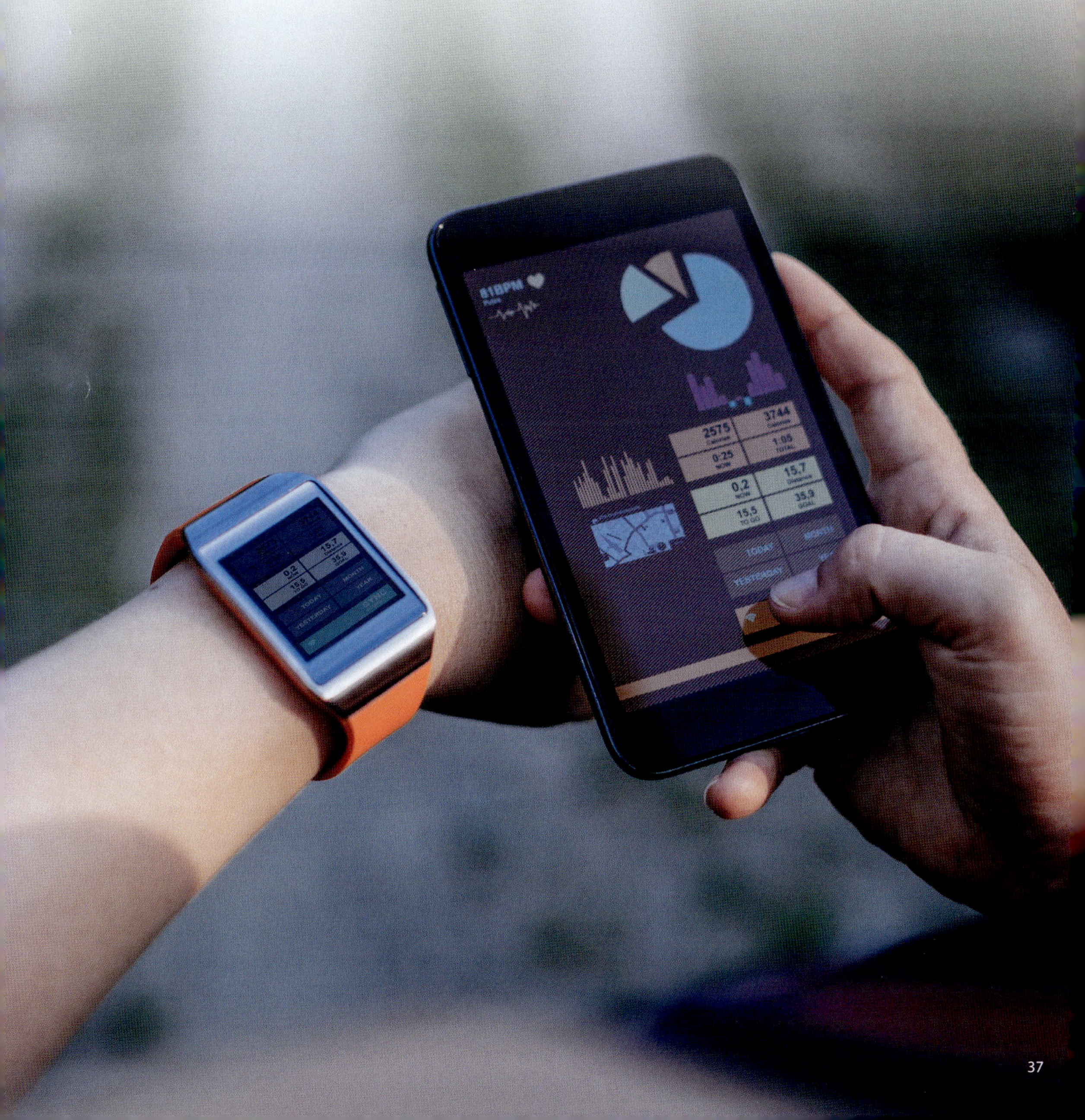

KAPITEL 3

MENTALE STÄRKE UND KOGNITIVE LEISTUNGSFÄHIG-KEIT

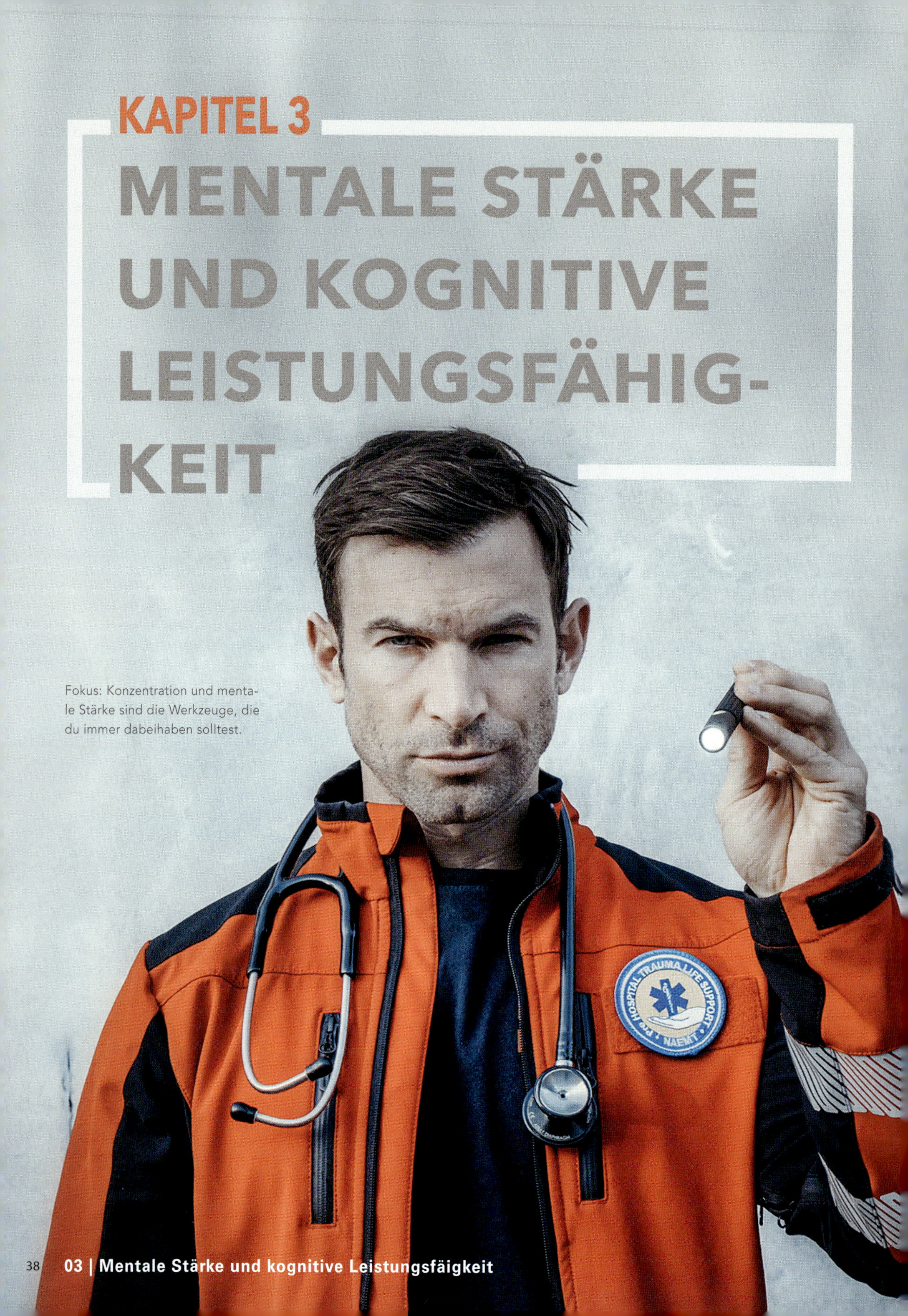

Fokus: Konzentration und mentale Stärke sind die Werkzeuge, die du immer dabeihaben solltest.

03

Mentale Stärke ist die Summe aller unserer kognitiven Fertigkeiten gepaart mit einer Widerstandsfähigkeit gegenüber Störfaktoren und Ablenkungen, die uns von einer Aufgabe, einem Ziel, einer abzurufenden Leistung abhalten. Klingt gut. Und manch einer hat sie von Natur aus. Beneidenswert. Die meisten Menschen müssen dafür aber einiges tun: Lernen, üben, Erfahrungen sammeln, aber auch Fehler machen, diese reflektieren und für das weitere Handeln nutzen.

Mentale Stärke kann aber auch bedeuten, in den entscheidenden Momenten sich nicht von Emotionen, sondern von Fakten und der eigenen Rationalität leiten zu lassen, um sicher und effektiv eine Aufgabe zu bewältigen. Fakt ist: Ein kleines Investment jeden Tag bringt in der Summe das, was wir als kognitive Leistungsfähigkeit und mentale Stärke bezeichnen. Mit den folgenden Strategien arbeitest du kontinuierlich daran, den Fokus und die Konzentration zu wahren, wenn es drauf ankommt. Die Belohnung: Erfolgsmomente mit einem guten Gefühl, das Beste geleistet und versucht zu haben und immer wieder dazuzulernen.

3.1 Selbstwirksamkeit und Achtsamkeit

NUMMER

[025]

Bestücke deinen Spind, deine Umkleide und/oder deinen Arbeitsplatz mit einem Foto von dir, auf dem du richtig zufrieden, gesund und voller Energie aussiehst

Für die Rockys unter euch: Ein Bild von dir, auf dem du zufrieden, glücklich oder einfach nur voller Energie bist, ist eine gute Möglichkeit dich jeden Tag daran zu erinnern, für was du aufstehst, für was du Einsatz zeigst und dir zu zeigen, wer du bist.
Viel zu oft verlieren wir uns in Unsicherheit und/oder in Gewohnheiten und lassen aus verschiedenen Gründen echte Zufriedenheit und innere Glück gar nicht zu. Das mag auch an unserer gesellschaftlichen Lebensweise liegen, die uns viel abverlangt und in den gezeigten Emotionen eher nicht den Fokus der Tätigkeit darstellen. Frag doch deine(n) Kollegen/in mal, wann sie/er das letzte Mal so richtig zufrieden mit seinem Leben war oder vielleicht ist. Oftmals geht das globale Glück unter in kleinen frustranen Erlebnissen des Tages, den ungelösten eigenen oder mitmenschlichen Problemen.

Es ist aber dein gutes Recht, einmal am Tag zu sehen, wer du bist, wenn du richtig zufrieden und im Reinen mit dir bist und einfach das Gefühl hast, Bäume ausreißen zu können. Ich bin sicher, du hast dieses Bild. War es im Urlaub? Nach einem Einsatz? Beim Sport? Bei deiner Hochzeit? Der wichtigste Motivator bist und bleibst du selbst.
Da kannst du Energie- und Lebensfreudeseminare

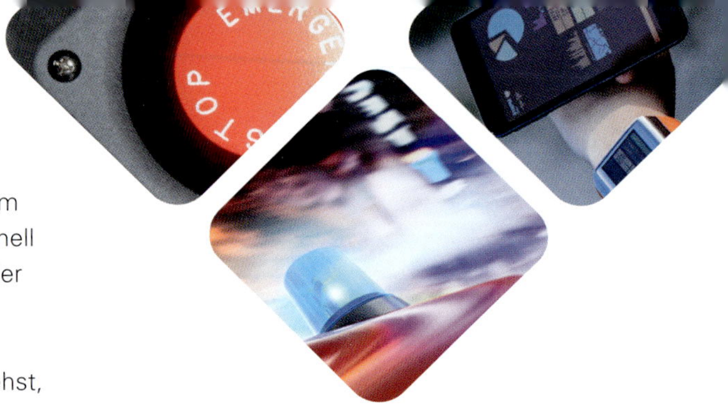

buchen, so viel du willst. Also: Schau dich an! Am besten vor dem Dienstbeginn. Dann wird dir schnell klar, dass auch der heutige Dienst wieder einer der besten werden kann.

Ja, und wenn es eine Collage ist, die du dir ansiehst, ist auch das vollkommen okay! Hauptsache, die Wirkung wird erzielt.

NUMMER

026

Sprich so wenig wie möglich über das Schlechte, sondern fokussiere dich auf die positiven Dinge, die gut laufen

Absoluter Wahnsinn, aber Alltag: wie oft ich schon kurz nach Dienstbeginn von einigen Kollegen/innen höre, was wieder alles schlecht ist, wo Organisation fehlt, wie dramatisch die Personalsituation ist und dass aktuell alle überlastet sind und aus dem letzten Loch pfeifen. Meistens wird auch das dann noch zu einer selbsterfüllenden Prophezeiung. Und prompt meldet sich der nächste Kollege oder die nächste Kollegin krank und arbeitsunfähig. Meine Meinung dazu: Ja, die Dinge müssen thematisiert werden, aber aus autosuggestiver Perspektive und Mindset-Sicht ist es deutlich klüger, insbesondere zu Dienstbeginnen erst einmal die Dinge zu sehen und zu verbalisieren, die doch gut sind, wie sie sind.

Du bist gesund. Dir tut nichts weh. Du darfst einen Beruf ausüben, der sehr oft (nicht immer, aber oft) sinnerfüllend ist, dein Material funktioniert meistens außerordentlich gut. Deine Laune ist gut. Du hast gut geschlafen. Der Kaffee war lecker. Deine Arbeitskleidung riecht gut. Du verdienst gutes Geld. Du hast einige Sicherheiten. Deine Kollegen sind lustig.

Du darfst Sport im Dienst machen und wirst dafür bezahlt. Ja du darfst sogar explizit über rote Ampeln fahren, wenn du mit Sonder- und Wegerechten auf Alarmfahrt bist, wenn du im Einsatzdienst arbeitest. Einfach der absolute Hammer!

Leider werden viele Privilegien in der Permanenz ihrer Existenz oft als so selbstverständlich angesehen, sodass der Blick dafür fehlt, wie gut es uns geht und in was für einer sicheren Welt wir doch agieren und unterwegs sind. Leider kennen wir das Problem aus dem medialen Geschehen. Wenn etwas nicht so gut läuft, vielleicht noch einen katastrophalen dramatischen Ausgang hat, lässt sich darüber viel emotionaler berichten und sprechen, als wenn etwas einfach einmal gut gelaufen ist.

Typisches Beispiel auch für die Energie des Negativen: Jemand berichtet von seinem furchtbaren Krankenhausaufenthalt. Da musste jemand vier Stunden auf eine Operation warten, das Essen war furchtbar und der Zimmernachbar war laut und seine Angehörigen waren ständig da. Dass Narkose, Operation und Schmerztherapie gut gelaufen sind und der Patient sein »medizinisches Problem« losgeworden ist: Nebensache.

Richte den Blick schon früh am Morgen zu Arbeitsbeginn auf das Positive und verbalisiere es. Das ist gut für die gesamte Stimmung und insbesondere führt es auch unter Umständen zu einer erhöhten Selbstwirksamkeit. Ganz weit vorne dabei: Dinge, die du heute für deine Gesundheit selbst tun kannst. Natürlich ist es nervig, wenn der Melder 5 Minuten nach dem Einschlafen piept und du rausmusst, aber wenn du den Tag über für dich beeinflussbare Aktivitäten und Maßnahmen gesammelt hast, so what? Auch werden wir in diesem einen Dienst nicht den Personalmangel lösen können, der überall herrscht, wohl aber können wir in den Spiegel schauen und sagen: »Du bist heute da, du gibst dein Bestes«

Dann brauchst du dir nichts vorwerfen.

Mein Tipp zu Beginn des Dienstes: Verbalisiere drei Sätze für das Team oder eben für dich selbst. Diese beginnen mit:

1. **Heute ist ein guter Tag, weil ich** ... (z. B. einem Auszubildenden etwas beibringen werde, was er noch nicht kann).
2. **Zusammen im Team werden wir heute** ... (z. B. nicht nur gemeinsam Kaffee trinken, sondern auch unser Material effektiv einsetzen).
3. **Aus dem heutigen Tag werde ich in den nächsten mitnehmen ...** (z. B. die Erkenntnis, dass es mir vor allem gesundheitlich besser geht als vielen unserer Patienten).

Letztendlich hast du damit schon den ersten Schritt ins »Journaling« getan, also eine Buchführung/Dokumentation deines Tages, deiner Wünsche, Vorstellungen und auch Optimierungskomponenten deines Ichs. Wie du vielleicht ein Ausbildungsheft, -Nachweis oder Logbuch führst, so ist es auch wirklich gut, eine Art Journal/Tagebuch zu führen, in welchem du gerne die positiven (natürlich auch die negativen) Seiten deines Tages, deines Jobs und dem Miteinander niederschreibst. Es hilft ungemein, eine gesunde Selbstreflexion aufzubauen. Ich freue mich schon, dir zu begegnen und deine positiven Tiefen zu ergründen.

NUMMER

027

In Momenten der Überlastung und Frustration besinne dich stets darauf, weswegen du dich für deinen Beruf entschieden hast

Diese Momente sind sicher. So sicher wie der nächste Einsatz nach Mitternacht, wenn du dich gerade schlafengelegt hast.

Es gibt einfach Momente, Tage, Einsätze, Fälle, Gespräche, in denen du frustriert, demotiviert oder einfach überfordert dastehst und am liebsten kündigen oder alles hinwerfen möchtest. Diese Momente gehören schlicht und ergreifend einfach dazu. Als alter Hase weißt du: Durchatmen und an die besseren Zeiten denken. Je länger du im Beruf bist, desto schärfer und klarer siehst und weißt du: Diese Zeiten gehen vorbei und sie erwischen einen jeden irgendwann. Damit du keine Kurzschlussentscheidungen fällst und das Handtuch wirfst, solltest du für diese Momente immer ein paar innere Bilder aus deiner Schatzkiste parat haben, die dir zur Besinnung helfen und dir schnell wieder klarmachen, warum du dich für diesen, ja genau diesen Beruf entschieden hast.

Oft sind es auch Konflikte mit den Kollegen/innen und oder Vorgesetzten, die dich an einen solchen Punkt bringen können. Jetzt heißt es: Zähne zusammenbeißen und dir (am besten innerlich) klarmachen: Das hier ist nur ein Moment, ein Gespräch, ein Konflikt auf der langen Reise zur beruflichen (und damit persönlichen) inneren Zufriedenheit. Du bist angetreten, um zu helfen, zu retten, da zu sein, wenn Menschen dich brauchen. Du bist hier, um zu lernen, Spannendes zu erleben, einen sinnerfüllten Beruf auszuüben, von dem du regelmäßig stolz berichten kannst.

Am besten hast du immer drei Schlüsselfakten und Zündfunken parat, die deinen inneren Motor der Leidenschaft wieder anspringen lassen. Egal, in welchem Beruf du arbeitest. Bei mir sind das:

1. Das einmalige Privileg zu haben, den Menschen und seine Physiologie so gut zu kennen, dass man aktiv eingreifen und verändern kann.
2. Die Gewissheit, mehr als in anderen Berufen da draußen regelmäßig ein echtes »Danke« hören zu dürfen.
3. Im Team Leistungen zu vollbringen, die zwar risikoreich sein können, aber für einen anderen Menschen das Risiko dramatisch reduzieren können, zu versterben.

Mithilfe dieser drei Zündfunken kommt es nie zum Stottern des Motors, und auch wenn es Momente des Leerlaufs gibt, so sorgen diese immer wieder für Leistung und einen reibungsfreien Lauf im beruflichen Getriebe. Schaffe dir diese Liste, und du wirst dich nur selten in einer echten Vollfrustration wiederfinden.

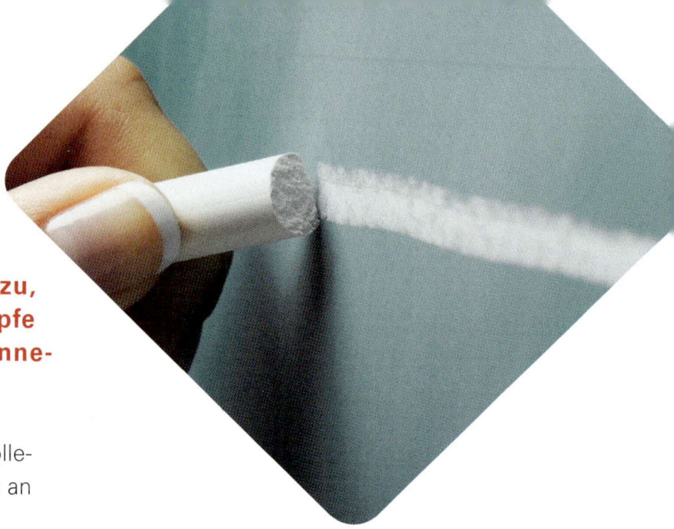

NUMMER
028

Lege dir einen (nützlichen) Talisman zu, den du immer dabeihast und verknüpfe ihn mental mit Komponenten deiner inneren Sicherheit und Kompetenz

Bei mir ist es die Pupillenleuchte. Bei einem Kollegen ist es das Tattoo oder ein Erinnerungsstück an die erste Reanimation.

Ich habe mir meine Pupillenleuchte mit ein paar Gedanken verknüpft, die mich bei Benutzung – oder allein schon dem In-die-Hand-Nehmen – in einen speziellen Zustand versetzen. Wenn zum Beispiel auf dem Melder eine kritische Einsatzmeldung erscheint, nehme ich die Leuchte schon auf der Fahrt in die Hand und rufe schon einmal die »Memory-Items« aus dem Gedächtnis ab, um mich mental auf das Einsatzgeschehen vorzubereiten. Ich finde auch den Gedanken faszinierend, dass der intensive Lichtkegel bei jedem Einsatz die menschlichen Schicksale und Ereignisse im wahrsten Sinne des Wortes beleuchtet hat. So habe ich auch einen tragbare Erinnerungs- und Gedächtnisstütze dabei, die gleichzeitig noch als wichtiges Tool fungiert und mir dabei hilft, Licht ins Dunkle zu bringen, die Lichtreaktion der Pupillen zu checken, in den Rachen zu sehen oder auch eine Einsatzstelle im Dunkeln zu beleuchten.

Mir ist die Leuchte auch einmal bei einem Verkehrsunfall in eine Pfütze gefallen, die sich direkt unter dem verunfallten Radfahrer befand, ich habe sie dann parallel, während ich den Patienten untersuchte, mit einer Hand aus der recht tiefen Wasserlache gerettet und auch das ist eine Erinnerung, die mich immer wieder fasziniert. Und ein wenig Aberglaube hat definitiv nicht geschadet. So begleitet mich diese Leuchte nun schon lange im Einsatzgeschehen und es ist genau die, welche du auf dem Foto auf Seite 38 siehst.

3.2 Gewohnheitsbildung und Routinen

NUMMER
029

Installiere eine echte Kreidetafel in der Dienststelle oder am Arbeitsplatz, auf der du täglich motivations- oder auch sinnstiftende Sprüche einfügst

Du kannst eine Tafel selbstverständlich auch dafür nutzen, mit den Fingernägeln darüber zu gehen und damit allen Kollegen ein echt unangenehmes Gefühl in die Haut zu jagen, aber besser ist es, wenn du jeden Tag oder zumindest zwei- bis dreimal pro Woche einen großartigen Spruch darauf platzierst, bei dem alle, die ihn lesen, sofort mitgerissen sind.

Auch für dich selbst ist es eine schöne Möglichkeit der selbsterfüllenden Prophezeiung, wenn du daran vorbeigehst und das liest, was dich jeden Tag antreibt. Dabei ist der Kreativität keine Grenze gesetzt und du kannst deinen Ideen freien Lauf lassen. Außerdem ist es immer wieder ein Highlight, wenn du mit der Kreide ein quetschendes Geräusch auf den Untergrund zauberst und so die Sympathie aller Kollegen/innen weckst, die sich unmittelbar in die Schulzeit katapultiert fühlen.

Hier findest du noch mein »Starter-Set« Motivationssprüche, wenn dir in den ersten Tagen nichts Attraktives einfällt:

1. **Der alte Arzt spricht Latein, der junge Arzt spricht Englisch, und der gute Arzt die Sprache seiner Patienten.**
2. **Niemand weiß, was in ihm drinsteckt, solange er nicht versucht, es herauszuholen (Hemingway).**
3. **Es gibt nur zwei Tage in deinem Leben, an denen du nichts ändern kannst. Der eine ist gestern und der andere ist morgen (Dalai Lama).**
4. **Die Dinge laufen am besten für diejenigen, die das Beste daraus machen (John Wooden).**
5. **Wer fragt, ist ein Narr für fünf Minuten. Wer nicht fragt, bleibt es für immer (chinesische Weisheit).**

NUMMER
030

Wirst du in der Nacht für einen Einsatz, einen Notfall oder eine (berufliche) Aufgabe geweckt, so gewöhne dir eine kurze Positiv-Routine an.

Aus meiner Sicht ein wichtiger Punkt für die mentale Gesundheit. Wir kennen es alle: Der Melder oder das Telefon geht in der Nacht und wir wissen kurzzeitig nicht, wer wir sind, wo wir sind und vor allem nicht, was man von uns möchte. Aber: Der Melder geht, also ist aufstehen angesagt. Es lohnt sich, für diesen Moment eine Positiv-Routine zu trainieren, die dafür sorgt, dass der schrille Alarmton mitten in der Nacht nicht sofort für Hass, Wut und eine akute Verstimmung sorgt.

Die dauerhaft krankmachende Wirkung des schrillen-den Alarmtons wird sich deutlich stärker auswirken, wenn wir sie stets mit einer Negativ-Assoziation verknüpfen. Da bereits eine Menge Stresshormone – allem vorweg Adrenalin und Noradrenalin – ausgeschüttet werden, lohnt es sich, gleichzeitig auch einen kleinen freudigen Dopamin-Rausch zu erzeugen, der um die Alarm-Hormon-Wirkung herum für Lust und Motivation sorgt.

Hier meine sechs Top-Tipps, um das nächtliche Aufstehen für einen Einsatz oder eine nächtliche Aktivität zu einem Positiverlebnis werden zu lassen:

1. Sprühe umgehend einen Duft (Parfüm) auf deine Haut/Handgelenk, mit dem du sehr positive Verbindungen hast. Idealerweise mit Komponenten, die dich leicht beruhigen (Lavendel, Sandel- und Zedernholz, Bergamotte und Orange, Vanille und Kakao).
2. Lege dir ein paar frische Kaffeebohnen neben den Melder und rieche auch hier daran, allein die Assoziation zu einem frisch gebrühten Kaffee wird dich umgehend positiv stimulieren.
3. Stelle dir unmittelbar, bevor es losgeht, vor, wie du am nächsten Tag deinen Feierabend in den Sonnenaufgang feierst. Der Blick auf eine Wiese, über die die ersten Sonnenstrahlen dein Gesicht erreichen und die frische Luft, die dir alle Energie für einen schönen freien Tag bietet.
4. Lege dir auf deinem Mobiltelefon in einer Musikplaylist dein absolutes Lieblingslied an die erste Stelle. Wenn du aufstehst, drückst du sofort den Play-Button und nutzt die wenigen Sekunden, die du für das Anziehen benötigst, um dich mit deinen Lieblings-Beats kurz in Stimmung zu bringen.
5. Schreibe dir, bevor du in die Nacht gehst und schläfst, noch das Stichwort zu einem Einsatz auf, den du einmal in der Nacht hattest und bei dem du wahrhaftig gefordert wurdest und bei dem es auch ein wirklich gutes »Outcome« gegeben hat. Dann weißt du unmittelbar, dass es sich auch des Öfteren lohnt, nachts aufzustehen und Leben zu retten oder zu schützen.
6. Last but not least: Sich noch ein, zwei Fotos anzusehen; beispielsweise von deinen Lieblingsmenschen, mit denen du gerne Zeit verbringst. Das kann dich schnell auf andere Gedanken bringen und dafür sorgen, dass du auch im nächtlichen Aufstehen einen tieferen Sinn erkennst (und das fällt uns bei manchen Einsatzstichworten ja manchmal schwer).

NUMMER
031

Programmiere und kreiere dir neue Positiv-Gewohnheiten, die du lebenslang für deine Gesundheit nutzt durch Nutzung einer effektiven und nachhaltigen Gewohnheitsbildung

Eine Gewohnheit zu etablieren. Das klingt erst einmal sehr unsexy und unattraktiv. Allerdings sind Gewohnheiten das wertvollste Gut, welches du mit dir durch dein Leben trägst. Positiv und ja, leider auch negativ. Viele Menschen versuchen jedes Jahr aufs Neue, insbesondere zum Jahreswechsel, neue Gewohnheiten zu etablieren oder schlechte Gewohnheiten wie z. B. das Rauchen oder den zu hohen Fernsehkonsum zu brechen und von davon loszukommen.

Gute Gewohnheiten sind die Währung des Erfolgs

Wenn ich mich jetzt, ja genau jetzt, dazu entscheiden müsste, etwas in meinem Leben abzugeben, wären es stets materielle oder monetäre Dinge, niemals jedoch Gewohnheiten, Rituale oder mentale Bausteine meiner Triebkraft. Denn diese werden, und das ist das Geniale daran, immer wieder auch einen materiellen Wert nach sich ziehen, während man positive Gewohnheiten leider noch nicht mit Geld kaufen kann.

Für mich gipfelt die Perfektionierung der Gewohnheitsbildung darin, es nicht mehr als Gewohnheit zu bezeichnen, sondern als einen Teil der Persönlichkeit zu werten und zu verstehen. Und hier kommt die Gesundheits-Persönlichkeit ins Spiel. Auf die Frage, was das ist, fällt mir nur immer Folgendes ein: Die Frage, warum und mit welchem Beweggrund ich mich um meine Gesundheit kümmere, stellt sich nicht mehr, denn allein mein tägliches Handeln impliziert dies als selbstverständlichen Teil aller Handlungen. Das klingt nun schon sehr philosophisch, aber ich will es kurz und knapp erklären: Die meisten Menschen versuchen, durch konkrete Veränderungen und dem Erzielen von Ergebnissen/Erfolgen Gewohnheiten zu verändern. (Stichwort: 10 Kilos müssen runter).

Was dann meist passiert, ist, dass im Moment der Zielerreichung die Antriebskraft verlorengeht. Es wird die Motivation, weiterzumachen, genommen, da das angestrebte Ziel erreicht wurde und nunmehr kein Bedürfnis für einen weiteren Erfolgsgang besteht. Einen Schritt weiter gedacht gibt es nun Menschen, die versuchen, ihre **Prozesse und Strategien** zu ändern, was sich bereits der Profiländerung nähert.

Jedoch gilt auch hier: Sind die Prozesse optimiert (Anmeldung Fitnessstudio ist erfolgt, das regelmäßige Einkaufen auf dem Markt ist erledigt, an der wöchentlichen Planung des Trainings oder der Auszeit ist ein Haken dran), fehlt immer noch der Transfer in das intuitive Handeln. Genau das ist es, was die Gewohnheitspersönlichkeit ausmacht. Ein Mensch, der eine Gewohnheit, eine Routine oder eine Handlungsfolge so sehr verinnerlicht hat, dass er weder das Ergebnis noch die Prozessoptimierung benötigt, um seinen Gewohnheiten nachzukommen, der hat es geschafft.

Ganz plastisch lassen sich dieses drei Ebenen der Gewohnheitsbildung noch einmal formulieren, wenn es zum Beispiel um das Thema mit dem »Laufen beginnen« geht:

Ergebnisorientiert:

Ich laufe, weil ich abnehmen will.

Die drei Ebenen der effektiven Gewohnheitsbildung.

Dir wird vermutlich rasch klar, worum es geht. Verinnerlichst du eine Gewohnheit so sehr, dass sie Teil von dir wird, so musst du dich nie mehr fragen, warum du diese Gewohnheit lebst. Nun bleibt noch die Frage, wie du es schaffst, eine »Gesundheitspersönlichkeit« zu werden und eben Verhaltensweisen nicht nur wegen eines Ergebnisses oder wegen einem Prozess zu verändern, sondern sie zum Teil deines Charakters, deines Ichs werden zu lassen.

Dazu sollte man sich die vier Grundkomponenten/ Adjektive einer »guten Gewohnheitspsychologie« genauer ansehen:

Eine Gewohnheit sollte ...
1. einfach,
2. attraktiv,
3. befriedigend und
4. offensichtlich sein.

Einfach sollte und muss sie sein, damit die Hürde, sie regelmäßig zu wiederholen, sehr niedrig ist und kein großer Aufwand betrieben werden muss.

Beispiel: Willst du zum Läufer werden, dann solltest du dein Laufoutfit immer schon bereitlegen und eine schöne Laufstrecke unmittelbar in der Nähe haben. Ebenso sollte dem Laufen ein klares Zeitfenster zugesprochen werden, damit keine Terminverschieberei durchgeführt werden muss.

Attraktiv sollte und muss sie sein, damit du sie mit einem Benefit assoziierst.

Beispiel: Das Gefühl der besser werdenden Kilometerzeiten und das Wissen um die eigene steigende Fitness sowie die dadurch entstehende Ausstrahlungskraft sind sehr attraktive Motive, um anzufangen.

Befriedigend sollte und muss sie sein, damit du sie immer wieder wiederholst.

Beispiel: Du koppelst deine Laufrunde an eine Belohnung nach dem Laufen, z. B. eine kalte (zuckerfreie) Limonade, die du erst trinkst, wenn du zurück bist, sodass du einen wahrhaftigen Grund hast, Laufen zu gehen, um die verknüpfte Belohnung zu verspüren.

Offensichtlich sollte und muss sie sein, damit du sie unmittelbar erkennst und sie dir ins Auge springt.

Beispiel: Die Laufschuhe stehen schon bereit und deine Smartwatch weckt dich am Morgen mit dem kurzen Satz: »Los geht's« und auf einem Zettel hast du schon deine angestrebte Kilometerzahl notiert. Da ist klar, es geht jetzt los.

Bei vielen Menschen scheitert die Etablierung daran, dass auch nur eine einzige der Komponenten fehlt und sich dadurch keine Schleife des Erfolgs einstellt. Deine Aufgabe bei der Gewohnheitsbildung

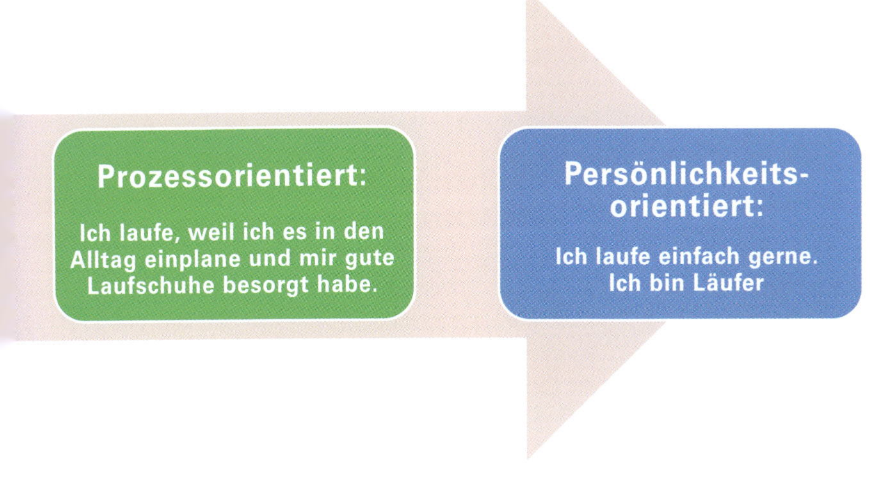

ist und wird es sein, genau diese vier Komponenten zu beachten, dann braucht es nur ein paar hundert, vielleicht auch tausend Wiederholungen, und die Gewohnheit ist in deine Motivations-Software einprogrammiert. Und ja: eine gute (aber leider auch eine schlechte) Gewohnheit zu löschen, ist sehr schwer und nur mit größter Mühe möglich.

Deshalb gebe ich dir noch einen Tipp: Nutze Gewohnheitskopplung. Das bedeutet z. B. eine gute Gewohnheit an eine Sache zu koppeln, die dir jetzt schon wichtig ist. Dies erhöht die emotionale Wertigkeit für deinen Handlungsmechanismus. Wenn du z. B. weißt, dass du eine Lieblings-TV-Sendung hast, dann eigne dir an, diese nur zu schauen, wenn du sie an eine gute Gewohnheit koppelst. Das kann bedeuten, zuvor 15 Minuten spazieren zu gehen oder erst einzuschalten, wenn du ein großes Glas Wasser getrunken hast. Dies erhöht mit höchster Wahrscheinlichkeit die Konsolidierung der eigentlich bisher für dich emotional nicht wertigen Gewohnheit.
Andersherum: Möchtest du eine schlechte Gewohnheit loswerden, kopple sie an eine Sache, die dir wirklich unangenehm ist und die du beenden beziehungsweise sogar löschen möchtest. Für Raucher eignet sich zum Beispiel optimal der Überweisungstrick: Für jede Zigarette, die du rauchst, musst du einem Bekannten oder einem Freund 2 Euro überweisen, bevor du sie rauchst. Was glaubst du, wie schnell du das Rauchen einstellst, wenn du dich treu an die Kopplung hältst?

Last but not least: Natürlich lebt eine Gewohnheit auch von stetiger Wiederholung. Auch das funktioniert. Aber es ist ein zäher und langer Weg hin zur Gewohnheitspersönlichkeit, den du deutlich attraktiver gestalten kannst, wenn du dich dieser genannten Strategien bedienst.

Ein schönes Sprichwort zuletzt:
»Wir kreieren erst unsere Gewohnheiten, und dann kreieren unsere Gewohnheiten uns.«
Jetzt ist an der Zeit, sich an deine neuen Gewohnheiten zu gewöhnen und daraus eine Routine zu machen.

3.3 Nachhaltiges Lernen und mentale Entwicklung

NUMMER
032

Beschäftige dich jeden Tag im Dienst 10 Minuten mit Stoff, Materie und Fertigkeiten, die dir noch nie gelegen haben oder dir keinen Spaß machen

Wie schnell sind 10 Minuten verdaddelt, gescrollt, versiegt? Du weißt, das geht sehr schnell. Aber schon 10 Minuten tägliches Lernen und Beschäftigen mit Materialien, die dir nicht liegen, reicht aus, um sich doch an sie zu gewöhnen und vielleicht sogar ein wenig Freude daran zu erlangen.

Mit totaler Vermeidung wird es wohl eher nicht funktionieren. Das ist bekanntermaßen bei Ängsten ähnlich. Nur eine Konfrontation wird auf Dauer Teil einer (Angst-)Reduktionsstrategie sein. Exposition ist das Motto. Und 10 Minuten sind absehbar und sollten bei dir einen nicht zu hohen Leidensdruck erzeugen. Wenn du das dreimal/Woche machst, dann hast du dich schon 30 Minuten mit der Materie beschäftigt. Bei mir ist es beispielsweise immer wieder das leidige Thema »Antibiotika«. Von höchster Wichtigkeit. Hochrelevant und sehr komplex. Deshalb versuche ich, bei jedem Dienst aufs Neue einen Blick in die neusten Empfehlungen, Wirkstoffklassen und Resistenzen zu werfen.

Das bewusste »Sich-Exponieren« gegenüber den Notfällen, Inhalten und Fertigkeiten wird dich im Ernstfall in die Lage versetzen, mit weniger Angst an die Sache heranzugehen und dir selbst gegenüber souverän zu agieren. Du musst kein Profi in superexotischen Themengebieten werden, wenn es dir nicht liegt, aber die Angst demgegenüber abzubauen, das ist wichtig. So ist Angst, insbesondere eine intensive, besonders starke Angst, kein guter Berater, wenn es um Leben und Tod geht. Oder um viel Geld. Oder wichtige zwischenmenschliche Entscheidungen.

Mit den regelmäßigen Auseinandersetzungen wirst du einen gesunden Respekt behalten, der dich leistungsfähig, aber bedacht macht. Und aus unserer Lernpsychologie ist auch bekannt, dass gerade »kleine Lernhäppchen« einen sehr starken summarischen Effekt haben können. Du wirst dich wundern, wie gut du dich plötzlich in der Anwendung von Wissen auskennst, dass du nur sehr kurz und kompakt gelernt hast.

NUMMER

033

Lege kognitiv anspruchsvolle To-dos und Tätigkeiten möglichst früh in die Dienstzeit, um Aufschieberitis zu vermeiden

Das kennen wir alle: Den einen wichtigen Artikel wollen wir noch lesen. Unbedingt noch Sport treiben. Das dringende Telefonat erledigen, das noch ansteht. Wie im echten Leben gilt auch beim Schicht- und Bereitschaftsdienst: »Wichtiges zuerst«. Was du hast, hast du. Ganz einfach. Ich kenne das zu gut. Der erste Einsatz im Notarztdienst kommt früher als gedacht schon bei der Übernahme des Melders – und prompt bist du aus deinem Zeitplan raus. Ich finde es ein unschönes Gefühl, abends noch die wichtigen Dinge auf der Agenda zu haben, die man eigentlich schon am Morgen erledigen wollte.

Klarer Tipp deswegen: Wenn sich die morgendliche Lücke ergibt, sofort durchstarten und alles bereitlegen für das wichtige To-do, was du dir auf die Agenda geschrieben hast. Ich finde es immer sehr befriedigend, unmittelbar mit einer Fortbildung, Weiterbildung oder fachlich Konzentration fordernden Tätigkeit durchzustarten. Das gibt sofort ein gutes Gefühl.

Okay, wenn ich mich entscheiden muss, dann kommt die Bewegung zuerst. Oder noch besser: Beides gleichzeitig. Bekanntlich sorgt körperliche Aktivität, am besten moderat bis leichte für eine gute Aktivierung der grauen Zellen und wir lernen besser, behalten mehr und sind einfach effektiver. Das ist gut bewiesen, und du weißt es sicherlich schon selbst. Mache dir für die wichtigen Dinge eine kurze To-Do-Liste, die du möglichst früh abgearbeitet hast. Dabei sollten da nicht zehn Punkte draufstehen, sondern die ein bis drei wichtigen, anspruchsvollen To-dos, die du früh abgehakt sehen möchtest. Es muss und soll auch nicht enormer Zeitaufwand für diese To-dos notwendig sein. Am besten sind es Dinge, die 10 bis maximal 30 Minuten in Anspruch nehmen, sonst wirst du garantiert durch den gehenden Melder, den Notfall, das Telefonat oder eine wichtige E-Mail gestört. Die Aufschieberitis ist zwar keine echte entzündliche Erkrankung, wie der Name vermuten ließe, dennoch ist es kein schöner »Zustand«. Denn sie hinterlässt oft ein Gefühl des etwas nicht geschafft Habens.

Fazit: Wenn es wichtig und anspruchsvoll ist, mach es sofort!

NUMMER

034

Merke dir mithilfe von Gedächtnistechniken die Namen oder spannende Fakten deiner Kollegen, die du selten siehst

Unsere geistige Fitness will selbstverständlich auch erhalten und trainiert werden. Das tun wir regelmäßig durch Fortbildungen, Seminare, Workshops und natürlich bei jedem Einsatz, der uns wieder Dinge gelehrt hat. Damit unser Gedächtnis, insbesondere unsere Transferzeit- und Zugriffssicherheit von Kurz- auf Langzeitgedächtnis, optimal funktioniert, lohnt sich ein tägliches Training, und zwar immer, wenn es um Namen geht.

Jeder wird es kennen: Da hat man einen Einsatz zusammen abgewickelt und möchte am nächsten Tag dem netten, hilfsbereiten Kollegen noch etwas sagen oder etwas besprechen – und prompt ist der Name weg. Nein. Er wurde eben gar nicht gespeichert. Höchste Zeit, daran etwas zu ändern.
Genau für diesen Fall gibt es einige gute Gedächtnistechniken, mithilfe derer du Namen noch besser erinnerst. Da du dir meistens ja nicht acht oder zehn

Namen auf einmal merken musst, sondern vielleicht drei oder vier, sollte das auch gut machbar sein. Besonders gut funktionieren Bilder-Assoziations-Techniken, mit Hilfe derer du Namen, Gesichter und eben spezielle, markante Bilder/Besonderheiten so verknüpfst, dass sie sich im neuronalen Gedächtnisnetz festigen und immer abrufbar sind.

Mal simpel gesagt: Notfallsanitäter Bernd hat vielleicht einen markanten Bart? Dann ist er ab jetzt der Bernd-of-the-Bart. Michaela ist schlank und hat schöne Lippen? Michaela, deren Name genauso leicht von deinen Lippen geht wie ihre Eleganz. Der Kreativität sind hier keine Grenzen gesetzt, und je wilder und abstrakter die Geschichte beziehungsweise das Bild ist, das du speicherst, desto höher ist die Chance, dass du dich an die Namen erinnerst.

Eine weitere schöne visualisierende Gedächtnistechnik ist die der Körperregionen: So lassen sich markante Punkte wie Hals, Nacken, Schulter, Brust oder Ellenbogen schon allein mit ihren Anfangsbuchstaben gut für eine »Namensschublade« nutzen. So kannst du Harald, der ganz schön alt aussieht, an deinen Hals packen. Stefan lässt sich sehr gut an der Schulterhöhe fixieren, da er ja so ein Fan von deiner ausgeprägten Schulter ist.

Wenn du noch mehr über solche genialen Techniken lernen möchtest: Markus Hofmann, mit dem ich regelmäßig das Forever Young-Seminar abhalte, ist der Großmeister der Gedächtnistechniken und kann dir noch viele weitere Strategien beibringen, mit denen du alles Mögliche behältst. Auf seiner Homepage (www.unvergesslich.de) findest du alle Informationen, Kurse, Seminare und Arbeitsbücher zum Thema »Superhirn«. Es macht auf jeden Fall ordentlich Eindruck, wenn du deine Kollegen, die du nur ganz kurz kennengelernt hast, prompt beim richtigen Namen ansprichst.

Du wirst dich so garantiert nicht mehr ärgern, wenn du verzweifelt wieder überlegst, wer dir da zuletzt so gut zugearbeitet hat.

3.4 Fehlermanagement und Selbstkritik

NUMMER
[035]

Wie du dein Material checkst, so prüfe auch täglich deinen Körper und Geist

Verrückt, aber ich habe schon Kollegen zigarettenrauchend dabei gesehen, wie sie Auto, Material und Equipment geprüft haben, während sie sich selbst komplett gesundheitlich ignoriert haben.

Das darf nicht sein. Der Mensch ist und bleibt in vielen Berufen die höchste und auch anfälligste Komponente. Wir prüfen Perfusoren, Sauerstoffvorrat, Beatmungsgerät, Monitoringsystem, Dienstwaffe, Haltbarkeit der Medikamente, die Pressluftausrüstung aber vergessen dabei, uns selbst die Frage zu stellen: Wie geht es mir heute? Bin ich fit, ausgeschlafen, erholt? Habe ich Beschwerden, die ich mit in den Dienst nehme? Wie sieht es mit Fähig- und Fertigkeiten aus, die ich heute gebrauchen werden oder vielleicht sogar muss?

Wenn du feststellst, dass es Defizite gibt, so solltest du diese offen dir gegenüber ansprechen und eine am besten positive Konsequenz daraus ziehen. Klar. Der Extremfall wäre die Krankmeldung, aber es ist bereits ein enormes Zeichen von Selbstreflexion, wenn du deinem Kollegen/Partner/Team-Mitglied mitteilst, dass du z. B. heute müder als sonst bist oder eine Aufgabe abgeben möchtest. Denn im Ernstfall müsst ihr euch zu 100 Prozent aufeinander verlassen können. Gutes Crew- bzw. Team-Ressource-Management (siehe Punkt 94) beinhaltet genau auch diesen Punkt, das Wissen um Defizite, Erkrankungen oder andere Befindlichkeits- oder Fähigkeitsstörungen, die das sichere gemeinsame Arbeiten (im Team) beeinflussen könnten.

Mit einem erneuten Blick auf die Luftfahrt kannst du dir das schöne Akronym I´M SAFE merken, um dich selbst vor dem Dienst einzuschätzen:

I	▶	Illness	Bin ich körperlich fit? Habe ich Krankheitssymptome, die mich beeinflussen?
M	▶	Medication	Nehme ich Medikamente oder Stoffe zu mir, die meine Leistung beeinflussen?
S	▶	Stress	Ist das Stresslevel akzeptabel, oder befinde ich mich am Dekompensationspunkt?
A	▶	Alcohol (& Drugs)	Habe ich Alkohol oder Substanzen konsumiert, die mich einschränken könnten?
F	▶	Fatigue (Erschöpfung)	Bin ich ausgeschlafen, erholt und fit?
E	▶	Emotion	Trage ich Emotionen mit hohem Risikopotenzial in mir (Wut, Trauer, Enttäuschung?)

Gut ist es, auch bei Schwäche weiterzuarbeiten. Aber professionell ist es, klar mitzuteilen, wenn es Einschränkungen bei dir gibt und das deine Kollegen wissen zu lassen. Schließlich wollen alle zum Dienstende wieder gesund nach Hause.

Hier gibt es auch wieder ein schönes Sprichwort aus der Luftfahrt: »It´s better to be down there and wishing to be up there, than being up there and wishing to be down there.«

Soll heißen: Wenn du dich auch noch so sehr auf den Dienst mit deinem Partner oder deinen Kollegen freust, aber dich einfach nicht danach fühlst, gestehe dir ein, dass du dich erholen musst oder einfach auch einmal nicht fit bist. Die Checkliste ist simpel und schnell abgearbeitet. Das macht ein guter Pilot selbstverständlich auch, bevor er sich in den hochkomplexen Arbeitsbereich Cockpit begibt.

NUMMER

036

Lebe eine offene und konstruktive Fehlerkultur

Fehler, Irrtümer, Missgeschicke oder einfach nur Unachtsamkeit: In unserem aber auch in anderen Berufen können sie kritische bis fatale Konsequenzen haben. Auch du wirst dich an die ein oder andere Situation erinnern, in der du nicht einwandfrei und fehlerfrei agiert hast. Etwas Menschlicheres gibt es kaum. Hier darf und muss wieder die Luftfahrt für einen lehrreichen Vergleich herhalten: Flugunfälle sind oft mit dramatischen Konsequenzen verbunden: Abstürze, Kollisionen, Beinahe-Crashs oder gefährliche Situationen haben oft eine vorausgehende Verkettung von Fehlern als Ursache, die in der Summe dann zum Unfall führen.

Anschließend erfolgt allerdings im Gegensatz zu manch anderen Bereichen eine minutiöse und detaillierte Aufklärung der Umstände, Ursachen und Komponenten der Fehlerentstehung, um unbedingt für die zukünftige Sicherheit im weiteren Fluggeschehen Optimierungen, Anpassungen, Verbesserungen oder Training vornehmen zu können.

Kaum ein Flugzeugabsturz bleibt ohne Konsequenz für die gegenwärtige und zukünftige Fliegerei. Das liegt neben dem hohen Sicherheitsdenken maßgeblich begründet in einer exzellenten Fehlerkultur,

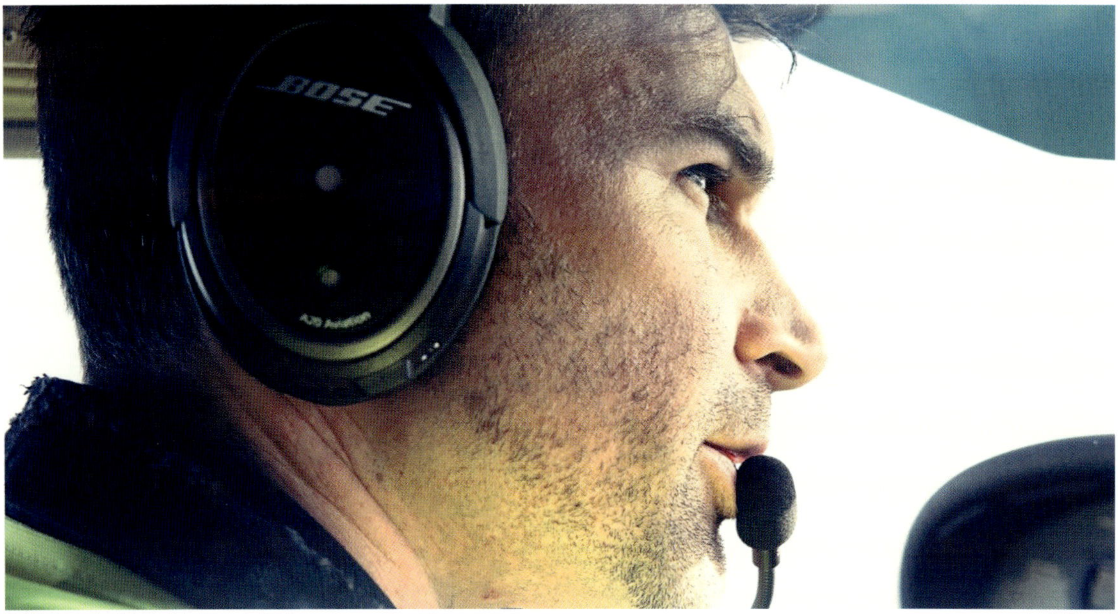

Je komplexer dein Arbeitsumfeld, desto besser solltest du dich reflektieren und einschätzen können.

die weit vor dem kritischen Überschreiten einer Fehlertoleranzgrenze diese schon in der Frühphase identifiziert und vermeidet. Genau hier können wir uns in der Medizin und anderen Branchen verdammt viel abschauen.

Den wichtigsten Stellenwert einer optimalen Fehlerkultur hat das Wissen darum, keine oder nur marginale persönliche Konsequenzen aus einem gemachten Fehler zu erleiden. Dies ist ein klassischer Induktor von Angst gegenüber Kollegen/Kolleginnen oder Vorgesetzten, und so kommt es eben leider allzu häufig vor, dass Fehler verschwiegen und nicht gemeldet und aufgearbeitet werden. Dabei sollte eine gesunde Fehlerkultur möglichst früh im eigenen Werdegang gelernt, praktiziert und optimiert werden.

Das Ergebnis wird nicht immer eine weitere Fehlervermeidung sein, aber einen wertvollen Beitrag dazu leisten, wie man gemeinsam versucht, einen Fehler nicht noch einmal zu machen und damit in der Medizin vor allem Sicherheit für Patienten und auch sich selbst zu schaffen.

Hier findest du ein paar der wichtigsten Grundregeln einer gesunden Fehlerkultur.

1. Fehler akzeptieren. Fehler passieren und das zu wissen ist essenziell.
2. Fehler kommunizieren und ansprechen hilft, diese zu offenbaren und für alle sichtbar zu machen.
3. Fehler sachlich und faktisch evaluieren.
4. Fehler nicht sanktionieren und keine Angst im Team/gegenüber Kollegen/innen schüren.
5. Fehler dazu nutzen, einen Nutzen aus ihnen zu generieren und den Lerneffekt nutzen.
6. Die Fehlerkultur im Rahmen eines eigenen Handlungsleitfadens fixieren und somit dauerhaft leben.
7. Fehler für Vorträge, Präsentationen und Konferenzen nutzen, um sie für die Zuhörer wertvoll aufzubereiten.

Das ist zwar kein in Stein gemeißeltes Konzept, aber sich selbst eine Fehler-Management-Strategie zurechtzulegen, hilft enorm, Fehler für sich und andere zu nutzen. Fehler können optimal genutzt werden, und Wachstum, Weiterentwicklung und charakterliches Reifen bedeuten. Ich erinnere mich z. B. an einen medizinischen Fehler, bei dem wir in der Nacht unter widrigen Umständen bei einer Notfallpatientin während der OP mit drei Leuten (alle erfahren und lange im Beruf) den Blutzucker trotz Messung in der Blutgasanalyse übersehen haben, bis er so niedrig war, dass er nicht mehr messbar war. Der Fehler ist sehr spät aufgefallen und war für die Patientin sicherlich ein kritisches Moment. Dennoch haben wir den Fall in einer eigenen Fallkonferenz aufgearbeitet, und seither pflegen wir für dieses Krankheitsbild und den so wichtigen Wert »Blutzucker« einen klaren Standardablauf, sodass seither (und es sind 7 Jahre vergangen) ein solcher Fall nicht mehr vorgekommen ist. Das ist das Beste, was hätte passieren können.

Ich wünsche dir eine großartige zukünftige Fehlerkultur und hoffe, dass du in Zukunft weiterhin Fehler machst und dadurch lernst, diese auch für die Gemeinschaft zu nutzen. Bleibt nur noch zu sagen: Fehler sind menschlich und den größten Fehler, den man im Leben machen kann, ist, immer Angst zu haben, einen Fehler zu machen.

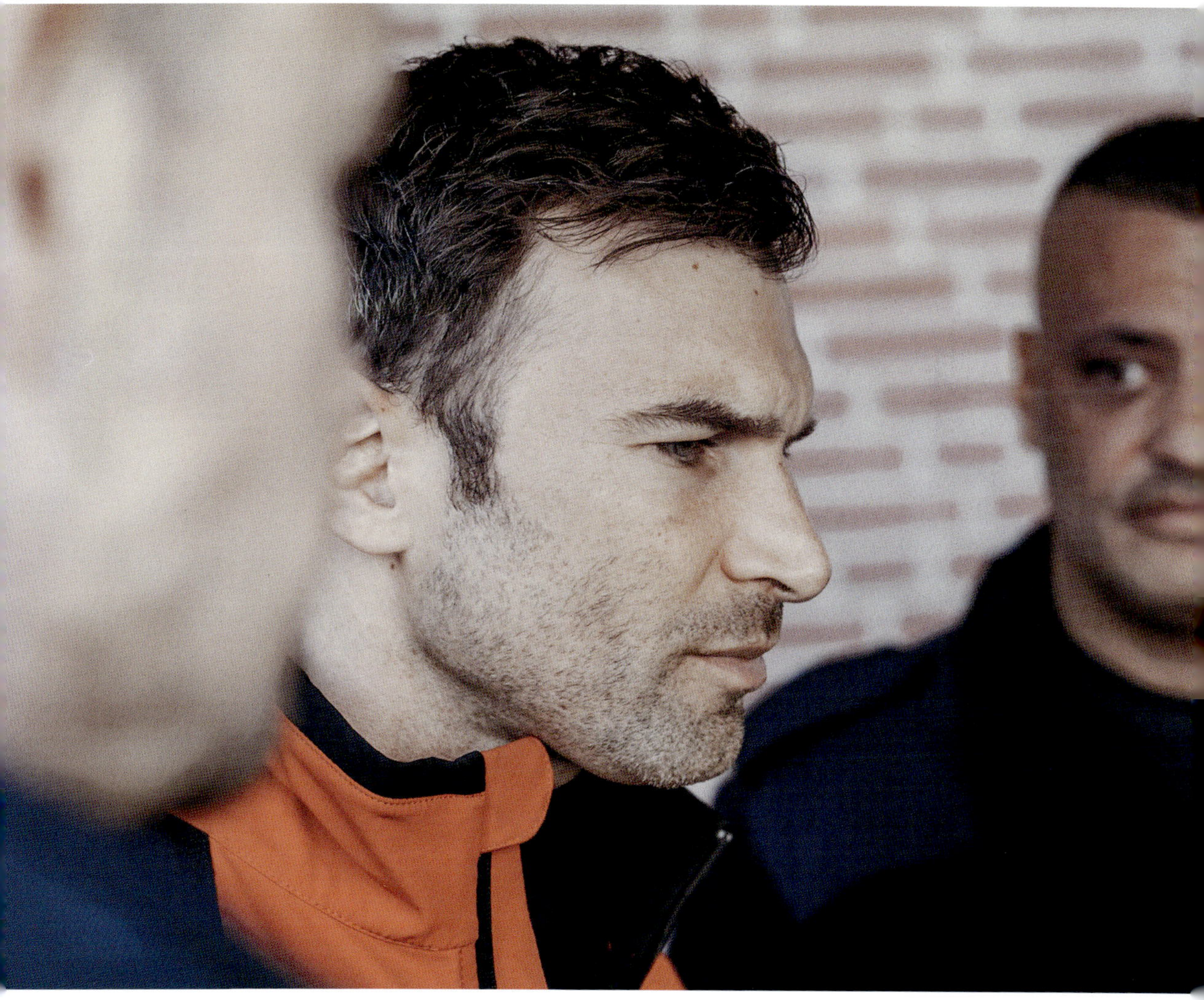

Fehler zu machen ist nicht schön, aber sie nicht zu reflektieren und zu beseitigen, das ist der größte Fehler.

KAPITEL 4
STRESS-BEWÄLTIGUNG

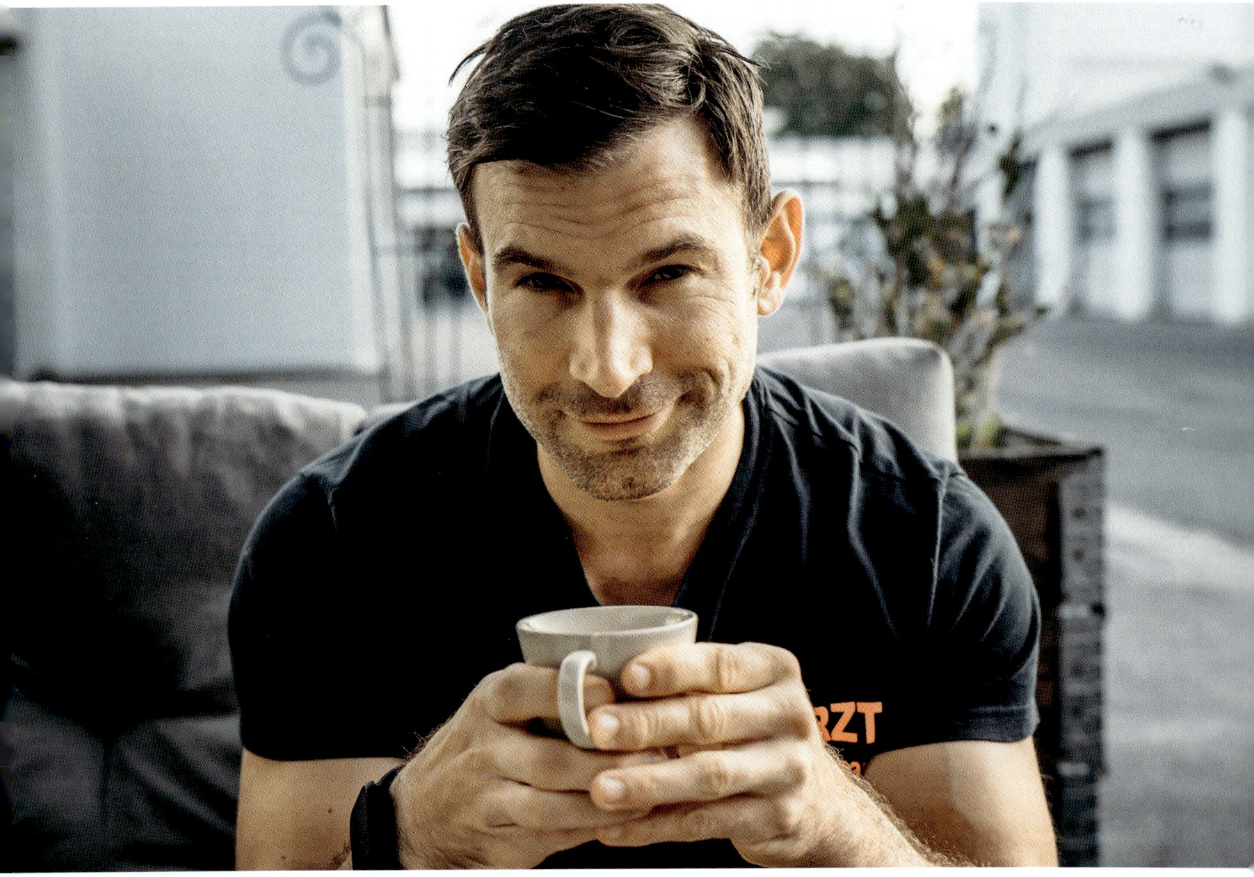

04

Stress. Für die meisten Menschen ist der Begriff schon negativ behaftet, sodass beim puren Aussprechen des Wortes Stress der gesamte Körper unter Spannung gerät. Dabei ist Stress lebenswichtig und kann auch richtig Freude bereiten. Denn originär ist das »System« Stress dazu da, uns leistungsfähig, kampfbereit und hellwach zu machen. Würden die meisten Menschen bei einer Stressreaktion sofort die körperlich bereitgestellte Energie abfließen lassen (durch Kampf, Lauf, Abwehr oder eben einfach ein paar Fitnessübungen), so würde vor allem chronischer Stress nicht die Konsequenzen entfalten, die er mit sich bringt: Schlafstörungen, Erschöpfung, Bluthochdruck, Diabetes mellitus, Verspannungen, aber auch emotionale Überforderung bis hin zum »Burn-out«.

Du hast sicherlich schon von den Begriffen Distress (negativ empfundener) und Eustress (positiv empfundener) Stress gehört. Ersterer ist unangenehm belastend und eher krankmachend, während der Eustress zu Höchstleistung beflügelt und uns eher gesund hält. Alles, was du nun tun musst, ist, den Stress nicht zu vermeiden, sondern optimal zu lernen, mit diesem umzugehen und ihn für dich zu nutzen. Die folgenden Punkte helfen dir dabei, demnächst eine leidenschaftliche Gänsehaut zu bekommen, wenn sich Stress anbahnt.
Also: Wenn Stress herrscht, dann zeig ihm, was du kannst. Ihr werdet beste Freunde.

4.1 Effektive Stressvermeidung

NUMMER [037]

Proper Planning prevents poor performance (Die fünf Ps)

Immer noch mein Liebling unter den schlauen Sprüchen. Aber so viel ist dran. Ordentliche Planung beugt schlechter Leistung vor.

Als Pilot beherzige ich diese fünf Ps immer noch wie an Tag an eins. Eine gute Flugvorbereitung ist das A und O einer sicheren Flugabwicklung und hilft bei der Vermeidung von (unnötigen) Gefahren. In der Fliegerei beinhaltet das verschiedenste Komponenten des vorausschauenden Planens: Wetter, Flugzeug, Strecke, Uhrzeit, Luftraumstruktur und natürlich die eigene Leistungsfähigkeit sollten in die Planung einbezogen werden.

Der Transfer in das Rettungswesen, die eigene Gesundheit oder den Job ist simpel: Vor jedem Dienst, den du antrittst, solltest du einige Dinge in deine Planung einbeziehen, damit du dir währenddessen keinen Notfallplan ausarbeiten musst. Wie lange dauert die Arbeit? Wann ergeben sich Zeitfenster für Sport, Essen und Entspannung? Ist deine Sporttasche gepackt? Hast du für die Dauer deines Arbeitstages deine Versorgung sichergestellt? Sind deine Mahlzeiten vorbereitet? Hast du die Zahnbürste dabei und ausreichend Getränke eingeplant?
Wenn du es ganz clever machst, dann arbeitest du mit einer kurzen, knappen Checkliste, die du einfach sauber vor dem Job abarbeitest. Das erhöht deine Vigilanz, und du wirst sicher keinen Satz aussprechen müssen wie »Ich muss mir mal eben eine Bifi an der Tankstelle holen, weil ich mein Essen vergessen habe«.

Eine Dienstantritts-Checkliste könnte z. B. so aussehen:

- Dauer des Dienstes beachtet? (8, 12, 24 Stunden)
- Mahlzeiten vorbereitet und eingepackt?
- Sporttasche gepackt inklusive Ersatzkleidung und eventuellem Equipment?
- Mindestens 2 Liter Wasser dabei?
- Zahnbürste, Zahnpasta, Bettzeug, Kissen eingepackt?

Eine solche Checkliste muss und soll nicht kompliziert sein und alles umfassen, was es zu bedenken gibt, aber dennoch erhöht der Umgang mit ihr deinen bewussten Umgang mit dir selbst. Gute Vorbereitung vermeidet akuten Stress, da du deine Handlungen, Reaktionen, Lösungen und Strategien im Voraus erarbeitet hast und somit die Grundlage für Höchstleistung schaffst.

NUMMER
038

Wenn du dich gestresst fühlst, nimm eine hohe Dosis Magnesium ein

Ich mag Nesium. Okay, der kam flach. Dennoch kann ich aus stressmedizinischer Sicht klar empfehlen: Halte deinen Magnesiumhaushalt und deine Versorgung im Blick.

Magnesium ist ein lebenswichtiger Mineralstoff, der bei vielen Körperfunktionen eine höchstrelevante Rolle spielt. Neben der Fähigkeit, stabilisierend auf das elektrische Potenzial der Muskelzelle Einfluss zu wirken und damit die Erregbarkeit zu modulieren (Spontankontraktionen werden seltener, daher der Einsatz bei Krampfneigung) spielt Magnesium auch am Herzen (insbesondere der Herzmuskelzelle und dem Erregungsleitungssystem) und auch dem zentralen Nervensystem, sprich vor allem unserem Gehirn eine große Rolle. So fällt gerne der Titel das »Salz der inneren Ruhe«, da ein guter Magnesiumspiegel im Blut und im Gewebe des zentralen Nervensystems eben auch übererregbare Nervenzellen stabilisiert und damit für eine Art »Beruhigung« von Nerven sorgen kann.

Einen nicht optimalen Magnesiumspiegel zu haben, ist fast schon grob fahrlässig, da es recht simpel und einfach zu supplementieren ist. Auch als intravenöse Maßnahme ist es in den Händen des erfahrenen Anwenders ein großartiges Mittel zur Sättigung des Haushalts und zum Auffüllen der Depots. Magnesium wirkt sich auch positiv auf den Blutdruck (senkend) aus, erweitert die Bronchien und stabilisiert ein rasendes Herz (Einsatz auch bei Herzrhythmusstörungen).

Klare Empfehlung: Jeder Mensch, der Stress hat, verspürt oder antizipiert, kommt an Magnesium nicht vorbei. Dabei sollte auf eine effektive Zufuhr in Form von magnesiumhaltigen Lebensmitteln geachtet werden (Brokkoli, Nüsse, Kürbiskerne, Haferflocken, Vollwertreis, Bananen, Erdnüsse). Dennoch macht auch eine gezielte Magnesium-Einnahme Sinn, insbesondere wenn man Gründe für einen erhöhten Umsatz und Verlust mitbringt (Sport, Stress, viel Schwitzen). Auch hier gilt: Wer misst, hat recht. Eine Magnesium-Vollblut-Analyse kann dazu beitragen, den Speicher abzuschätzen und dann gezielt zu ergänzen.

Die biologisch wertvollsten Formen mit hoher Bioverfügbarkeit (also dem, was letztlich im Blut ankommt) sind Magnesium-Aspartat, Magnesium-Threonat oder Magnesium-Bisglycinat, also an Aminosäuren gekoppelte Magnesiumsalze.

600 bis 1000 Milligramm Magnesium/Tag sind zu empfehlen, wobei die individuelle Verträglichkeit, vor allem die des Magen-Darm-Traktes, berücksichtigt werden sollte. Ein Zuviel an Magnesium kann leicht zu Durchfall führen, sodass du hier schauen musst, wie viel und welches Präparat du gut verträgst. In der Praxis setze ich regelmäßig auch Magnesium-Infusionen bei Patienten ein, die entleerte Speicher haben und mithilfe der (recht günstigen) intravenösen Gabe auch den sofortigen Effekt von Magnesium spüren möchten (angenehmes Wärmegefühl,

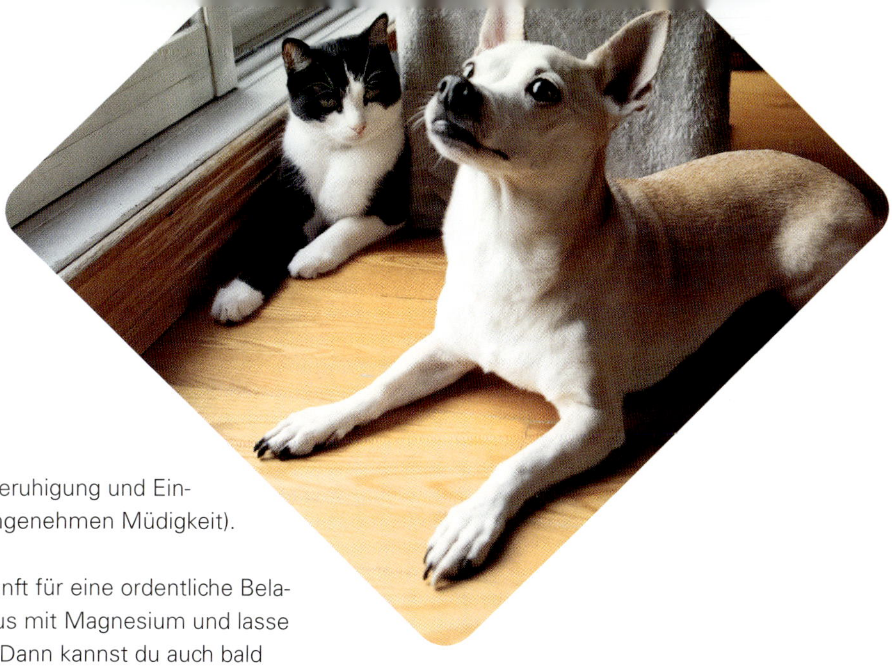

Muskelentspannung, Beruhigung und Einsetzen einer leichten angenehmen Müdigkeit).

Sorge also bitte in Zukunft für eine ordentliche Beladung deines Organismus mit Magnesium und lasse es im Zweifel messen. Dann kannst du auch bald sagen: Ich mag Nesium, und es liebt mich zurück.

NUMMER
039

Wenn du noch keines hast, besorg dir ein Haustier: Egal, ob Hund, Katze oder Alpaka, Haustiere haben eine nachgewiesen stressreduzierende Wirkung auf den Menschen

Okay. Die Feuerwachen-Ziege, die Polizeihühner oder das Notaufnahme-Schwein gibt es noch nicht. Eigentlich schade, wäre das doch vermutlich eine wunderbare Möglichkeit der sofortigen Notfall-Tiertherapie bei manch einer nicht so lebensbedrohlichen Situation.

Mein Traum ist der Hühnerstall am Notarzt-Standort, aus dem nach dem Checken der Medikamente und des Materials erst einmal frische Freiland-Eier aus dem Stall geholt werden. Ich arbeite dran. Zumindest kenne ich die ein oder andere Wache, auf der sich regelmäßig Eichhörnchen, Eulen oder – auf der Nachbarsweide – Kühe blicken lassen.
Tiere haben auf uns Menschen fast immer eine positive Wirkung und erden uns, entspannen uns und können sogar eine antidepressive Wirkung haben. Wenn du noch keins hast: Ein oder mehrere Haustiere sind eine klare Empfehlung (wenn du dich optimal um sie kümmern kannst). Es ist unglaublich schön, nachdem man gerettet, geholfen, mitgefiebert, unterstützt, an seine Grenzen gegangen ist, nach dem Dienst nach Hause zu kommen und neben der bedingungslosen Liebe des Partners oder der Partnerin auch noch volle Aufmerksamkeit und ehrliche Liebe von einem oder mehreren Haustieren zu bekommen. Egal ob Hund, Katze, Esel (wie Arnold Schwarzenegger einen hat), Vögel, Fische oder Frettchen: Tiere können wahnsinnig ausgleichend und positiv auf dich einwirken. Wir können zwar nicht unmittelbar und in einer Sprache mit ihnen sprechen, aber dennoch verstehen sie uns meistens und fühlen unsere Gefühle. Das ist verrückt, aber gleichzeitig einmalig schön.

Für was du dich auch entscheidest, ein Haustier macht auch ein bisschen Arbeit, zwingt zu Bewegung und kostet Geld. Und genau dafür gehst du dann arbeiten.

Wie du dein Tier dann nennst, bleibt dir überlassen. Hier aber ein paar Inspirationen aus dem Rettungsdienst.

Hund: Defi, Riva-Rocci, Easy IO, Stiffschleck
Katze: Jono, Akrischnurr, C-Cat, Katerpresan
Papagei: Gilufliegmal, Kammerflatterer
Okay: Jetzt musst du aber selbst kreativ werden.
Dir wird schon etwas einfallen.

4.2 Stressreduktion im Alltag

NUMMER
040

Freue dich bewusst und aktiv über Verkehrsteilnehmer, die dir auf der Alarmfahrt oder dem Arbeitsweg den Weg frei machen und rege dich nicht über Menschen auf, die dir den Weg versperren

Auf der Alarmfahrt oder dem Weg zur Arbeit großartig und entspannt zu bleiben, kann ich dir nur wärmstens ans Herz legen. Ich erlebe häufig, dass wir auf einer fünfminütigen Fahrt drei- bis viermal in wirkliche beengende und nicht optimale Verkehrssituationen kommen und andere Verkehrsteilnehmer manchmal bis zuletzt keinen blassen Schimmer davon haben, dass wir heranbrausen. Ich kann das nur zu gut nachempfinden. Wenn man gemütlich vertieft in der Musik und am Feierabend an einer Kreuzung steht und dann von hinten ein Einsatzfahrzeug kommt, ist es manchmal gar nicht so einfach, das immer mitzubekommen.

Doch meistens funktioniert es ja wirklich gut mit der Rettungsgasse. Dennoch wird sich im Einsatzfahrzeug viel zu oft über die Verkehrsteilnehmer aufgeregt und teilweise, so erlebe ich es mit Kollegen /innen, gebremst, um noch einmal einen bösen Blick rüberzuwerfen. Was ändert das? Genau: nichts.

Ich habe mir angewöhnt, da einfach lässig sitzenzubleiben und mich immer freundlich zu bedanken, wenn es doch mal wieder besonders gut funktioniert. Wir wollen sicher ankommen. Und am besten auch nicht aggressiv, wütend und geladen. Wir können in jenem Moment, wenn ein älterer Herr erst sehr spät sieht, dass wir kommen, die Situation weder durch unsere Blicke noch durch unsere Wut im Cockpit ändern. Also: geschmeidig bleiben. Lächeln. Weiterfahren. Ich möchte schließlich gemütsentspannt und innerlich ruhend beim Patienten ankommen und meinen Job mit Bravour machen.
Und auch für einen ganz normalen Arbeitsweg gilt: Hier stellen sich die Weichen für einen stressfreien Tag. Spart euch die Energie und freut euch über die, die da mitmachen. Akzeptiert auch die, die etwas

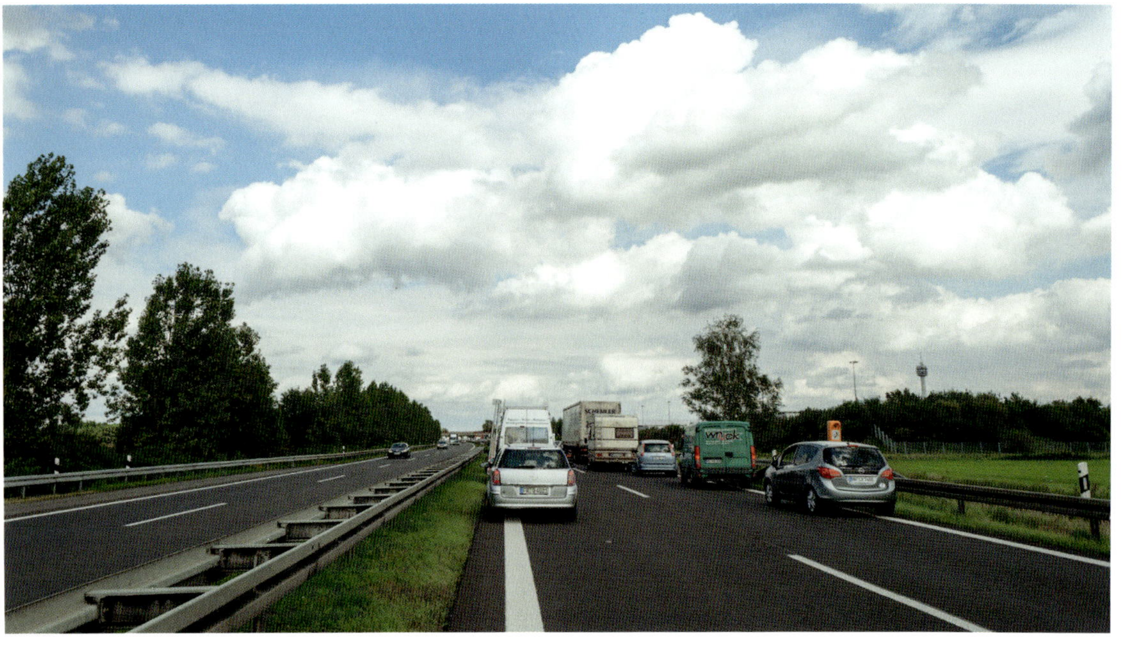

länger brauchen. Klar gibt es gefährliche Situationen, die man unter Umständen nachverfolgen muss, aber wenn es nur eben eine falsche oder zu hastige Reaktion war: Ruhe bewahren und die eigene Gesundheit vor dem Blutdruck schützen, der in die Höhe schnellt.

Es ist eine hochwirkungsvolle Maßnahme, die in der Summe viel unnötigen Stress im Alltag vermeiden kann. Außerdem kann sie auch maßgeblich für mehr Konzentration und Aufmerksamkeit während der weiteren Fahrt sorgen, das haben wir alle einmal in der Fahrschule gelernt, dass übermäßige emotionale Ausschläge, egal in welche Richtung, kein guter Begleiter sind.

Take it easy auf dem Asphalt, bevor es draußen und drinnen knallt.

NUMMER

[041]

Wenn es stressig wird, atme stets (noch einmal) lange und intensiv aus

Diesem Punkt möchte ich noch einmal besondere Aufmerksamkeit widmen. Denn die Atmung ist eine hochrelevante Körperfunktion, die nicht nur häufiger Anlass für Einsätze darstellt (Asthma, COPD, Aspiration, Lungenembolie, Herzinfarkt, Herzinsuffizienz, Pneumothorax, Pleuraerguss, Trauma, Sepsis, wow, wie viele es doch gibt?), sondern auch ganz maßgeblich unser Wohlbefinden beeinflusst. Luftnot und Missempfindungen beim Atmen sind sicherlich eines der schlimmsten Symptome, die man sich nur vorstellen kann. Und eine ruhige, kontrollierte Atmung verbessert meist das Wohlbefinden eines jeden Menschen.

Aber auch du als Nichtpatient/in kannst mit deiner eigenen Atmung so einiges anstellen. Denn die Atmung ist auch eine hochrelevante, leistungs-aber stressverknüpfte Körperfunktion. Wenn es hektisch zugeht, wir körperliche aktiv sind und uns allein schon das Einsatzstichwort (Kinderreanimation, Verkehrsunfall mit mehreren Verletzen, Gewaltdelikt, Körperverletzung) einen Schauer über den Körper jagt, dann ist die Atmung sicherlich die Körperfunktion, die zuallererst reagiert und sich nahezu immer beschleunigt und eher nicht verlangsamt.

Das ist gut so. Denn wir spüren dadurch nicht nur die verbesserte Ventilation mit der Chance zur vermehrten Sauerstoffaufnahme, nein, wir spüren auch emotional-mental, wie unsere Leistungsbereitschaft und unsere generelle Anspannung steigt. Deshalb ist es grundsätzlich auch gar nicht erforderlich, diese Körperfunktion einzuschränken oder zu drosseln. Dennoch kannst du mit einem einfachen Manöver einen sehr positiven Einfluss auf deinen Anspannungszustand nehmen.

Und zwar mit einer oder mehreren langen, konzentrierten und bewussten Ausatmung. Wir kennen das als Geste, wenn wir sagen:

»So. Stopp: Pffffffffffff (lange Ausatmung), jetzt schauen wir erst mal.«

Wenn du das bereits vor aufkommendem Stress oder für dich in einer fordernden Stresssituation machst, wirst du merken, wie du sofort etwas entschleunigst. Die Atmung hat hier mehr Einfluss, als wir glauben. Du wirst dir durch dieses Manöver immer auch etwas zusätzliche Zeit verschaffen, die manchmal einfach notwendig ist, um Fakten zu Entscheidungen umzuwandeln. Und das ist gerade immer dann enorm wichtig, wenn ein Szenario viel Unruhe mit sich bringt. Sei es im Einsatz, vor einer wichtigen Präsentation oder in einer hitzigen Debatte. Lärm, viele Teammitglieder, die alle durcheinanderreden, ein kritischer Notfall, Angehörige, räumliche Barrieren: Siehe die lange Ausatmung als immer greifbare »Waffe« gegen überbordenden Stress an. Ein bewusstes Konzentrieren auf die Atmung und insbesondere die Ausatmung kann auch wunderbar Herzfrequenz, Blutdruck und Muskelspannung absenken. Es funktioniert und überträgt sich auch rasch auf andere Teammitglieder. Ach: Auch auf Patienten/Opfer/Täter kann eine lange bewusste Ausatmung ein klares Gefühl von Kontrolle und Situationsbeherrschung ausstrahlen.

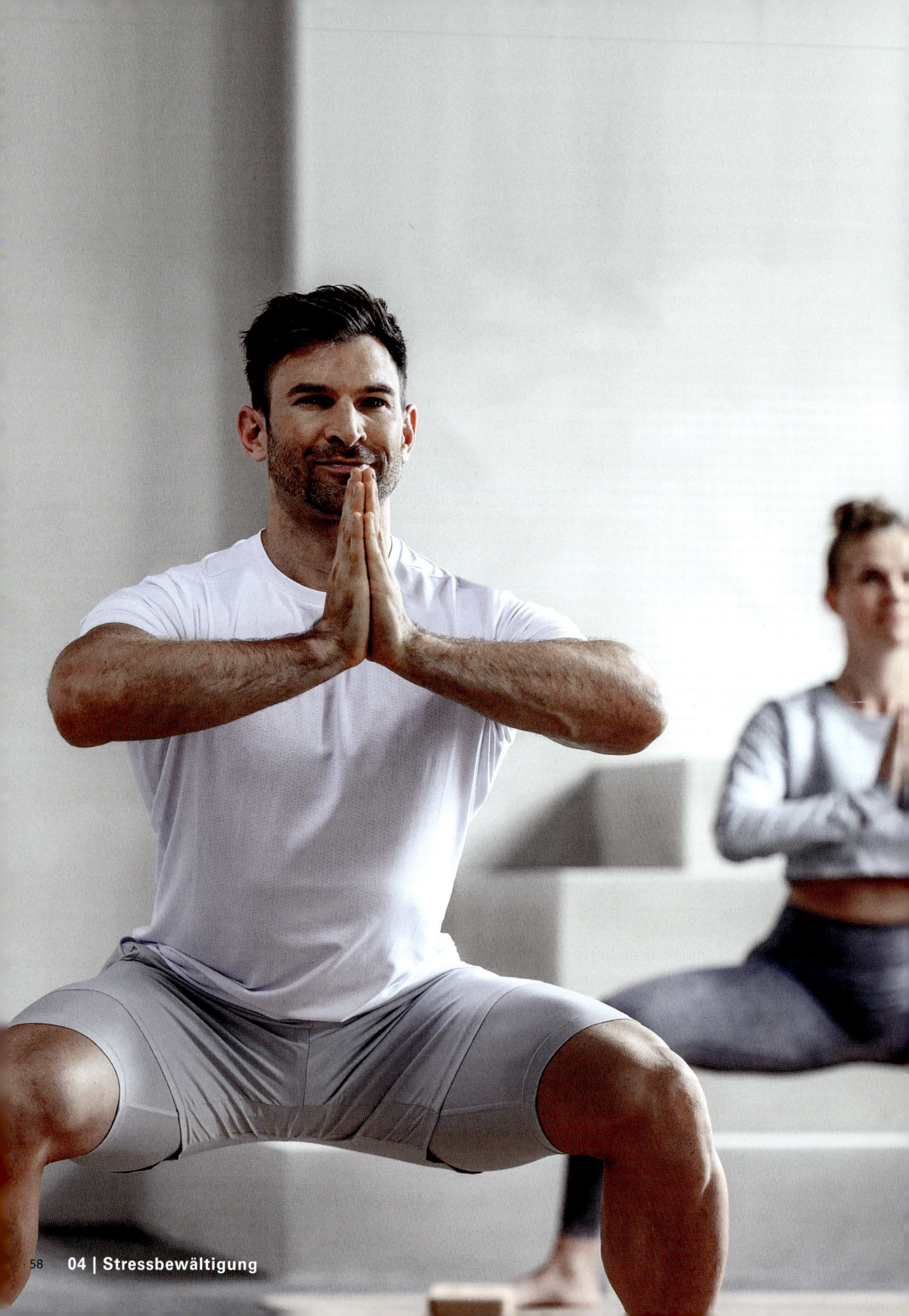

Eigne dir idealerweise eine Ausatmungsritual an, welches sofort aktiviert und abgerufen wird, wenn du dich in einer stressigen Situation befindest. Wenn du jetzt auch noch frischen Atem mit dir führst, dann kann nichts mehr schiefgehen!

4.3 Stress clever nutzen

NUMMER
042

Mache und erlerne autogenes Training (AT), wenn der Stress dich überrennt – und am besten lange vor dem Stress

Autogenes Training hat weder etwas mit deinem Auto noch deinen Genen zu tun. Obwohl du es auch im Auto machen kannst und es bestimmt doch ein Genom positiv beeinflusst. Dennoch ist es ein mental nahrhaftes Verfahren, akutem und chronischem Stress »Herr zu werden«.

Das Verfahren nutzt Strategien der Autosuggestion, also der bewussten Vorstellung entspannender Zustände, Bilder, Gefühle und Körperwahrnehmungen. Ich kann dir das autogene Training selbstverständlich nicht mal eben hier in diesem Buch beibringen, aber dennoch solltest du vor allem wissen, dass es diese wirklich effektive Methode gibt, um dich zu entspannen. Das autogene Training ist ein echtes anerkanntes Verfahren aus der Psychotherapie und kann ärztlich, psychologisch oder durch ausgebildete Trainer vermittelt werden. Das AT führt dabei vor allem zur vegetativen und auch muskulären Entspannung. Dies bedeutet, dass wir durch die Nutzung Einfluss auf vor allem unseren Parasympathikus ausüben können, der ja bekanntermaßen Erholungs- und Entspannungszustände steuert, während der Sympathikus als Aktivator der körperlichen Funktionen gedämpft wird.

Das AT zu erlernen, dauert sicherlich einige Zeit (Wochen bis Monate), kann aber, wenn es regelmäßig praktiziert wird, dazu beitragen, die Herzfrequenz, die Atmung, den Blutdruck, die Schweißproduktion und einige weitere Körperfunktion zu drosseln, während gleichzeitig der Muskeltonus sinkt. Da gerade negativ behafteter Stress (Distress) mit einer überwiegenden Anspannung und Tonisierung der Muskeln und generell der abwehrenden/aktivierenden Körperfunktionen einhergeht, eignet sich das AT eben besonders zum Einsatz in Phasen des übermäßigen Dis-Stresses.

Wirklich positiv ist, dass bereits einige Minuten (3 bis 7 Minuten) reichen, um dem Alltag kurz zu entfliehen und die Systeme innerlich und auch äußerlich herunterzufahren. Gerade nach fordernden Einsätzen, intensiven Telefonaten, Besprechungen oder einer hohen Terminlast lohnt sich der Einsatz ganz besonders, um uns kurz in einen entspannenden Zustand zu versetzen. Insbesondere einem muskulären Dauerspannungszustand mit Schmerzen, Fehlhaltung und unter Umständen Chronifizierung wird dadurch hervorragend vorgebeugt.

Eine der einfachsten Übungen für Einsteiger ist das bewusste Aufsuchen einer entspannten Körperposition und die Autosuggestion von Wärme in bestimmten Körperteilen. Unter Umständen wirst du dadurch bereits sofort Veränderungen auf Atmung, Herzschlag, Sinnesorgane oder generell innere Organe wahrnehmen. Für den Anfang reichen 3 bis 5 Minuten aus.

Wenn du das autogene Training effektiv und langfristig erlernen möchtest, habe ich einige Adressen für dich zusammengestellt, bei denen du Informationen zu Gruppenformaten oder auch dem Eigenstudium des AT findest. Ich kann dir das Erlernen nur wärmstens empfehlen und ob du einen Kurs besucht, mithilfe eines Onlinekurses oder via App lernst, bleibt dir selbst überlassen.

So. Genug der warmen Worte. Nimm dir jetzt einmal 3 Minuten und stelle dir mit geschlossenen Augen ein Wärmegefühl vor, das durch deinen gesamten Körper strömt.

KAPITEL 5
ZEITMANAGEMENT

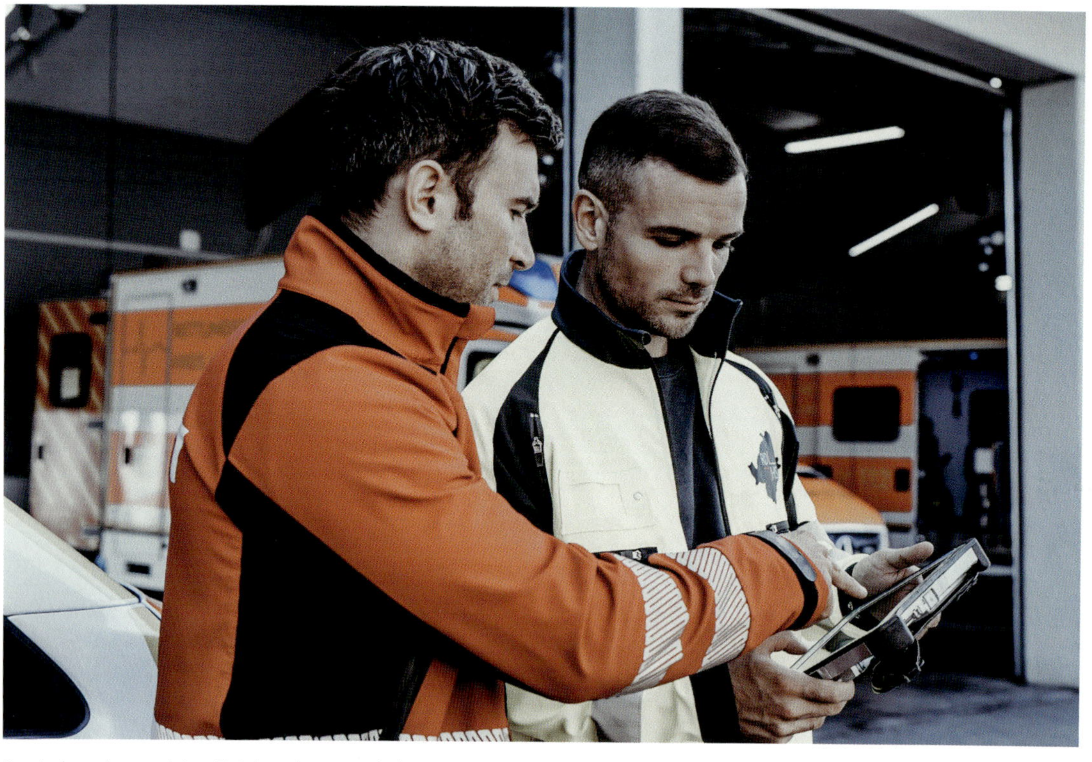

Damit du mehr von deiner Zeit hast, lerne sie dir bewusst zu nehmen und dir ein Gefühl zu verschaffen, mehr davon zu haben.

05

Zeit: Davon haben wir alle exakt die gleichviel zur Verfügung. Wir alle leben in Sekunden, Minuten, Stunden, Wochen, Monaten, Jahren, sogar Jahrzehnten. Doch das typische subjektive Empfinden heutzutage ist, es, keine Zeit zu haben und den Dingen hinterherzurennen, die wir eigentlich machen möchten. Dabei ist das alles Entscheidende die Zeit, die wir haben, effektiv zu nutzen, bewusst wahrzunehmen und sie mit dem zu füllen, was uns glücklich und zufrieden macht. Das Schlimmste, was passieren kann, ist, dass du eines Tages einmal sagen musst: »Hätte ich doch mal.«

Ich werde auch oft gefragt, ob mein Tag 48 Stunden hat, wie ich das alles schaffe würde. Dabei ist das alles eine Frage des eigenen Zeitmanagements. Und das bedeutet nicht, alles in einen Tag hineinzuquetschen, koste es, was es wolle, sondern es geht darum, Prioritäten zu setzen und Momente, Gelegenheiten und Chancen zu nutzen. Werde ein Opportunist: Jemand, der durch kluges Vorausschauen die Zeit beim Schopf packt und: einfach macht.

Leg los. Tick, tack, tu es.

5.1 Kluger Umgang mit Zeit

NUMMER

[043]

Nutze die 1%-Methode für kontinuierliche Ergebnisse, egal ob bei körperlicher, geistiger oder persönlicher Entwicklung

Das Buch *Die 1%-Methode* von James Clear hat mich nachhaltig beeindruckt. Dahinter steckt im Grunde die simple Erkenntnis, dass eine tägliche minimale Investition schon nach einem Jahr großes Potenzial hat, Veränderungen, Fortschritt und Entwicklungen zu bewirken. Ganz einfach lässt sich das am Sparen veranschaulichen: Wenn du jeden Tag einen einzigen Euro in eine Spardose wirfst, hast du am Ende eines Jahres satte 365 Euro auf der hohen Kante.

So ähnlich verhält es sich mit Fähigkeiten, Kompetenzen und insbesondere auch Gewohnheiten. Wenn du jeden Tag nur 1 % in eine Veränderung investierst, wirst du am Ende des Jahres mindestens 36,5 % besser sein als zu Beginn. Egal, in welchem Bereich: Wenn du täglich etwas tust, dies aber mit einer ausgeprägten Regelmäßigkeit und Konsequenz, dann wirst du nach einem Jahr viel weiter sein, als es dir am einzelnen Tage erscheint.

Du willst 10 Klimmzüge schaffen, schaffst aktuell aber keinen einzigen? Dann bedeutet das für dich: Du hängst dich jeden Tag kurz an die Stange, um es zu versuchen. Wenn es gut läuft, wirst du jeden Tag einen Bruchteil stärker und sogar höher kommen, bis vielleicht nach ein paar Wochen oder Monaten und am Ende des Jahres der vollständige Klimmzug oder eben sogar die 10 Klimmzüge von dir gepackt werden.

Der Trick liegt darin, dass sich dieser tägliche kleine Aufwand so gut wie nicht anstrengend oder ermüdend anfühlt. Trotzdem führen genau diese kleinen Modifikationen zu einer dramatischen Veränderung deiner Gewohnheiten und Fertigkeiten. Unser Gehirn ist mit diesen Häppchen exzellent in der Lage, sich neuroplastisch anzupassen und an den Aufgaben zu wachsen, ohne eine Überforderung oder Unlust zu verspüren. Beim Thema Gewohnheitsbildung wirst du noch einmal lernen und verstehen, wie du es schaffst, gute Gewohnheiten zu etablieren und von schlechten Abstand zu nehmen.

Suche dir etwas, bei dem die 1%-Methode wirklich gut funktioniert: Das können sportliche Ziele sein oder auch die Beendigung des Rauchens kannst du so durchaus mit Erfolg erledigen. Auch nur einen einzigen Tipp aus diesem Buch zu lesen entspricht der 1%-Methode, und wenn du dich täglich einer kleinen Dosis aussetzt, hast du nach einem Jahr schon viel verinnerlicht.

5.2 Erfolgreich Priorisieren

NUMMER
044

Lerne, Prioritäten zu setzen.

Erstaunlich. Priorisieren ist vermutlich eine der unterschätztesten Fertigkeiten, die wir in der Notfall- und Akutmedizin haben. Wir machen es ständig und immer, wenn es um zeitkritische Patienten und Patientinnen geht. Doch der Transfer ins Privatleben fällt dann doch schwer, und oft heißt es dann: Für Sport, Bewegung und Vorsorge habe ich keine Zeit. Während wir im Einsatzgeschehen intuitiv priorisieren, nämlich was und welche Werte sind kritisch, was kann und muss ich sofort behandeln, lieber Transport oder »stay and play«, kommen wir nach Hause und schieben viele Gründe vor, warum es jetzt mit dem Sport wieder nicht funktioniert.
Dabei ist Priorisieren ein wunderbares Mittel, um sich Zeit zu verschaffen. Keine Zeit heißt doch fast immer: keine Priorität. Wenn ich mit Bekannten, Freunden oder Kollegen spreche, die sich schwer mit dem täglichen Sport tun, dann höre ich oft den Satz: »Mir fehlt einfach die Zeit.« Wenn ich dann aber nachfrage, wofür die Zeit aufgewendet wird, stellt sich heraus: Meist spielen echte Zeitfresser eine Rolle, die die Personen gar nicht als solche erkennen: fernsehen, im Stau stehen, Zeit am Handy – die Liste ist endlos.

Wer lernt, Prioritäten zu setzen, der wird es sowohl in kritischen Berufen als auch im Privaten leichter haben, seine Ziele zu erreichen. Der Transfer ist im Grunde auch gänzlich einfach: Es hilft enorm, die Prioritäten klar zu formulieren und auch zu verschriftlichen: Wer klar und deutlich formuliert, dass er unmittelbar nach dem Job zuallererst zum Sport geht und diese Priorität noch mit Offensichtlichkeit und Simplizität paart, der hat gewonnen. Soll heißen: gepackte Sporttasche, geblockter Zeit-Slot, kurze Wege und sofortige Umsetzung sorgen für die Entstehung von Priorität. Wenn ich zum Beispiel Feierabend habe, begebe ich mich stets sofort und unmittelbar ins Fitnessstudio oder schlüpfe in die Laufschuhe. Da muss schon etwas passieren, damit das nicht passiert.

Prioritäten zu setzen bedeutet am Ende des Tages auch, mehr Zeit zu haben. Denn die wichtigen Dinge sind erledigt und hängen nicht in deine mentalen »To-do-Liste« fest, die irgendwann unangenehm lang und unbewältigbar wird.

Mach es wie in der Notfallmedizin: »Treat first what kills first«: Ganz nach dem A-B-C-D-E-Schema Binde Zeitfressern die Blutzufuhr ab!
A: Antizipiere deine sofortige Umsetzung!
B: Beginne unmittelbar mit der Tätigkeit!
C: Checke, dass dich nichts ablenkt!
D: Durchziehen. Um jeden Preis!
E: Erfolg und Ergebnis deiner Priorisierung wahrnehmen!

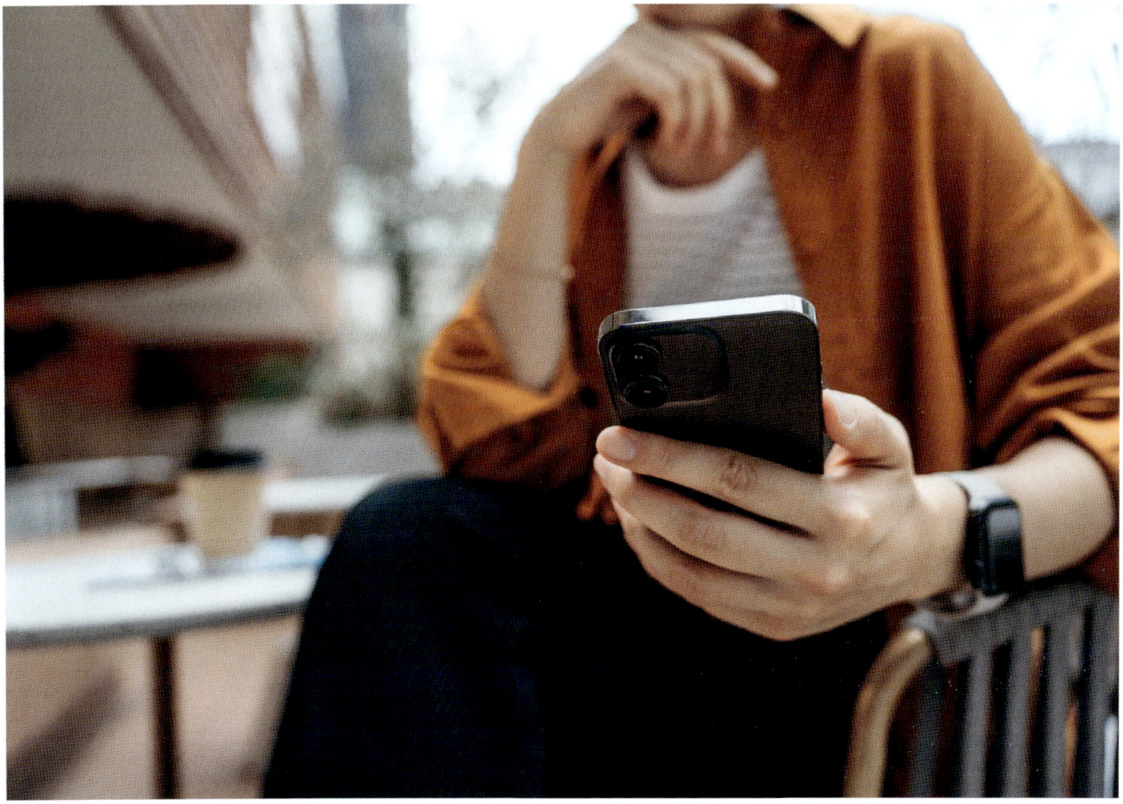

Prioritäten zu setzen, braucht Erfahrung und geht nicht von heute auf morgen. Aber je häufiger du das im Job machst, desto öfter wirst du den Transfer in andere Teilbereiche deines Lebens schaffen.

5.3 Hacks für Zeitgewinn im Alltag

NUMMER
[045]

Installiere App- und Handy-Zeitlimits, um dir mehr Zeit zu schenken

Na? Wie hoch ist deine durchschnittliche Zeit am Mobiltelefon, Tablet oder Handy? Vermutlich so hoch, dass du dich manchmal fragst: Wo ist nur die Zeit geblieben?
Es ist unglaublich, aber 4–6 Stunden am digitalen Gerät sind für manche Menschen keine Ausnahme und Seltenheit. Meistens, so stellt man da rasch fest, waren es auch keine sinnvoll genutzten Minuten und Stunden, sondern eher ein Konsumieren von Nachrichten oder sozialen Medien und Kommunikationsplattformen.

Grundsätzlich ist das auch vollkommen okay und trägt auch durchaus zur sozialen Zufriedenheit bei, aber ich kann dir nur wärmstens empfehlen, ein Limit für gewisse Anwendungen auf deinem Mobiltelefon zu installieren, sodass du zum Beispiel nach 60 Minuten Nutzung der sozialen Medien Zeit Benachrichtigung bekommst und sich eine automatische Sperre einschaltet. Du wirst definitiv Zeit gewinnen und darüber nachdenken, doch etwas anderes in der zur Verfügung stehenden Zeit zu erledigen: Training, Entspannung, Fortbildung oder gute Gespräche mit Kollegen/innen sind hier ein wichtiges Stichwort.

KAPITEL 6

ENTSPANNUNG, REGENERATION UND SCHLAF-HYGIENE

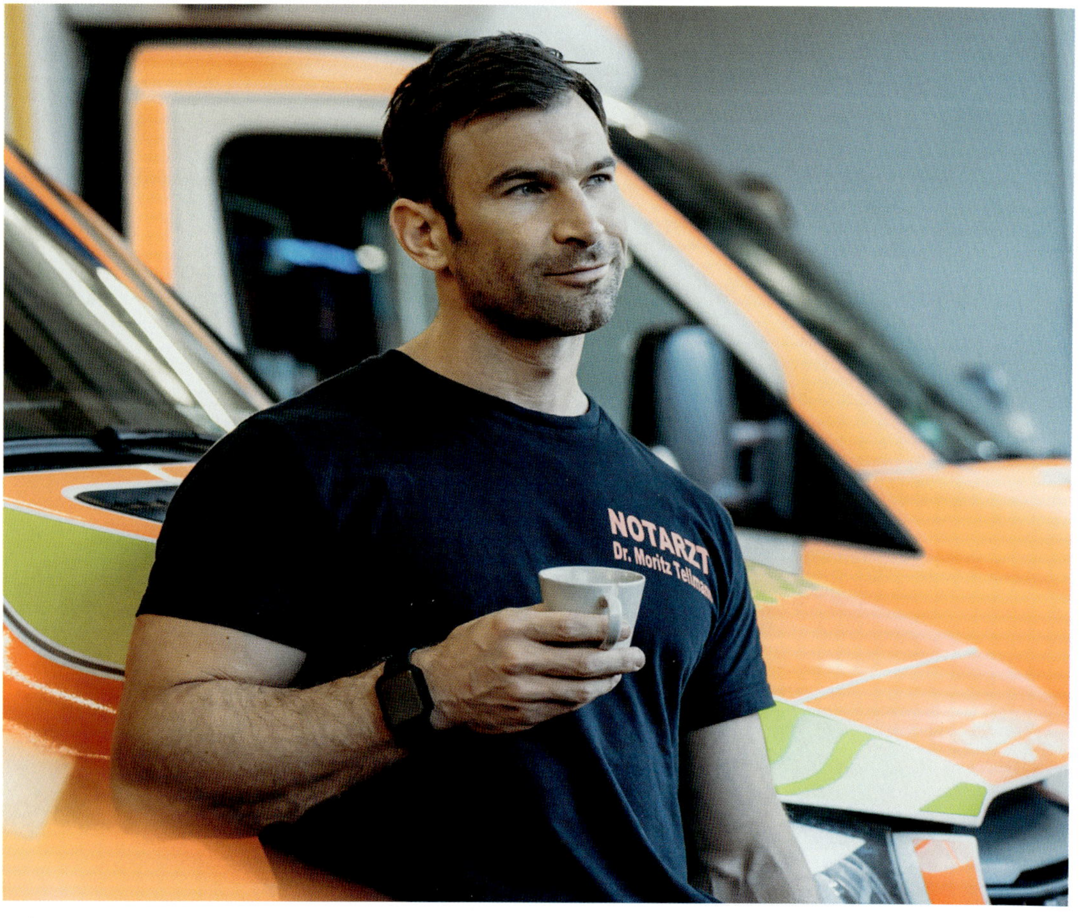

Auf Anspannung sollte Entspannung folgen – aber auch das will gelernt sein.

06

Ein spannendes Leben braucht, richtig: Entspannung. Erholung und Regeneration. Alle unsere biologischen Systeme sind darauf ausgelegt, in einem ständigen Wechsel aus Anspannung, Leistung und Entspannung, Erholung zu funktionieren. Nur wenn das Gleichgewicht stimmt, werden wir balanciert leben und dauerhaft Energie haben, die Dinge zu tun, die wir lieben. Egal ob im Job oder beim Hobby, ob familiär oder beim Sport. Wer weiß, wie er gut und nachhaltig regeneriert, wird seine Tanks immer wieder aufladen, ohne Raubbau an seiner Gesundheit zu betreiben.

Und natürlich: Erholung tut auch einfach gut. Das Pendant zum Stress, der dich unter Spannung setzt, ist die Erholung, bei der du direkt verspürst, wie deine Muskeln entspannen. Und so trivial es klingt, sich optimal zu erholen ist kein Kinderspiel: Es muss geübt und korrekt praktiziert werden und darf, wer hätte es gedacht, nicht in Stress ausarten.

Auf geht's, und mach es wie die Generation Z: Chill mal.

6.1 Die besten Entspannungstechniken

NUMMER
[046]

Hast du Verspannungen, so löse diese sofort mit Muskel-Entspannungstechniken

Muskelverspannungen. Erst einmal medizinisch nichts Gefährliches. Bei einigen Menschen aber Ursache von akuten und chronischen Schmerzen. Auch ein echt häufiger Grund für einen Arztbesuch, das weiß ich bestens aus der Praxis. Viele Patienten möchten dann die schnelle Spritze, eine kurze Einrenkung, Schmerzmittel, ein Tape und natürlich eine Arbeitsunfähigkeitsbescheinigung. Von mir bekommen sie dann: Aufklärung, ein langes Gespräch, manchmal eine Magnesiuminfusion und meistens ein paar Übungen zur Entspannung mit an die Hand.

Kurzer Exkurs »Muskelverspannungen«.
Ist ein Muskel oder sind Muskelgruppen angespannt, ist das ja erst einmal etwas Gutes. Ein Muskel soll anspannen, damit er seine Arbeit (Verkürzung/Kontraktion) verrichten kann. Aber logisch, das weißt du bereits: Die Entspannung danach ist das Geheimnis des optimal gepflegten Muskels.
Fakt ist: Ein dauerhaft angespannter Muskel wird schmerzen. Unweigerlich. Durch die Verkürzung und die damit verbundene Querschnittsvergrößerung drückt er unweigerlich auf die kleinsten Blutgefäße, die ihn durchziehen und mit Sauerstoff versorgen. Diese braucht er zur Erzeugung von ATP (Adenosintriphosphat)), und welch

Wunder. Dieses wiederum ist notwendig, um den Muskel erschlaffen zu lassen. Es häufen sich dann Metabolite des anaeroben (sauerstofffreien) Stoffwechsels im Muskel an, die unmittelbar Nervenendigungen reizen (Schmerzen!), und der Muskel selbst drückt mechanisch auf diese Nervenendigungen. Was dann als leichtes Ziehen und Zwicken beginnt, setzt sich unter Umständen über Tage, Wochen, sogar Monate fort und führt zu chronischer Fehlhaltung (denn Schmerz ist erst einmal ein Alarmsignal). Andere Muskeln überkompensieren die dauerhaft angespannte, überlastete Muskulatur. Typischerweise betroffen ist die tiefe Nacken-, Kopf- und Halsmuskulatur sowie die das Schulterblatt bewegende Muskulatur.

Muskelverspannungen sind oft unseren Alltagshaltungen geschuldet, in denen wir sehr lange verharren. Dann muss es eben die Schmerztablette kurzfristig regeln. Wir müssen schließlich weiter funktionieren. Höchste Zeit, den Teufelskreis zu unterbrechen und, noch besser, gar nicht erst entstehen zu lassen. Dann muss weder der Orthopäde mit der Spritze ran noch musst du dir einen Chiropraktiker suchen, der dich im Halswirbelsäulenbereich wieder begradigt, obwohl du es zuvor selbst hättest beheben können.

Deshalb hier die effektivsten Tipps, um Muskelverspannungen vorzubeugen und im Akutfall zu beheben:

1. Regelmäßiges Krafttraining und Mobilitätstraining für den Kopf, die Hals-Wirbelsäule und weitere Muskeln, die gerne unter Verspannungen leiden, ist Pflicht (2–3-mal/Woche)
2. Alltags- und Arbeitsergonomie optimieren: Lange Bildschirmzeiten, dauernde statische Sitzpositionen, ein nicht optimal eingestellter Schreibtisch, Lenkrad oder Arbeitshöhen befeuern eine Daueranspannung. Unter Umständen hier mit einem Arbeitsmediziner oder in Arbeitsergonomie bewandertem Kollegen Anpassungen vornehmen.
3. Regelmäßige Entspannungspausen sind für unser Hirn genauso wichtig wie für die Muskeln: Meine Empfehlung: mindestens 3-mal täglich bewusste Entspannung der Muskeln (Kopf, Nacken, Schultergürtel) für 3–5 Minuten herstellen. Hier lohnt sich wieder das autogene Training, aber auch bewusstes Ausatmen und Visualisieren von Entspannung können hier prophylaktisch wirken: »Ich atme aus und lasse meine Schultern bewusst fallen.« »Auf den Rücken legen und die Schwerkraft bewusst verstärken durch bewusstes Lockerlassen der Muskeln.« »Ich spanne die Muskeln ganz bewusst intensiv an, um sie danach komplett zu entspannen.«

Akutbehandlung von Muskelverspannung:

1. Sofortiges Entgegenwirken mittels Ausatmungstechniken. Eine Kopplung von Atemrezeptoren und Skelettmuskulatur sorgt dafür, dass wir eine deutliche Muskeltonussenkung erfahren, wenn wir bewusst und lange ausatmen (übrigens auch ein typischer Grund für die Verspannungen, eher in der Einatmung zu verharren, als die Ausatmung zu betonen). Bereits 4–5 10-sekündige Ausatemmanöver können sofort den Muskeltonus senken.
2. Hochdosiertes Magnesium einnehmen. Magnesium ist ein wahrer Muskelentspanner. Super effektiv intravenös. Damit du dir aber nicht selbst eine Kanüle legen musst: Nimm im Akutfall 600–1000 mg Magnesium (am besten als Aspartat-, Threonat-, oder Bisglycinat) ein.
3. Eine kurze Massage kann einen Muskel auch entspannen, jedoch nur als Teil eines endogenen (also selbst verursachten) Entspannungskonzepts. Eine gute Alternative sind Massagepistolen, mit deren sich gewisse Muskelstrukturen auch gut selbst erreichen lassen. Mithilfe verschiedener Aufsätze und Bewegungsprogrammen kannst du auch wirklich verspannte Regionen wie die Nacken-, Hals- und Kopfregion gut erreichen. Warum nicht eine solche Pistole für die Dienstmannschaft anschaffen, sodass jeder im Ernstfall darauf zurückgreifen kann? Mittlerweile sind diese Geräte für 100–200 Euro zu haben und können einen wirklich guten Dienst leisten.

4. Mein Geheimtipp ist ein 5-Minuten-Kettlebell-Training mit dem Fokus auf Kettlebell-Swings mit einer nicht allzu schweren Kettlebell (12–16 kg). Durch die rasch verbesserte Durchblutung und den leichten Zug des fliegenden Gewichts auf Muskeln, Bänder und Sehnen werden die schmerzverursachenden Metaboliten abtransportiert und gleichzeitig eine Überlastung eines einzelnen Muskels vermieden, da sich die Last bei korrekter Ausführung auf mehrere Muskeln verteilt.

Wenn diese Maßnahmen nicht helfen, solltest du eine etwas längere Arbeitsunterbrechung an der frischen Luft absolvieren (mindestens 30–60 Minuten) und im Gehen den Kopf und die Schultern kreisen lassen. Wichtig: Dabei bitte keine Telefonate oder kognitive Leistungen mit potenzieller »Anspannung und Stresslast« erledigen.

NUMMER
047

Suche dir kurze ruhige Momente, die du nur für dich hast (»Me-Time«)

Für die eigene Psychohygiene ein entscheidender Punkt. Während du bereits erfahren hast, dass der Austausch mit den Kollegen einen hohen Stellenwert in der Verarbeitung von kritischen Einsätzen oder intensiven, anstrengenden Erlebnissen hat und zur Traumabewältigung genutzt werden sollte, so sind auch kleine Auszeiten von Bedeutung.

Diese Momente können in einem ordentlich arbeitsgefüllten Dienst schon mal knapp werden. Zumal ich einen Beruf habe, der nun mal mit Menschen in jeder Form zu tun hat. Mal sind es kranke

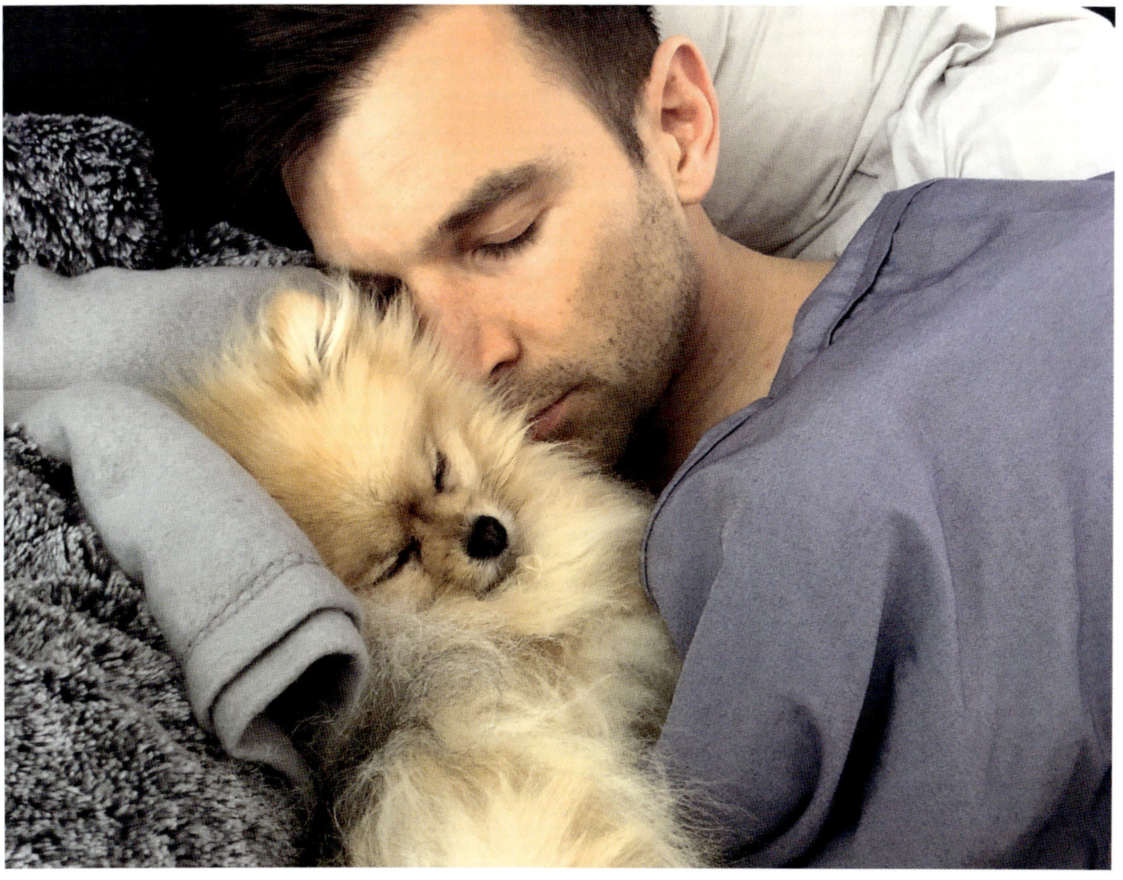

Menschen, mal hysterische, gelegentlich auch aggressive und nicht wohlwollende. Dazu ein Dauerkontakt mit den Kollegen. Manche gesprächig, einige wiederum sehr gesprächig.

Aus ärztlicher Sicht kenne ich es nur zu gut, dass Kollegen und/oder Kolleginnen »kurz mal« einen Rat brauchen. Der kurze Rat artet dann aus in einer Demonstration von 20 MRT-Bildern, acht Seiten Laborwerten und Krankenberichten von Verwandten, die in kleinster Auflösung auf dem Mobiltelefon präsentiert werden. Grundsätzlich ist das schon vollkommen in Ordnung, es ist eben der bekannte kurze Dienstweg. Dennoch sind kleine »einsame Zeitinseln« und Auszeiten essenziell für die eigene Erholung. Einmal in Ruhe etwas lesen, die nun gelernten Entspannungsübungen anwenden oder einfach einen kurzen »Power Nap« machen. Das Zusammensein mit Menschen kann Energie kosten. Durchaus auch rauben, um dem ein wenig Nachdruck zu geben. Es ist mehr als gerechtfertigt und richtig, sich da herauszuziehen und seine Ruhe zu haben.

Du musst dir nicht jede Geschichte anhören, die dich wahrlich nicht interessiert. Wenn du es nicht direkt kommunizieren möchtest, nutze diese drei Tipps, um den Rückzug anzutreten:

1. Du musst ein dringendes Telefonat führen.

2. Du musst noch eine Präsentation für einen äußerst wichtigen Vortrag vorbereiten.

3. Du musst deine »spirituelle Kurzreise zu deinem inneren balancierten Ich antreten, um aus endogener Schöpfung neue Energie zu erzeugen«.

Okay, der dritte Tipp ist für Vollprofis, die dies so schnell mitteilen, dass gar nicht mehr hinterfragt wird, wo sie nun hingehen und was genau sie machen.

6.2 Perfekt und genussvoll erholen

NUMMER
048

Höre deine motivierende Lieblingsmusik auf dem Rückweg vom Einsatz oder vor einem wichtigen Termin

Bei mir ist es eben DJ Bobo. Jeder hat seine Vorlieben. Nein, nach einem tragischen Einsatz, unter Umständen mit Todesfolge, ist mir auch nicht danach, meine Lieblingsmusik zu hören, aber dennoch ist es eine gute Möglichkeit, kurzzeitig Stress abzubauen und auch einfach ein paar »Feel Good«-Momente in den Tag zu platzieren.

Ihr müsst ja nicht direkt aus dem offenen Fahrzeug die Party-Mannschaft darstellen, die immer gut drauf ist. Auf der Landstraße außerorts ohne Beobachtung ist das schon okay, innerstädtisch: eher Vorsicht. Sonst heißt es nachher: »Da feiern unsere Steuergelder durch die Stadt.«

Bitte die Lautstärke auch immer an die Verkehrssituation anpassen und aufmerksam an der Beobachtung des Straßenverkehrs teilnehmen. Auf einer Einsatzfahrt mit Alarm, Martinshorn und Sirene verbietet sich das selbstverständlich, damit ihr ungeteilte Aufmerksamkeit auf die Straße lenken könnt. Ihr wisst nicht, ob nicht aus einer Einmündung ein anderes feierwütiges Fahrzeug gerade ungebremst in die Kreuzung einfährt.

Ich erinnere mich aber gerne an Tage mit Kollegen, die den gleichen Musikgeschmack wie ich hatten. Dann ist trotz Stress, vielen Einsätzen und manchen Herausforderungen trotzdem ein ordentliches Sümmchen an schönen und zusammenschweißenden Momenten zustande gekommen. Und das ist sicher keine Schande. Als kleiner Nebeneffekt sorgt gute (Lieblings-) Musik auch dafür, dass Gelerntes und Erlebtes (Erfolg oder Herausforderung) unter Umständen deutlich leichter ins Gedächtnis gelangt. Ob es nun EDM, Jazz oder klassische Musik ist

– deine, eure Wahl. Vielleicht muss es nicht gleich Beethovens »Schicksals-Symphonie« sein.
Meine 5 Top-Hits für gute Laune und Energie auf der Heim-/Rückfahrt:

Everybody – *DJ Bobo*
Coco Jamboo – *Mr. President*
Bailando – *Loona*
What is love – *Haddaway*
No Limit – *2 Unlimited*

NUMMER **049**

Wenn du eine Dusche nimmst: Mach es kurz, knackig und kalt

Herrlich, diese Dusche im Dienst nach einem harten, fordernden Einsatz! Auch wenn das oberste Ziel die körperliche Reinheit und die Entfernung von Schmutz, Schweiß und möglicherweise auch Körperflüssigkeiten ist, lässt sich eine Dusche auch effektiv gesundheitlich nutzen.

Das Kaltduschen ist das Mittel der Wahl. Der Kälte werden bekanntermaßen eine Menge vorteilhafter Wirkungen zugesprochen, die von der Aktivierung des Wärmestoffwechsels über ein Training der Gefäße und des Herz-Kreislaufsystems bis hin zu Effekten auf die Schilddrüse und natürlich auch die Psyche reichen. Auch unser Immunsystem kann davon profitieren. Kalt duschen härtet eben ab.

Wenn du eher der Typ Warmduscher bist, dann taste dich langsam an das Kaltduschen heran. Zu Beginn kann das eher unangenehm sein und eine kleine »Folter«. Aber auch hier macht Training den Meister. 2–5 Minuten täglich können bereits sehr positive Effekte auf deinen Organismus haben und sind so kurz, dass du eine Menge Wasser sparst, denn auch das ist ein Vorteil des kalten Duschens: Es kommt nicht auf die Länge an. Kurz, knackig, kalt. Das sind die 3 Ks unter der Brause.

Danach bist du hellwach, merkst wie dein Körper versucht, gegenzuarbeiten und Wärme zu produzieren. Die Haut ist straff, Puls und Atmung leicht beschleunigt. Fertig für: Was auch immer. Viel Spaß und bewahre einen kühlen Kopf.

6.3 Optimale Schlafhygiene

NUMMER **050**

Leidest du durch deinen Beruf/dem Schichtdienst unter Schlafstörungen, so verzichte unbedingt auf Schlafmittel und lege dir eine optimale Schlafhygiene zu

Schichtdienst und insbesondere wechselnde Dienstzeiten bergen das Risiko von Schlafstörungen. Gerade »Nachtblöcke« mit drei bis fünf oder sogar mehr Nachtschichten können die eigene Schlafarchitektur mit dem Wechsel aus Tiefschlaf- (NON-REM) und REM-Phasen kurz, aber auch langfristig stören und sowohl zu Ein- als auch Durchschlafstörungen führen. Das birgt ein hohes Risiko für chronische Erkrankungen, allen voran Diabetes mellitus Typ 2 mit seiner Insulinresistenz, aber auch psychische Erkrankungen wie Depressionen können gehäuft auftreten, und nicht zuletzt auch eine chronische Müdigkeit.

Für viele Nachtarbeiter ist da der Griff zu einer effektiven Schlafmedikation nicht weit. Richtig gefährlich wird es, wenn nicht einmal der Gang zum Arzt erfolgen muss, da ein Griff in den Medikationsschrank (zum Beispiel auf der Intensivstation) reicht, um sich potente Medikamente wie Benzodiazepine (allen vorweg Diazepam, Lorazepam, Bromazepam oder aber auch die Z-Substanzen wie Zopiclon oder Zolpidem) zu verschaffen.

Als Hausarzt bin ich oft mit Patienten konfrontiert, die wieder nur mal eben »ihre Schlafmittel« rezeptiert bekommen möchten, weil die immer so gut geholfen haben. Dann ist harte Aufklärungsarbeit gefragt, denn diese Medikamente sind in der Tat hochpotent und sorgen schnell für ein vor allem

»gefühltes« verbessertes Einschlafen. Leider können sie rasch abhängig machen, und auch der Schlaf ist nicht von natürlicher Qualität, sodass eine solche Medikation allenfalls eine absolute Zwischen(Not-)lösung darstellt und keine Dauerlösung werden darf.

Noch gefährlicher wird es, wenn hochpotente Narkotika selbst verabreicht werden. Die Missbrauchsrate ist hoch, und es können lebensbedrohliche Notfälle oder sogar Todesfälle auftreten. Deshalb: Finger weg von Schlafmitteln!

Auch hier ist Ursachenbekämpfung und die Auswahl natürlicher Schlafmittel sowie die Beachtung einer menschgerechten Schlafhygiene Pflicht und angezeigt. Das bedeutet konkret: Wenn möglich vor dem Schlafengehen keine stressinduzierenden Tätigkeiten ausführen, dazu zählen: E-Mails mit Termindruck schreiben oder beantworten, sich ausgeprägten Licht- und Lärmexposition aussetzen, stimulierende Genussmittel spät verzehren, insbesondere wenn empfindlich darauf reagiert wird. Empfehlenswert ist das Schaffen von Einschlafritualen mit nun ja »langweiligem« Charakter, sodass unser Hirn gezielt runterfahren kann (lesen, Stretching-Übungen oder noch ein wenig entspannende Musik hören).

Unterstützend helfen pflanzliche Einschlafmittel wie zum Beispiel Lasea, Baldrian oder die gute Milch mit Honig. Diese Kombination aus Protein mit den Aminosäuren Tryptophan und Phenylalanin sowie einigen kurzkettigen Kohlenhydraten sorgt für die rasche Bildung von Melatonin und Serotonin. Klappt es damit auch so gar nicht, ist Melatonin einen Versuch wert, doch auch hier empfiehlt sich eher die natürliche Bildung durch – wer hätte es gedacht – unseren natürlichen zirkadianen Rhythmus sowie Dunkelheit.

Wenn du Schlafprobleme hast, die zu stundenlangem Wachliegen oder einem ständig unerholten Aufwachgefühl führen, sollten diese abgeklärt werden, um eine krankhafte innere Ursache und mögliche Folgen nicht zu übersehen. Die dazugehörige Schlafanalyse nennt man (Poly-)Somnographie,

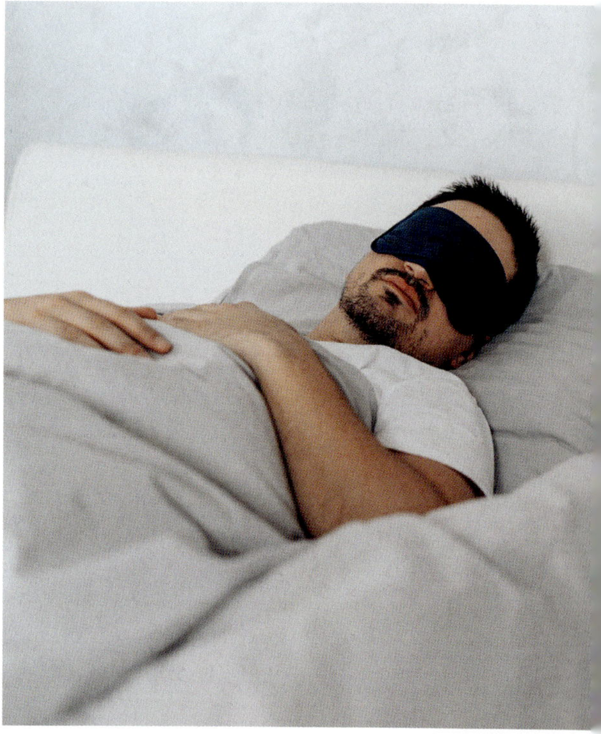

bei der viele Körperwerte erfasst werden und eine etwaige Schlafstörung diagnostiziert und therapiert werden kann.
Gute Nacht!

NUMMER
[051]

Sorge in deinem Dienst-/Schlafzimmer für echte Dunkelheit oder benutze eine Schlafbrille

Hast du schon einmal von sogenannter Lichtverschmutzung gehört? Genau das erleben vor allem viele Stadtmenschen unter uns regelmäßig. Enorme Lichtemissionen, wenn es eigentlich dunkel ist: Leuchtreklamen, LED-Bildschirme aber auch Displays von diversen Elektrogeräten bis hin zum Licht der Straßenlaternen.

Licht bedeutet in der Regel für unser Hirn: Es ist Tag. Und das lässt sich in der Regel nur schwer mit gutem Schlaf in Einklang bringen. Wie du schon gelesen hast: Schlafstörungen sind wirklich häufig. Das kann ich aus der Praxis nur bestätigen. Und eigentlich ist es ein Kinderspiel, deinen Schlaf positiv zu beeinflussen, indem du in deinem Dienstzimmer – oder wo auch immer du schläfst – für echte Dunkelheit sorgst und alle Lichtverschmutzung radikal eliminierst.

Also: Elektrogeräte ausschalten, Bildschirm vom Mobiltelefon maximal dimmen, den Melder/das Diensttelefon mit der Displayseite auf den Tisch/Boden legen, Jalousien runter. Du kannst dich auch einer Schlafbrille bedienen, die du vielleicht aus dem Flugzeug kennst. Auch diese können dir Dunkelheit vermitteln.

Wichtig ist, dass du im Einsatzfall in der Nacht mit einem sofortigen Handgriff das Licht anschalten kannst, damit du dir nicht schlaftrunken das Genick brichst, wenn du durch das Dienstzimmer irrst, während du wieder einmal nicht mehr weißt, wo du bist und was gerade los ist. Aber dafür hast du ja bereits den Alarm des Melders mit etwas Positivem belegt. Licht aus, Schlaf an. Es ist die einfachste Art und Weise, um gegen Schlafstörungen anzugehen.

NUMMER
052

Lege dein Mobiltelefon und andere digitale Geräte weit weg von deinem Schlafplatz

Die Wissenschaft ist sich zwar immer noch nicht einig, ob nun das elektrische Feld eines Mobilfunkgerätes eine Interferenz zu deinem Körper, insbesondere den Nervenzellen aufbaut; dennoch solltest du alle digitalen Geräte auch im Bereitschaftsdienst weit weg von dir platzieren.

Fakt ist: Du brauchst nicht zu fürchten, frühzeitig an einem Hirntumor zu erkranken. Da spricht die wissenschaftliche Lage klar dagegen. Das Wissen, dass du deswegen mal eben auf das digitale Gerät zu schauen, kann aber schon reichen, um deine Schlafarchitektur negativ zu beeinflussen. Dabei geht es eher um das Signal an dich selbst: »Erreichbarkeit ist nun gerade nicht mehr meine oberste Priorität«. Und das wird sich positiv auf deine Einschlafphase auswirken. Idealerweise stellst du auch die Klingeltöne auf leise (je nachdem, wie wichtig deine Erreichbarkeit wirklich ist). Auch das Ausschalten ist eine Option.
Erinnere dich an die guten, alten Zeiten, als wir wirklich nur via Festnetz erreichbar waren. Oder, wenn wir draußen in der Natur waren, eben gar nicht. Herrlich! Gut. Die meisten von uns wollen dahin nicht unbedingt zurück, dennoch waren das vermutlich doch entspanntere Zeiten.

Ein weiterer Punkt, den ich hier ausführen möchte: Das blaue Licht der meisten Handy- und Mobilfunkdisplays ist in der Lage, die endogene Melatoninproduktion in der Epiphyse (Zirbeldrüse) zu unterdrücken und kann damit vor allem das Einschlafen negativ beeinflussen (muss aber nicht). Klar. Du könntest jetzt zu den Melatonin-Pillen greifen, die es mittlerweile an jeder Ecke zu kaufen gibt, aber die Natur hat es doch besser drauf. Extern zugeführtes Melatonin wird nie die Wirkung auf unseren Schlaf haben, wie die endogene Schlafinduktion (Einleitung) mit allen ihren komplexen Vorgängen.

Wenn du häufiger Probleme mit dem Einschlafen und der Erholung im Schlaf hast, dann solltest du auch rechtzeitig Abstand von Bildschirmen mit Blaulichtemission nehmen. Am besten schon das letzte Mal gegen 20/21 Uhr die letzten Male auf die entsprechenden Apparate blicken. Jeder Mensch hat eine individuelle Schwelle, wann es zu einer negativen Beeinflussung kommt. Ich zum Beispiel schlafe trotz später Exposition von blauem Licht wie ein Stein und bin auch stets erholt. Wenn das aber nicht der Fall ist, bitte obige Regeln befolgen.

Die gute Nachricht: Es ist das blaue Lichtspektrum aus den Geräten und nicht das Blaulicht auf dem Dach deines Einsatzfahrzeugs. Wobei, wenn du da nur lange genug hineinschaust, wirst du vermutlich auch schlechter schlafen können.

KAPITEL 7
RISIKO UND GEFAHRENVERMEIDUNG

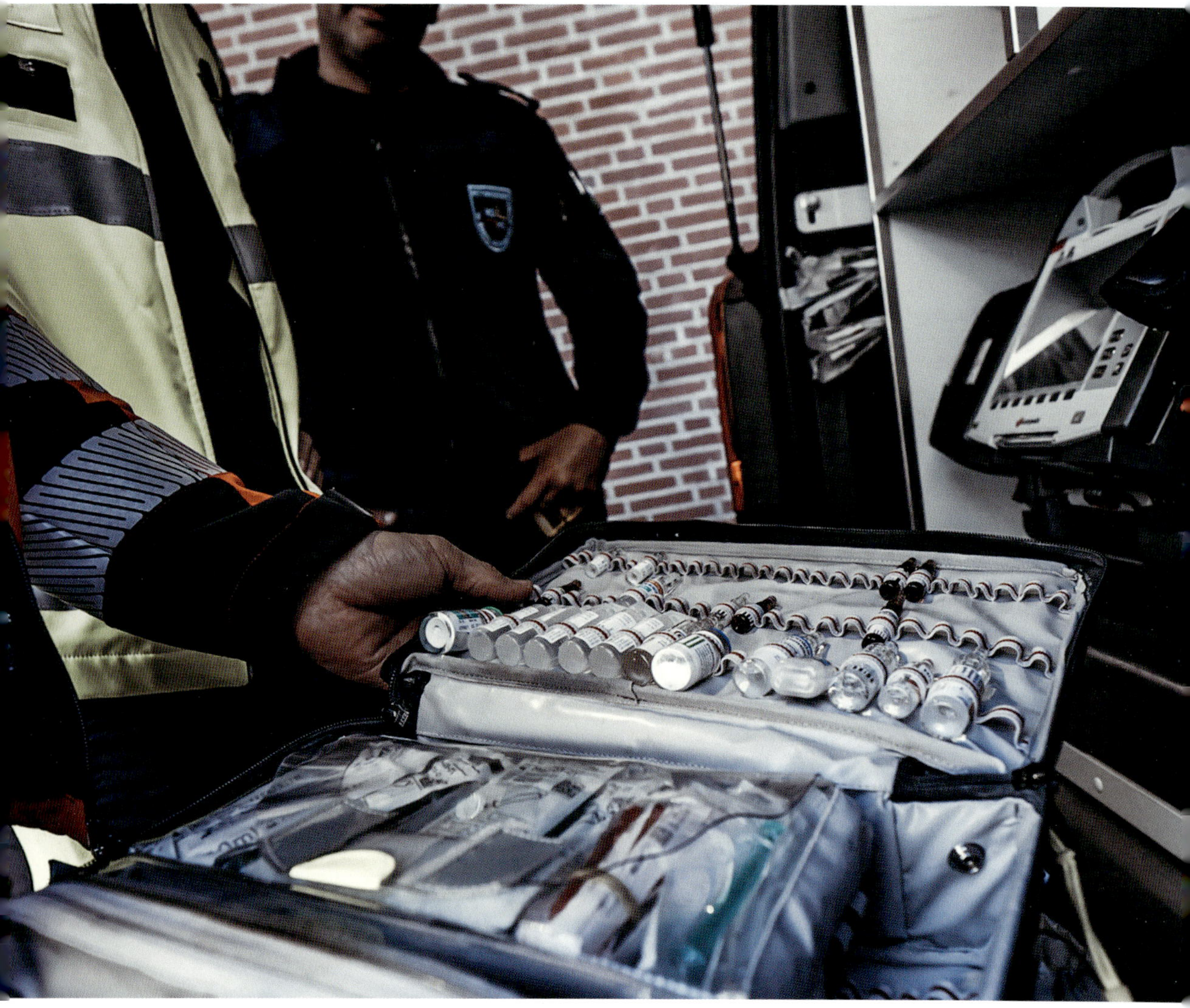

Gefahren lauern überall, aber in deiner Notfalltasche der Gesundheitspflege ist bald alles enthalten, um ihnen zu begegnen.

07

Gefahren und Risiken lauern in unserer Welt überall. Stell dir einmal vor, was dir schon morgens alles passieren kann: Stromschlag, du fällst von der Leiter, Wohnungsbrand, angebranntes Essen, Schnittverletzung, Verkehrsunfall, Vergiftung, ... Die Liste ist unendlich. Gott sei Dank leben wir in einer sicheren Welt mit vielen Präventionsmaßnahmen, Sicherheitsvorkehrungen, Standards, Normen und regelmäßigen Wartungsintervallen.
Dennoch lohnt es sich auch persönlich, Risiken und Gefahren auf dem Schirm zu haben und diese am besten frühzeitig zu erkennen und abzuwehren, damit du keinen Schaden nimmst und ein sicheres Leben führst. Nein, das bedeutet nicht, in einer sterilen Umgebung, ständig in Angst und mit 20 Versicherungen durch das Leben zu gehen.

Für mich bedeutet das, die offensichtlichen Gefahren und Risiken zu kennen, abzuwehren und mit kleinen Tricks die eigene Sicherheit bei Arbeit, Gesundheit oder Mobilität zu optimieren. Vor allem deiner Gesundheit wird das guttun, und du legst damit schon früh den Grundstein für ein langes, krankheitsfreies Leben. Versprechen kann ich es dir nicht, aber du kannst eine Menge tun, damit die Chancen gut stehen, dass es so sein wird.

7.1 Prävention und Vorsorge

NUMMER
[053]

Wenn du mit Rückenschmerzen zu tun hast, vermeide (zusammen mit deinem Behandler/deiner Behandlerin) eine unnötige frühe Bildgebung

Dieser Punkt ist mir sehr wichtig, wenngleich er nicht direkt mit deinem Dienst oder deinem Beruf selbst zu tun hat. Leider werde ich im Alltag als Hausarzt sehr oft mit Rückenpatienten konfrontiert, die übermäßig schnell in die Bildgebung geschickt werden (oft, weil sie es selbst möchten).

Wie du bereits gelesen hast, sind ein Großteil der Rückenschmerzen funktioneller und unspezifischer Genese, ihre Ursache ist selten ein struktureller Schaden wie ein Bandscheibenvorfall, eine Fraktur oder eine akute Verletzung des Muskel-Sehnen-Bandapparates. Nun ist es aber so: Wer sucht, der findet. Das bedeutet: Es werden oft, sowohl von Behandlern als auch von Patienten, Bildgebungen veranlasst, oft unter der Vorstellung: »Da muss doch was sein!« Da auch mit Bildgebungen eine Menge Geld verdient wird, ist ein MRT des Rückens schnell gemacht.

Ja. Es gibt harte Indikationen für die Durchführung einer bildgebenden Diagnostik. Wenn die Alarmglocken angehen und es Lähmungen, Taubheit, stärkste Schmerzen oder ein hervorgehendes Trauma gibt. Aber die Indikation »Ich brauche ein MRT, jetzt!«, die gibt es nicht. Und dem wird, wie ich weiß, doch zu häufig nachgekommen.

Das Desaster ist dann perfekt, wenn im MRT-Bericht Befunde beschrieben werden, die die aktuellen Beschwerden nicht erklären. Gerade beim Thema Bandscheibenvorfall ist das eine heikle Angelegenheit. Bandscheibenvorfälle in allen erdenklichen Ausprägungen sind häufig, machen jedoch selten Beschwerden. Wenn du nun bei deinem Hausarzt oder Orthopäden sitzt und dir zu Hause bereits den MRT-Befund durchgelesen hast, auf dem mehrere Bandscheibenvorfälle beschrieben sind – viele davon degenerative, also verschleißbedingte Veränderungen (die man unweigerlich irgendwann sieht, sogar bei einem 30- bis 40-Jährigen) –, dann ist es wirklich schwer, die Praxis zu verlassen und sich klarzumachen: »Meine Beschwerden sind nicht in den Befunden des MRT begründet.«. Das ist auch für den Arzt richtig harte Arbeit.

Es ist in vielen Fällen eine Überdiagnostik, die Befunde erzeugt, die weder das Problem erklären noch einen Nutzen bringen, jedoch eine Menge Angst, Schonung und auch Krankheitsgewinn mit sich bringen können. Ich kenne nämlich viele Kollegen/innen, die dann zum Vorgesetzten gehen und sich aus bestimmten Tätigkeiten herausnehmen lassen, weil ihr Rücken/ihre Wirbelsäule das ja nicht mehr hergibt.

Und ab dann wird es wirklich unglücklich für alle. Merke: Wenn du Rückenbeschwerden hast, gehe selbst mit der Einstellung an die Diagnostik und Therapie, erst einmal möglichst konservativ zu verfahren, und teile dies auch deinem Arzt /deiner Ärztin mit. Er/sie wird die richtigen Schritte in die Wege leiten, wenn es eine klare Indikation dafür gibt.
Ich hoffe, dich damit ein wenig über den Sinn und Unsinn einer bildgebenden Diagnostik aufgeklärt zu haben, und du schickst mir dann keine klein-aufgelösten MRT-Aufnahmen der Wirbelsäule via WhatsApp. Lass dich nicht kränker machen, als du bist. Erst Ursache und Funktion verbessern, nicht sofort den gesamten Körper durchleuchten (lassen).

NUMMER
054

Denke über eine Teilzeitanstellung nach, wenn dir private Dinge wie Hobbys, Familie oder Me-Time zu kurz kommen (und du auf das fehlende Gehalt verzichten kannst)

Nein, eine Teilzeittätigkeit hat nichts mit Faulheit, Bequemlichkeit oder mangelnder Motivation für den Job zu tun. Aus meiner Sicht ist es ein mehr als probates Mittel, um die vielen Interessen, Leidenschaften oder Menschen, die du liebst, so unter einen Hut zu bringen, dass du abends im Bett liegst und sagen kannst: Du bist dir gerecht geworden.

Ich habe meine Weiterbildung zum Facharzt mit einer 80-prozentigen Teilzeitstelle absolviert. Das hat mich ein Jahr mehr gekostet, dennoch konnte ich dank der gewonnenen Zeit sehr vielen Dingen nachgehen, die mir wichtig waren: meinem Job als Personal Trainer, der Fliegerei, und dem Ausbau meiner Referenten- und Dozententätigkeit.

All das wird bei einer Vollzeitanstellung mit zusätzlichen Bereitschaftsdiensten nicht leichter. Denn die Zeit, die du ja auf der Arbeitsstätte verbringst, verkürzt auch deine Freizeit und deine Zeit zur Erholung. Der Anteil der in Teilzeit beschäftigen Ärzte steigt stetig und liegt je nach Beschäftigungssektor mittlerweile bei 40–50 Prozent, zum Beispiel in den Krankenhäusern. Ich kann aus meiner eigenen Erfahrung nur sagen: Wer nicht jeden Tag und auch darüber hinaus noch am Wochenende dem Arbeitgeber zur Verfügung stehen muss, hat eine hohe Chance, stets zufrieden, ausgeglichen und dennoch gut bezahlt zur Arbeit zu gehen.
Auch der Trend, einer Nebentätigkeit nachzugehen, die möglicherweise sogar finanziell attraktiver ist als die volle Stelle, kann ein klarer Beweggrund für deine Teilzeittätigkeit sein. Arbeitgeber sind heutzutage sehr offen gegenüber flexiblen Teilzeitmodellen und individuellen Arbeitszeiten. Ich empfand es stets als sehr befriedigend, durch einen freien Tag in der Woche einen kleinen Bruch in der Arbeitswoche zu

haben und dann wieder voll motiviert am Folgetag den Job zu machen!
Der Trend geht klar in Richtung Teilzeitbeschäftigung. Nicht zuletzt lässt die Personalsituation und der Fachkräftemangel dies auch explizit zu. Für einen Arbeitgeber ist es heutzutage besser, eine Stelle zu besetzen, als ewig darauf zu warten, endlich eine Vollzeitkraft zu bekommen. Die möglichen Modelle sind sehr unterschiedlich, sie reichen von einer reduzierten täglichen Arbeitszeit mit früherem Dienstschluss über freie Wochentage bis hin zum wochenweisen Arbeiten. Welches Modell du präferierst, kommt darauf an, was du mit der »gewonnenen« Zeit anstellen möchtest

Ich empfand den einen freien Tag in der Woche stets als sehr effektiv. So konnte ich an diesem Tag den mir wichtigen Beschäftigungen nachgehen und auch der Gesundheitspflege einen großen Teil widmen. Bei hohem Engagement und Lernbereitschaft wird auch eine Teilzeittätigkeit in keiner Weise den Weiterbildungs-, Ausbildungs- oder Karrieregang einschränken. Im Gegenteil: Anderen Dingen im Leben eine hohe Priorität einzuräumen und dadurch auch im Hauptberufsfeld zu profitieren, ist eher eine gerne gesehene Kompetenz. Dies kann einen interessanten, breit aufgestellten Charakter und eine spannende, flexibel einsetzbare Persönlichkeit untermauern.

Wichtig: Die Teilzeitstelle gibt es nur, wenn sie von vorneherein ausgeschrieben ist, oder, wenn du es aktiv ansprichst! Du kannst es dir auch ansehen und schauen, ob ein solches Modell etwas für dich ist. Und wenn du doch Vollzeit arbeiten möchtest und das für dich kompatibel ist: sehr gerne. Teilzeit ist nur eine der vielen Optionen, die dir offenstehen, um dich noch mehr um deine Gesundheit kümmern zu können.

NUMMER
055

Nutze das Monitoring-System im RTW für einen kurzen Vitalwerte-Check zur Früherkennung oder schaffe dir ein Heim-Blutdruckmessgerät an

Klar, dieser Tipp richtet sich vornehmlich an Kräfte, die im Rettungsdienst, der Notaufnahme, auf der Feuerwache oder der Intensivstation arbeiten. Aber die haben doch einmalige und grandiose Chancen: Denn dort stehen überall Monitoringsysteme herum, die darauf warten, kritische oder nicht kritische Patienten zu messen und zu überwachen.

Da ist es doch ein Leichtes für dich, mithilfe des Monitors einmal kurz ein EKG zu schreiben und den Blutdruck zu messen. Klar. Das ist nicht zwingend repräsentativ für deine sonstigen Alltagswerte, dennoch kann es gerade den jungen Kollegen und Kolleginnen einen wichtigen Hinweis zu kritischen Werten geben, die unter Umständen eine verborgene Gesundheitsgefahr darstellen und abgeklärt werden sollten. Gerade das Thema Bluthochdruck (arterielle Hypertonie) ist da ganz vorne mit dabei. Wie viele junge Kollegen und Kolleginnen messen schon regelmäßig den Blutdruck bei sich selbst? Und wer im Job nicht die Möglichkeit hat, auf entsprechende Geräte zurückzugreifen, der kann sich ein Messgerät für den Hausgebrauch zulegen. Die gibt es mittlerweile in guter Qualität.

Als Hausarzt weiß ich das zur Genüge: Wenn ein Bluthochdruck erst einmal ein paar Jahre, manchmal sogar Jahrzehnte besteht, dann ist es unter Umständen schon gesundheitlich kritisch und mit Folgeerkrankungen vergesellschaftet. Also: Ab und zu einfach mal (die richtige, körpergewichtsangepasste) Blutdruck-Manschette um den Arm schnallen und messen. Hier noch einmal die Grenzwerte, die regelmäßig nicht überschritten werden sollten:

Systolischer Blutdruck: Obergrenze 140 mmHg (besser ≤ 130–135 mmHg)

Diastolischer Blutdruck: Obergrenze 90 mmHg (besser ≤ 80 mmHg)

Sind bei mehreren Messungen die Blutdruckwerte ≥ 140/≥90 mmHg, sollte eine Abklärung beim Haus-

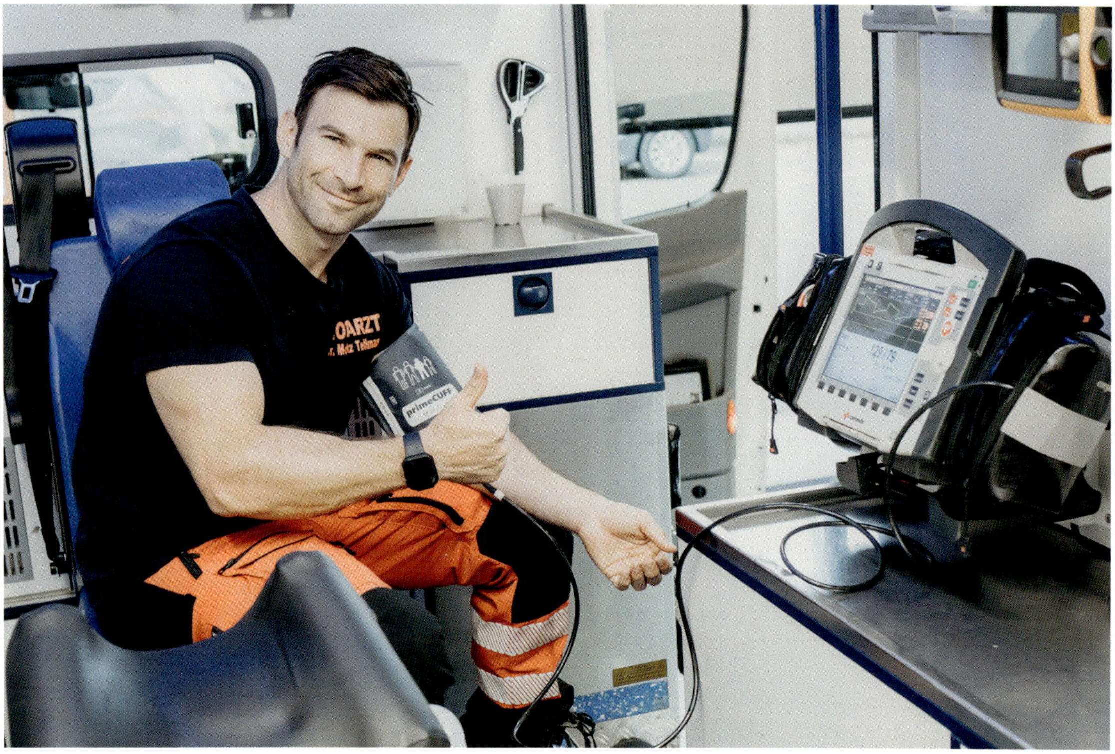

Ein kurzer Check am Monitor – und schon hast du wieder Gewissheit: dir geht's gut.

arzt (oder einem anderen Mediziner, der mit Bluthochdruckbehandlung vertraut ist) erfolgen. Bitte beim Messen beachten, dass es sinnvoll ist, diese nach mindestens 10 Minuten Ruhezeit und nicht gerade unmittelbar nach dem Sport oder einem dramatischen Einsatz/hochintensiven Meeting oder Telefonat zu messen. Dabei eine entspannt sitzende Position einnehmen, beide Arme messen und nicht unbedingt fünf Zuschauer dabeihaben. Bitte auch nicht direkt in den Medikamentenschrank greifen und mithilfe von potenten Blutdrucksenkern (z. B. Nitrolingual oder Ebrantil intravenös) den Blutdruck im Dienst herunter prügeln.

Bezüglich des EKGs spielt immer das subjektive Befinden und der Kontext eine entscheidende Rolle. Wenn sich im Vierkanal-EKG über 60 Sekunden ein Sinusrhythmus zeigt, dann ist erst einmal alles gut Eine ausführliche EKG-Erklärung und -Interpretation spare ich mir hier, das gehört ganz einfach in die Hände des versierten Arztes. Dennoch, wenn euer Herz stolpert, ihr vermehrt Extraschläge oder sogar Brustschmerzen habt, dann bitte dringend abklären lassen. Idealerweise direkt dem notärztlichen Kollegen zeigen und gemeinsam überlegen, ob Handlungsbedarf besteht.

Ein blindes Screening ist beim EKG eher in den Hintergrund zu stellen, da es nun einmal auch viele Fehlerquellen und Fehlinterpretationsmöglichkeiten gibt. Das Wichtigste beim EKG ist immer: Wie geht es dem Menschen, zu dem das EKG gehört? Von regelmäßigen Blutzucker-Stix-Untersuchungen, Urin-Drogentests, stundenlangen Auskultationen oder Sonographien mit dem Pocket-Ultraschall würde ich erst einmal absehen. Stellt euch vor, ihr findet da noch irgendwas Schlimmes!

Kleiner Scherz am Rande. Screening ist immer nur so gut wie der anschließende Umgang mit den Ergebnissen. Also: Blutdruck: sehr gerne. Alles andere: eher Zurückhaltung üben.

NUMMER

056

Lass einmal jährlich deinen Vital- und Nährstoffhaushalt sowie deine Herz-Kreislauf-relevanten Blutwerte checken

Nun folgt einer der wichtigsten Punkte. Warum? Überlege dir nun einmal Folgendes: Wie gut kennst du deine Ausrüstung, dein Material, die Medikamente, deine Waffe, dein Fahrzeug, die Maschine, die du bedienst? Richtig. Vermutlich überdurchschnittlich gut. Das ist die Grundvoraussetzungen für dein sicheres und professionelles Arbeiten. Gut so! Aber kennst du auch deinen Hämoglobinwert? Dein LDL-Cholesterin, dein Lipoprotein(a), dein Homocystein, deinen Omega-3-Index, dein Ferritin, dein Cystatin C? Klar. Wenn du in der Medizin tätig bist, kennst du diese Werte sicherlich, und du kannst sie einordnen. Aber die eigenen Werte kennen doch die wenigsten. Zeit, das zu ändern, denn die »inneren Werte« – wie man sich gerne einmal nennt – bestimmen nun einmal auch dein Äußeres.

Zeit zu messen. Ich stelle dir hier einmal meine Top-Werte vor, die du ruhig einmal im Jahr messen kannst und solltest. Das von den gesetzlichen Krankenkassen angebotene Laborportfolio ist eher spärlich ausgerichtet: So misst man zwischen dem 18. und 34. Lebensjahr beim Check-up das Gesamtcholesterin (sowie LDL und HDL) und die (nüchtern-) Glukose. Ab dem Alter von 35 werden dreijährlich nochmals Cholesterin, Glukose und zusätzlich eine Urinuntersuchung sowie eine einmalige Testung auf Hepatitis-B- und -C-Virusinfektionen durchgeführt. So kann man immerhin schwere Fettstoffwechselstörungen erfassen und einen Diabetes ausschließen. Das ist gut. Aber wenn du wirklich wissen möchtest, wie es um deine Nährstoffspeicher, dein Risikoprofil und auch deine Hormone steht, dann lohnt es sich, etwas tiefer in das Blut hineinzusehen.

Das erfordert allerdings ein wenig Eigeninitiative. Du musst und solltest aktiv danach fragen, wenn du beim Arzt bist. Das erfordert sicherlich ein wenig Fingerspitzengefühl, denn viele Mediziner aus dem hausärztlich-allgemeinmedizinischen Bereich stehen nicht nur unter einem Zeit-, sondern auch unter einem Kostendruck. Wenn du aber clever an die Sache herangehst und mit einem schlauen Satz zeigst, dass du dich ein wenig auskennst und die Kosten für dich selbstverständlich direkt vor Ort zu zahlen sind, dann sollte es funktionieren.

Da hilft ein netter Satz im ärztlichen Gespräch (oder auch schon vorher) wie: »Vielen Dank für die Möglichkeit zum Check-up. Gerne würde ich aus eigenem Interesse mit Weitblick auf meine Gesundheit eine erweiterte laborchemische Diagnostik in die Wege leiten, deren Kosten ich trage, und auch bei der Auswertung möchte ich selbst mitwirken, freue mich aber trotzdem über ein anschließendes ärztliches Gespräch. Die ärztliche Seite wird sich da sicher nicht querstellen und einen motivierten Patienten auch betreuen.

Es gibt meiner Meinung nach einfach ein paar Laborwerte, die es gilt, regelmäßig oder zumindest überhaupt einmal testen zu lassen. Erstens erfährst du viel über dich und deine Gesundheit, und zweitens wirst du gerade beim Thema Nahrungsergänzungsmittel klug und rational aufgestellt sein und durchaus auch Geld sparen.

Das Motto lautet: Wer misst, hat recht, wer misst, kann verbessern, und wer nachmisst, der hat auch eine Erfolgskontrolle.

Hier sind nun die Werte, die aus meiner leistungspräventions- und gesundheitsmedizinischen Sicht Sinn machen:

1. **Großes Blutbild,** inklusive der blutbildungsrelevanten Bereiche/Werte: Eisenspeicher (insbesondere Ferritin), Vitamin B12, Folsäure.
2. **Lipidprofil** mit Cholesterin (HDL, LDL), Triglyzeride erweitert um Lipoprotein(a), Homocystein und ApoB100 sowie den Omega-3-Index (zur Erfassung der Beladung der roten Blutkörperchen mit Omega-3-Fettsäuren).

3. **Leber** (GOT, GPT, GGT, alkalische Phosphatase, Bilirubin, Albumin, Gerinnung) und Nierenfunktion (Kreatinin, Cystatin C und Harnstoff).
4. **Mineralstoffe und Spurenelemente**: Magnesium, Calcium, Natrium, Kalium im Vollblut. Optional: Selen, Mangan, Kupfer, Jod im Urin.
5. **Vitamin D** (siehe unten).
6. **Hormone**: TSH (inkl. fT3 fT4), Testosteron (gesamt, freies Testosteron).
7. **Optional:** hsCRP (hochsensitives CRP zur Erkennung von Entzündungen).

Es liegt im Ermessen des Arztes/der Ärztin, bei dem/der du die Laborwerte anforderst, aber zumindest die leistungsrelevanten Werte wie den Eisenspeicher, die Schilddrüsenfunktion und das erweiterte Fettprofil sollte gemessen werden, um im Kontext deines Befindens und deiner Lebensweise Optimierungen vornehmen zu können und dein Risikoprofil zu kennen, um hier frühzeitig intervenieren zu können.
Es lohnt sich auch, in der Anamnese explizit zu erwähnen, dass du z. B. im Schicht- und Bereitschaftsdienst arbeitest, da dies doch eben ein eigener Risikofaktor gerade für Herz-Kreislauf-Erkrankungen darstellt und die hier bewusst Einfluss nehmen möchtest und willst.

Auch wenn die Grenzwerte und Interpretationen immer Einzelfallentscheidungen sein sollten, so möchte ich dir doch meine persönlichen »Ideal- und Wohlbefinden-Werte« darstellen, mit denen du durch dein anspruchsvolles Leben gehen solltest. Ich spreche hier auch ganze bewusst von Idealwerten und nicht von Norm- oder Referenzwerten. Letztere ergeben sich meist aus einer Referenzgruppe, innerhalb derer gewisse Werte bestimmt werden und die immer eine Streuungsbreite beinhaltet. Wichtig: Meist ist diese Referenzgruppe nicht die energiegeladene, topfitte und wohlernährte Kohorte, die dann für den Pool an Messwerten verantwortlich ist. Gerade beim Thema Eisenspeicher (Ferritin) oder auch bei Vitaminen, Mineralstoffen und Spurenelementen ist das wichtig und erfordert eine etwas anderes Betrachtungsweise der Ergebnisse.

Andersherum ist auch wichtig zu wissen: Selbst mit absoluten Topwerten kann es sein, dass es dir nicht optimal geht. Unser Blut ist ein wichtiges, sogar äußerst wichtiges Organ, dennoch gibt es eben auch Zustände, Veränderungen und Krankheiten, die sich einer Blut- und Laborwertmessung entziehen und deshalb auch für Beschwerden verantwortlich gemacht werden können, die sich eben nicht in einer laborchemischen Messung widerspiegeln. Das ist auch der Grund, warum Labormessungen und Blutwerte immer in den Kontext der Gesamtgesundheit gesetzt werden sollten und nicht nur in Eigenregie ohne den medizinisch-(ärztlichen) Blick unter Umständen (fehl-)interpretiert werden sollten.

Hier nun aber meine persönlichen Ideal-Werte, bei denen es einem Großteil der Menschen wahrscheinlich gut geht und auch eine gewisse Grundleistungsfähigkeit existiert, mit denen das Leben energiereicher und gesünder zu bewältigen ist.

Achtung: Diese Werte dienen nur als Anhalt und unterliegen im Einzelfall einer sehr individuellen Schwankungsbreite und sollten stets nach ärztlicher Rücksprache in den Gesamt-Gesundheitszustand eingeordnet werden. Bleibt mir nur abschließend zu sagen: Wenn du schon all dein Herzblut für den Job gibst, dann doch bitte einen gesunden, starken und sauberen Lebenssaft.

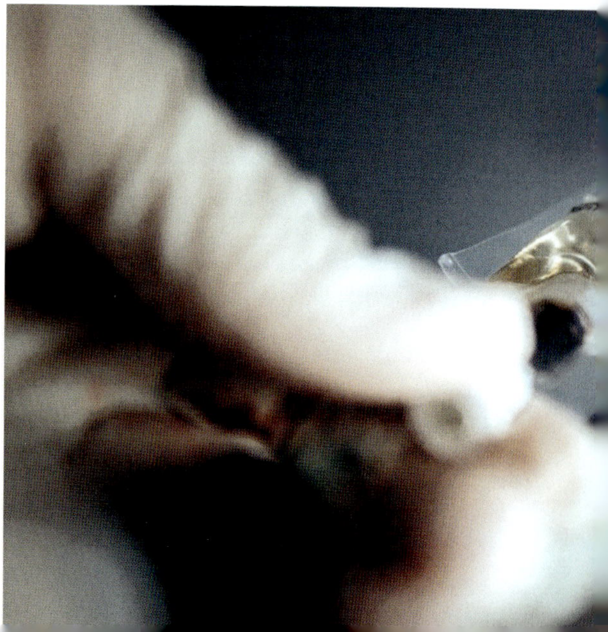

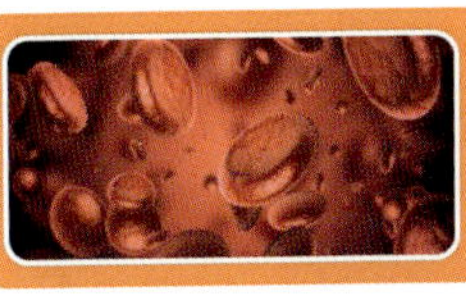

Sauerstofftransport und Eisenstoffwechsel

- Hämaglobin W > 15–16g/dl M > 16–18g/dl
- Ferritin 100–150 > Microgramm/L und Transferrin-Sättigung: 20–45

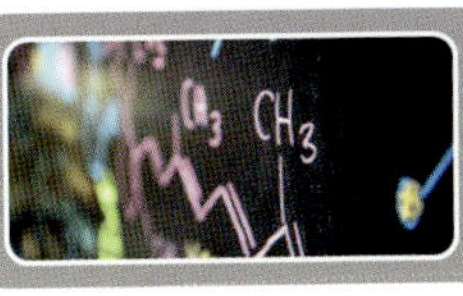

Hormone

- TSH > 0,27 < 4,2 µU/ml
- Cortisol basal im Serum < 100 ng/m
- Testosteron gesamt > 4 ng/ml freies Testosteron: > 100 ng/L

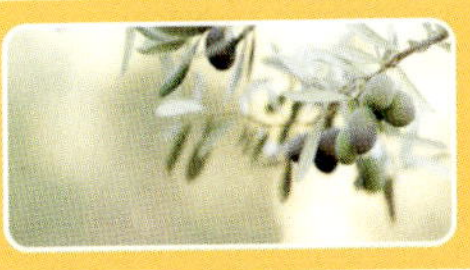

Blutfette/Lipidprofil

- Gesamtcholesterin < 180 mg/dl LDL < 130 mg/dl HDL > 50–60 mg/dl Triglyzeride: < 100 mg/dl
- Homocystein < 10 µmol/l Liporprotein a: < 75 nmol/L Omega-3-Index: > 8–10 %

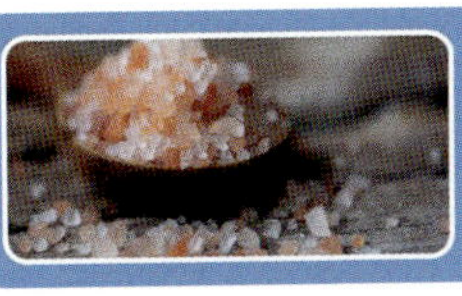

Zuckerstoffwechsel

- Nüchternglukose < 100 mg/dl
- HBA1C (Langzeitzucker) < 5,5 % (je niedriger, desto besser)

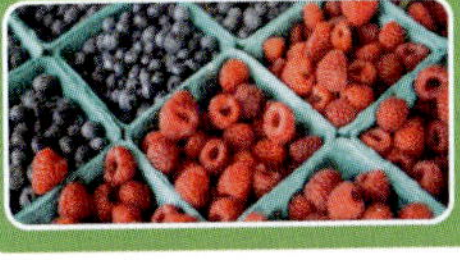

Vitamine

- Vitamin D 25-Hydrxy > 40–80 ng/ml
- Vitamin B12: > 400 pg/nl Folsäure: > 5 ng/ml

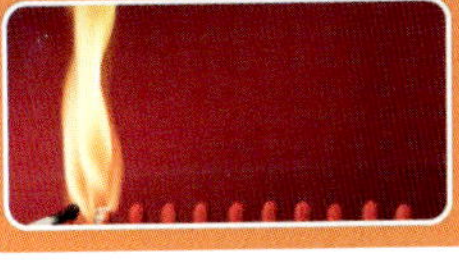

Entzündung/Inflammation

- high senisitive (hs) CRP < 5,0 mg/l
- Leukozyten 400010000(Mikroliter

Empfohlene Blut-Idealwerte für ein optimales Wohlbefinden.

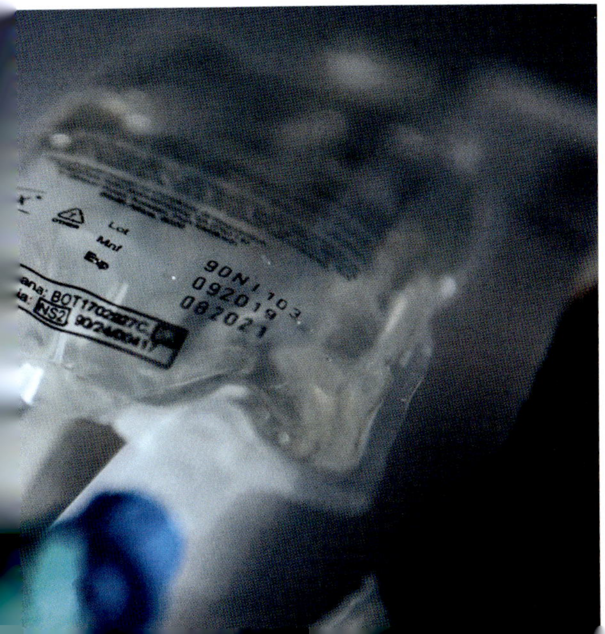

Noch ein Pro-Tipp: Wenn du dich detailliert mit der Materie der Nährstofftherapie auseinandersetzen möchtest, dann empfehle ich die beiden Bücher von Dr. Helena Orfanos-Böckel: *Nährstoff-Therapie Orthomolekulare Medizin & Bioidentische Hormone: Mangel ausgleichen, Beschwerden lindern, Alterungsprozesse aufhalten* und *Nährstoff-Therapie.* Der Praxisleitfaden. Darin findest du alle wichtigen Informationen, um dich hervorragend mit dem Thema auseinanderzusetzen.

Nährstoffdefizite lassen sich auch ergänzend mit einer gezielten Infusionstherapie ausgleichen.

NUMMER
057

Achte auf deinen Vitamin-D-Spiegel – lasse ihn regelmäßig messen und ergänze, wenn nötig, Vitamin D

Um Himmels willen! Ein eigenes Kapitel zum Thema Vitamin D? Ja! Das muss sein. Dafür sehe ich einfach viel zu häufig Defizite bei diesem wichtigen Vitamin, das eher als Hormon zu klassifizieren ist und dessen Wirkung weit über den Knochenstoffwechsel hinausgeht.

Das messe ich fast durchweg bei meinen Patienten in der Praxis und eben auch viele Polizisten/innen, Feuerwehrmitarbeiter und Rettungsdienstkollegen/innen, aber auch Schreibtischtäter sind hier nicht optimal versorgt, sodass gesundheitliche Nachteile dadurch entstehen können. Häufige, sehr unspezifische Mangelsymptome: Infektanfälligkeit, Müdigkeit, Konzentrationsstörungen, Minderung der mentalen und muskulären Erholungsfähigkeit und natürlich langfristig die Osteoporose, der Knochenschwund.

Vitamin D ist das Hormon/Vitamin, das durch Sonneneinstrahlung in unserer Haut gebildet wird. Bei uns in Mitteleuropa reicht die Sonnenexposition aber meist nur in wenigen Monaten aus, um akzeptable Werte zu erreichen. Da der Markt überschwemmt ist mit Vitamin-D-Präparaten und die Dosierungen oft massiv differieren, sollte eine Substitution ärztlich begleitet sein. Das bedeutet: messen lassen. Diese Untersuchung wird als »Screening« und »Wunschuntersuchung« in der Regel nicht von der gesetzlichen Krankenkasse übernommen, sodass hier zwar Kosten anfallen, aber ein konkreter Nutzen für dich resultiert. Dieser Nutzen ist das Wissen um eine konkrete Einnahmeempfehlung und die Einordnung eines möglichen Mangels in dein körperliches Befinden.

Wäre ich nicht so häufig mit teilweise massiven Mangelzuständen konfrontiert und würde ich die subjektive Verbesserung des Befindens und des Gesundheitszustandes nicht wöchentlich sehen, würde ich mich der immer wieder wechselnden Studienlage beugen. Kaum eine Substitution ist so breit und tiefgehend untersucht, wie die Einnahme von zusätzlichem Vitamin D. Oft untersucht werden aber harte Endpunkte wie Tod bei bestimmten Krankheiten, Krankenhausaufnahmen oder das Auftreten von chronischen Erkrankungen. Da gibt es viel Pro und Kontra. Dennoch halte ich es für den gegenwärtigen Gesundheitszustand für sinnvoll, das Vitamin D (vor allem die Speicherform Vitamin D2, Calcidiol) in einem vernünftigen Bereich zu halten, um dies als Ursache für unspezifische Beschwerden auszuschließen.

Ein Hinweis für meine Kollegen/-innen: Da wir nun einmal im Schicht- und Bereitschaftsdienst auch anderen gesundheitlichen Gefahren wie Infektionen, Stress, aber auch »kontagiösen« Körperflüssigkeiten ausgesetzt sind, ist neben der Schutzausrüstung und allen arbeitsmedizinischen Vorsorgeuntersuchungen ganz sicher auch eine ordentliche eigene Immunkompetenz von Vorteil. Da spielt das Vitamin D nun einmal eine wichtige Rolle. Also: checken und messen lassen, dann gibt es auch keine Diskussion. Natürlich sind auch noch weitere Stoffe wichtig für das Immunsystem und unsere Abwehrkräfte, aber Vitamin D ist eben ein gern übersehener Faktor, der einfach und sicher zu optimieren ist.

Hier meine Empfehlungen für einen sicheren, idealen Vitamin-D-Wert des Vitamin D in seiner Speicherform: Vitamin D3 (25-OH-Cholecalciferol) im Serum: 50–80 µg/l.
Vitamin-D-Überdosierungen gibt es zwar, dennoch sind sie gegenüber dem weit verbreiteten Mangel eher eine Rarität und Ausnahme.

NUMMER
058

Werde Blutspender und tue dir und vor allem deinen Mitmenschen damit etwas Gutes

Wenn du es nicht bereits bist: Ich kann dich nur ermutigen, Blutspender zu werden und damit wirklich etwas Sinnvolles zu tun. Wie du weißt, gibt es bisher noch keinen echten, künstlichen Blutersatz. Verrückt. Wir haben viele unglaubliche Errungenschaften in der Medizin erlebt, etabliert und mittlerweile als selbstverständlich verankert. Aber auf Blutspenden (inklusive Plasma, dem flüssigen Teil des Blutes, und Thrombozyten, den Blutplättchen) sind wir jeden Tag, ja jeden Tag angewiesen.

Ich war bei Operationen und Notfällen dabei, da wurden in kürzester Zeit 10–12 Blutkonserven benötigt, um ein Menschenleben zu retten. Das ist wahnsinnig viel. Manchmal tauschen wir bei schwersten Verletzungen mehrmals das komplette Blutvolumen (und Plasma) eines Menschen aus. Das ist schon faszinierend.

Das Großartige am Blutspenden ist nicht nur der gesellschaftliche Hilfsgedanke, sondern auch der kostenlose, kurze und knackige Gesundheitscheck, den du dabei durchläufst. So werden vor einer Spende einige Parameter überprüft, zum Beispiel: Blutdruck, Cholesterin, Harnsäure, Nierenwert und aber auch Hämoglobin und einige Infektionstests wie Hepatitis B, C, HIV und Syphilis.

Günstiger und einfacher geht es nicht. Außerdem hat eine Blutspende auch einen gewissen »reinigenden« Charakter. Auch wenn der sogenannte Aderlass nur noch bei ganz wenigen Erkrankungen eine therapeutische Wahl darstellt, ist das Ablassen von 500 ml Blut durchaus auch mit der Elimination von einigen (leider auch erwünschten) unerwünschten Substanzen verbunden. So zum Beispiel einige Schwermetalle oder auch Fette.

Die Nebenwirkungen bei einer Blutspende sind nur von sehr kurzer Dauer und eine Erholung tritt in der Regel rasch ein. Es gibt kaum eine schönere Art und Weise, mit einem Nadelstich Gutes zu tun. Alle Informationen rund um Blutspenden gibt es gut sortiert und aufgestellt auf der Seite des Blutspendedienstes des Deutschen Roten Kreuzes:

www.Blutspende.de

NUMMER
[059]

Nutze die Arbeitsmedizinische Vorsorgeuntersuchung für die Dosis Extraprävention

Die Welt der arbeitsmedizinischen Untersuchungen ist eine eigene. Während meiner Praxiszeit habe ich mitbekommen, wie viele unterschiedliche Untersuchungen existieren: Es gibt Pflichtvorsorgeuntersuchungen, Angebotsuntersuchungen und Wunschuntersuchungen. Die Namen lassen gut darauf schließen, um was es geht.

Fakt ist: Arbeitsmedizinische Untersuchungen müssen regelmäßig wahrgenommen werden und dienen dazu, Gesundheitsrisiken, Gefahren und besondere Belastungen und Eignungen oder Nicht-Eignungen zu erfassen. Dazu zählen letztlich Anamnese, körperliche Untersuchung sowie einige apparative und auch laborchemische Untersuchungen, die spezielle Körperfunktionen messen und beurteilen.

So ist typischerweise die »G42« eine arbeitsmedizinische Vorsorgeuntersuchung, die bei Infektionsgefährdung, wie sie zum Beispiel im Rettungs- und Notarztdienst besteht, durchgeführt werden muss. Hier erfolgen eine allgemeine Anamnese, eine berufsspezifische Anamnese, eine Impfanamnese, eine Urin- und Blutuntersuchung sowie eine körperliche Untersuchung und bei Bedarf weitere Untersuchungen wie Lungenfunktion oder Röntgenaufnahmen. Ich will hier nicht in die Tiefe der arbeitsmedizinischen Vorsorge-Untersuchungen abtauchen (selbst dafür gibt es eine eigene Vorsorgeuntersuchung), dennoch möchte ich folgenden Tipp geben: Nutzt eine arbeitsmedizinische Untersuchung nicht nur, um das Basisprogramm zu absolvieren, sondern fragt den Arzt/die Ärztin, was die Untersuchungen bedeuten, wie die Ergebnisse sind und ob du nicht auch bei Bedarf zum Beispiel weitere Blut- und Messwerte hinzunehmen kannst (gerne auch kostenpflichtig, aber mit viel Mehrwert). Welche Werte das sein können, kannst du dir unter dem Punkt 66 ansehen.

Dennoch ist die arbeitsmedizinische Untersuchung eine gute Möglichkeit, auch das Thema Prävention anzusprechen, mit dem großen Vorteil: Es sind meist Pflichtuntersuchungen, bei denen du sowieso erscheinst. Ein motivierter Arbeitsmediziner wird dir sicherlich klare Antworten geben und dir zur Seite stehen, im Zweifel aber auch den Hausarzt mit ins Boot holen. Immerhin ist er der einzige Mediziner, der das Wort »Arbeit« im Namen trägt.

7.2 Umgang mit Gesundheitsrisiken

NUMMER

060

Entferne dich immer von Rauchern, in der Zeit, in der sie rauchen (Ausnahme: Punkt 61)

Mich gruselt es immer noch, wenn ich die Gruppen an Rauchern sehe, die sich vor Krankenhäusern/Ambulanzen/Rettungsmitteln versammeln, um ihrer Sucht nachzukommen. Erschreckend!

Wir alle, die im Gesundheits- und Rettungswesen arbeiten sind uns dessen bewusst, dass Rauchen nicht nur eine riesige Gesundheitsgefahr darstellt, sondern auch für viele (unnötige) Einsätze verantwortlich ist. Und allen anderen sollte das auch klar sein oder klar werden.

COPD (chronisch obstruktive Lungenerkrankung – die vierthäufigste Todesursache weltweit), Herzinfarkt, Schlaganfall, Gefäßverschlüsse, Infektionserkrankungen der Lunge und Krebs sind ja nur ein paar Beispiele für typische Konsequenzen des chronischen Zigarettenkonsums. Bei vielen Rauchern funktioniert es wohl nach dem »Prinzip Verdrängung«.

In der Hausarztpraxis kämpfe ich oft (vergebens) gegen diese Sucht an, die etwa um die 120.000 Tote pro Jahr in Deutschland verursacht (Quelle: *Ärzteblatt* 2022/Bundesministerium für Gesundheit 2022). Erstaunlich, wie selten es mir trotz maximaler Ausreizung aller Möglichkeiten, Techniken und Gesprächsführungsstrategien gelingt, die Menschen davon abzubringen. Frustrierend. Und ich bin wirklich ein sehr motivierender Gesprächspartner. Mir ist auch ehrlich gesagt mittlerweile meine Energie und der Einsatzwille dafür zu wertvoll, als mir die Zähne an etwas auszubeißen, was mir dann irgendwann die Zähne ausfallen lässt.
Da auch Passivrauchen eine nicht unerhebliche Gefahr darstellt und auch der Ekel-Faktor durch kontaminierte Bekleidung nicht von der Hand zu weisen ist, solltet ihr euch als Nichtraucher tunlichst von Rauchern entfernen oder, wenn ihr doch kurzzeitig exponiert seid, Punkt 61 anwenden.
Tragischerweise wird auch in meinem Berufsumfeld oft während der Nachbesprechung eines Einsatzes geraucht. Hier noch einmal mein Appell: Bitte damit warten. Nicht jeder möchte den verbrannten, toxischen Dampf oder Rauch der Zigarette einatmen. Ein nettes Tool, den Kollegen der rauchenden Fraktion kurz einmal einen negativen körperlichen Effekt nachzuweisen, ist das CO-(Kohlenstoffmonoxid-)Monitoring, das wir an Bord einiger Einsatzfahrzeuge haben. Raucher tragen hier stets eine erhöhte Konzentration im Blut mit sich herum, dadurch ist bekanntermaßen auch der Sauerstofftransport zumindest teilweise eingeschränkt, was die körperliche Leistungsfähigkeit deutlich reduziert.

Da einige Raucher mittlerweile auf sogenannte Vapes oder E-Zigaretten umgestiegen sind, auch hierzu noch ein paar Worte: Leider ist im Jahr 2024 die Beweislast hoch, dass dies keine gesündere oder bessere Alternative darstellt und ebenfalls zu ausgeprägten Entzündungsprozessen im Lungengewebe führt. Zudem lässt sich noch nicht sagen, ob und wie eine mögliche krebserzeugende Wirkung in den unzähligen Aromastoffen steckt, die die Industrie in diese Produkte steckt. Die Lösung lautet somit ganz klar: Alle inhalativen Stoffe, die bewusst regelmäßig, verbrannt oder auf andere Weise inhaliert werden, entfalten eine giftige Wirkung.

Gib dir einen Ruck und stoppe das Inhalieren, denn da sind die idealen Gesundheitsmanieren.

NUMMER 061

Stelle dich (kurz) zu den Rauchern und schwärme vom Nichtrauchen

Mit dem Rauchen stehe ich definitiv auf Kriegsfuß. Das müsstest du mittlerweile wissen. Vermeidbar, ekelhaft, ungesund. Und am Ende trägt auch noch die Solidargemeinschaft den verursachten Schaden an Leib und Seele mit. Inakzeptabel. Nun: Als Arzt gehört es aber auch zu meinen Aufgaben, immer wieder das Nichtrauchen zu vermarkten und dafür zu sorgen, diesen schädlichen Einfluss zu unterbinden. Sehr oft ist das frustrierend und leider nicht von Erfolg gekrönt.

Du hast bei Punkt 60 gelesen, dass du es vermeiden solltest, dich in der Gegenwart von Rauchern aufzuhalten. Das ist klar die bessere Entscheidung. Aber: Wenn du noch einen Hauch Hoffnung übrighast, dann begebe dich ganz kurz in die Höhle des Inhalierens und schwärme in einer kompakten und bündigen Art und Weise vom Nichtrauchen: Wie schön es doch sei, frei und ohne Husten durchzuatmen, vom Zahnarzt Komplimente für das gesunde Zahnfleisch zu bekommen und das ganze Geld, was nicht für Zigaretten draufgeht, in die Gesundheit, Urlaube oder leckeres Essen zu investieren. Und Tschüss. Einfach so stehenlassen. Manchmal springt der ein oder andere Funke doch auf die Kollegin/innen über und sie überdenken ihr Laster noch einmal. Für Diskussionen und Argumentationen bleibt hier keine Zeit, schließlich willst du die Raucherecke ja schnell verlassen, um dich dem gefährlichen Inhalat zu entziehen. Wenn du doch für eine Debatte aufgelegt bist: FFP2-/3-Maske (schützt nur sehr bedingt) oder Atemschutzgerät aufziehen. Noch besser: Grundlage schaffen: Während der Unterhaltung wird nicht geraucht. Das ist fair.

Mein persönliches No-Go und Abbruchkriterium für Diskussionen mit Rauchern ist übrigens klar: Der auf den Boden geworfene Zigarettenstummel. Das ist ein so offensichtliches Zeichen von fehlendem Respekt und Demut gegenüber Mitmenschen, Umwelt und Tieren und zeugt von maximaler Ignoranz. Am liebsten würde ich den Stummel aufheben und dem, der ihn gerade hat fallen lassen, ins Gesicht schnipsen.

Ich weiß, es ist nicht deine Aufgabe, deine Mitmenschen zu bekehren, aber wenn ich es dann doch irgendwann bei einem Kollegen/einer Kollegin geschafft habe, bin ich auch ein bisschen stolz.

NUMMER 062

Wenn du rauchst, gib alles, um aufzuhören und nutze dafür die besten Strategien der evidenzbasierten Raucherentwöhnungsstrategien

Das Rauchen von Zigaretten ist und bleibt der Lebensjahre-Killer Nummer 1. Schon zehn Zigaretten täglich vermindern die Lebenserwartung im Schnitt bei Männern um etwa 9,4 Jahre, bei Frauen um 7,3 Jahre.

Je früher mit dem Rauchen angefangen wird, desto mehr verlorene Jahre werden noch hinzukommen. Zigaretten und deren Verbrennungsprodukte sind in der Lage, vielseitig, langsam und dann aber irreversibel Schäden am Körper zu erzeugen. Angefangen bei bösartigen Tumoren der Lippe, Zunge, des Rachens und Kehlkopfs sowie der Lunge setzt sich das Schädigungspotenzial im gesamten Kreislaufsystem fort und führt hier zu Arteriosklerose und damit zu Schlaganfall, Herzinfarkt, Durchblutungsstörungen, Impotenz und schlimmstenfalls zu Amputationen. Doch auch einige andere Krebsarten, die nicht unmittelbar dem Rauchen ausgesetzt sind, nehmen dramatisch zu, so zum Beispiel Tumore des ableitenden Harntraktes wie im Bereich der Niere, der Blase oder auch der Harnröhre. Hautalterung mit deutlich sichtbarem »Voraltern« ist da fast nur der harmloseste Effekt. Studien zeigen gut, dass zwischen 35 und 40 Jahren ein Kipppunkt erreicht wird, an welchem die Schädigungen teilweise irreversibel werden und erste Schädigungen der Organe (insbesondere der Atmungs- und Kreislauforgane) nicht mehr reparabel sind.

Auch E-Zigaretten richten signifikanten Schaden an. Aufgrund ihres noch recht jungen Alters ist der wissenschaftliche »Impact« zwar noch nicht so heftig wie der der konventionellen Zigarette, dennoch gibt es mittlerweile auch eine hohe Beweislast zu einem enormen Schädigungspotenzial ähnlich der normalen »Verbrenner-Zigarette« mit Einfluss auf die Atemwegsgesundheit, chronische Entzündungsprozesse und damit auch Herz-Kreislauf-Schädigung. Sie stellen definitiv keine »gesündere Alternative« zum konventionellen Rauchen dar.

Höchste Zeit, das Rauchen endlich dranzugeben und gegen neue, gesundheitsförderliche Gewohnheiten einzutauschen. Und, wie geht das jetzt? Na, ganz einfach: Zigaretten wegwerfen, Hanteln in die Hand nehmen. Fertig. Wenn das so einfach wäre. Aber es gibt Wege, und eines solltest du wissen: Es haben schon andere das Rauchen erfolgreich aufgegeben. Die aktuell effektivste und nachhaltigste Methode mit der höchsten Chance das Rauchen aufzuhören, ist die Kombination aus Verhaltenstherapie und pharmakologischer Unterstützung. Die Verhaltenstherapie dient dazu, gezielt die Muster der Suchtentstehung und Aufrechterhaltung zu durchbrechen und neue Gewohnheiten zu etablieren, die du als Nichtraucherpersönlichkeit brauchst. Einen kleinen Ausblick auf eine erfolgreiche Gewohnheitsbildung findest du beim Punkt »Gewohnheitsbildung«.

Unterstützung erfährt die Verhaltenstherapie durch medikamentöse Maßnahmen, insbesondere mithilfe von Medikamenten, die die körperlichen Wirkungen von Nikotin imitieren und nach und nach reduziert werden, um eine langsame und kontinuierliche Entwöhnung zu schaffen. Doch auch Methoden wie Akupunktur, Hypnose oder Rauchfrei-Seminare können dabei helfen, der gefährlichen Sucht entgegenzuwirken.
Allen Methoden ist gemeinsam, dass der Entschluss gefasst werden muss, das Rauchen zu beenden. Hilfe gibt es beim Hausarzt, der die Medikamente (leider aktuell nur auf Privatrezept mit eigener Kostenübernahme) verschreiben kann und den Weg zum Nichtraucher begleiten kann. Viele Informationen gibt es auch auf dem Portal www.rauchfrei-info.de mit vielen Tipps und Tricks rund um diese wichtige Lebensentscheidung.

Aus meiner eigenen ärztlichen Praxis finde ich aber eine Sache noch wichtig zu erwähnen: Anstatt nur darüber zu sprechen, wie nachteilig, gefährlich und riskant der Konsum von Zigaretten ist, lohnt es sich noch viel mehr einen Blick darauf zu werfen, was für Vorteile das Nichtrauchen mit sich bringt.

Und da möchte ich dir noch meine Top 5 mitgeben:

1. Mehr Geld für Urlaub, Sport und leckeres, gesundes Essen
2. Einen längeren Atem für mehr Leistung in Job, Hobby und Sport.
3. Eine deutlich verbesserte sexuelle Leistungsfähigkeit und Funktionstüchtigkeit bei Mann wie bei Frau.
4. Viel weniger Zahnarztbesuche und mehr Lob vom Zahnarzt.
5. Eine Mitgliedschaft im coolsten Club der Welt, dem weltbekannten »Club der Nichtraucher«.

Wenn das nicht Argumente genug sind?

NUMMER

063

Vermeide Alkohol vor und nach der Arbeit, dem Dienst oder einer Schicht

Mit einem Sekt auf das Dienstende anstoßen und erst mal ein Feierabend-Bier nach getaner Arbeit. Klingt verlockend. Dennoch lautet meine Empfehlung: Alkohol in Maßen und wenn möglich nicht vor dem Dienst (versteht sich von selbst), aber der Aperol am Mittag vor der Nachtschicht ist auch keine gute Idee. Auch nach dem Dienst brauchst du optimale seelische und körperliche Erholung, und da ist Alkohol generell keine gute Idee. Alkohol hat die unangenehme Eigenart, vor allem deine wichtige Schlafarchitektur zu stören und somit deinen Erholungsschlaf negativ zu beeinflussen. In übermäßigen Mengen ist Alkohol schädlich, das ist klar.

Aber ich möchte ich hier nicht grundsätzlich den ärztlichen Zeigefinger erheben und dir alles schlecht reden, was Spaß macht (du darfst gerne Sex haben), und hier und da kannst du auch Alkohol trinken.

Die Dosis macht das Gift. Aber für die Dienst- und Arbeitstage ist mein klarer Tipp: vermeiden. Es gibt gute Alternativen, die alkoholfrei daherkommen und sogar mit ihren Zusammensetzungen einen guten Flüssigkeitsersatz und Elektrolytversorger darstellen. Alkoholfreies Bier ist eine gute Option.

Wo wir gerade beim Thema Alkohol sind: Ich fände es klasse, wenn du auch ein Auge auf Kollegen/-innen wirfst, die möglicherweise ein Problem mit dieser Substanz haben. Das ist häufiger der Fall, als du vielleicht glaubst. Aber die belastenden Situationen, Erlebnisse, Dienstzeiten und auch manchmal privaten Konflikte durch unregelmäßige Arbeitszeiten zollen ihren Tribut. Gerade in der Pflege- und Ärzteschaft ist das ein weit verbreitetes Problem (mal abgesehen von anderen Suchtmitteln), leider oft eben mit enormen Konsequenzen und über Jahre maskiert und verheimlicht.

Ein offenes Ansprechen im Vertrauen ist da das richtige Mittel. Offenes Bloßstellen nicht. Ein guter Hinweis ist der, mit dem Arbeits-/Betriebsmediziner darüber zu sprechen, der diese Information vertraulich und unter Schweigepflicht erst einmal ganz sachlich aufnimmt und zusammen mit dem Betroffenen/der Betroffenen ein weiteres Vorgehen und eine Lösung erarbeitet.

7.3 Risiko- und Gefahrenmanagement im Alltag

NUMMER
064

Behandele kleine körperliche Zipperlein wie Rücken, Kopf- und Gelenkschmerzen immer erst mit konservativen Maßnahmen wie Bewegung, Frischluft und etwas Ruhe

Kopfschmerzen: Ibuprofen. Rückenschmerzen: Diclofenac. Gelenkschmerzen: Celecoxib. Schmerzen überall: Metamizol/Novalgin. Ja. Gerade Rettungsdienstler, Ärzte, Pfleger und Hilfeleistenden neigen gerne dazu, direkt potente Waffen aus der Schublade zu holen.

Aber auch Menschen, die lange an den Bildschirmen dieser Welt sitzen oder monotone Tätigkeiten immer wieder und wieder absolvieren müssen, neigen dazu. Geht ja auch ruckzuck. Mal eben die 600-mg-Ibuprofen eingeworfen, schon kann man weitermachen. Die Werbung erledigt ihr übriges. Ich finde es persönlich immer wieder erschreckend, wie uns Marketing- und Werbetreibende klarmachen wollen, dass nur eine Pille reicht, um gleich wieder mit den Enkeln schmerzfrei durch den Garten zu toben.

Klar. Bei echten, anders nicht in den Griff zu bekommenden Schmerzen ist die Einnahme eines Schmerzmittels in Ordnung und mit einer Verbesserung des Befindens verknüpft. Aber diese Medikamente haben Nebenwirkungen: Magenschleimhautentzündung/Gastritis, Beeinflussung der Funktion der Blutplättchen mit Gerinnungshemmung, Nieren- und Herzkreislaufschädigungen, Allergien und selbst Schmerzen, die sie bei Dauerkonsum verursachen und aufrechterhalten können (medikamenteninduzierter Kopfschmerz).

Nun muss eine gelegentliche Einnahme von Dauerkonsum unterschieden werden. Logisch. Dennoch gebe ich dir hier den Tipp: Es gibt sehr viele gute konservative Mittel und Maßnahmen, mit denen sich die üblichen Alltagszipperlein sehr rasch und gut in den Griff bekommen lassen, ohne direkt zur Schmerztablette greifen zu müssen. Gerade beim Thema Rückenschmerzen, die meist eine funktionelle, unspezifische Ursache haben (Fehlhaltung, Überlastung, zu schwache Muskeln) kannst du mit sofortigem aktivem Dazutun eine Menge richtig machen.

Rückenschmerzen sind so häufig, dass du explizit bei Punkt 87 noch einmal mehr dazu erfährst. Gerade der Kreuzschmerz, der akut oder chronisch auftreten kann, spricht in vielen, ja so sogar außerordentlich vielen Fällen, auf eine Bewegungstherapie unmittelbar an.

Zu langes Sitzen, inadäquate Hebetechnik oder ein insuffizientes Muskelkorsett sorgen dafür, dass sich dein Rücken meldet. Eine schmerzlindernde Tablette wird an der Ursache exakt nichts ändern, Bewegung, Stretching, Kräftigung sowie aktive Beachtung und Wahrnehmung des Rückens aber schon. Ähnliches gilt für den typischen Spannungskopfschmerz, der viele Ursachen haben kann. Lärm, Stress, Flüssigkeitsmangel, aber auch Angst, Schlafmangel oder Fehlhaltungen können hier Verursacher sein. Auch hier wird die sofortige Einnahme von Tabletten und Medikamenten nicht zur Ursachenbekämpfung führen, sondern unter Umständen dafür sorgen, dass du dich den Ursachen noch mehr verstärkend hingibst, da du ja nun keine Schmerzwarnung mehr erhältst. Auch hier gilt: Ruhe, frische Luft, vielleicht eine kalte Dusche, einen halben Liter trinken und stressreduzierende Maßnahmen sind der richtige Weg, um die Ursache zu bekämpfen. Horche also zukünftig bei allen Beschwerden, die dein Körper dir mitteilt in dich hinein und frage dich, woran es liegen könnte, bevor du vorschnell zur Tablette greifst.

Du solltest aber bitte auch die sogenannten Red Flags (Warnzeichen) kennen, bei denen du gezielt (ärztliche) Hilfe aufsuchen solltest: Beim Rücken sind das z. B.: neuer, nicht dagewesener, einschießender Schmerz, Lähmungserscheinungen, Taubheit, Inkontinenz, übermäßiges Trauma, Knackgeräusche, begleitendes Fieber. Bei Kopfschmerzen sind das z. B.: neurologische Ausfälle, Sehstörungen, Taubheit, Lähmungen, heftige Schmerzintensität, erklärendes schweres Trauma wie Sturz oder Anprall, begleitendes Fieber. Bei Gelenkschmerzen sind das z. B.: starke Schwellung, Rötung, ausgeprägt intensive Schmerzen und begleitendes Fieber. Und bei Bauchschmerzen sind das z. B.: harter Bauch, Blut im Stuhl, starkes Erbrechen, begleitendes Fieber. Im Zweifel gilt immer: Die Ursache abklären lassen oder eben den Experten bitten, einen Blick darauf zu werfen. Du siehst: Es gibt einen Mittelweg zwischen der »Pille sofort« und dem Nichtstun. Lerne deinen Körper kennen und gib ihm eine Chance, mit Hilfe einfacher Hilfsmittel wieder ins Lot zu kommen und sein Gleichgewicht wieder herzustellen.

NUMMER
[065]

Wenn du einen empfindlichen Kreislauf oder regelmäßig geschwollene Beine hast, trage Socken mit Kompressionseffekt unter der Einsatz- und/oder Arbeitsbekleidung

Kompressionsstrümpfe sind eine etablierte Prophylaxe und Therapie bei Beinödemen, Krampfadern, aber auch bei Immobilisation oder nach stattgehabter Thrombose.

Nein. Du sollst nicht jeden Morgen aus präventiven Gründen in Kompressionsstrümpfe hineinklettern (ja, das kann schon mal ein Akt werden). Dennoch kann ich dir nur ans Herz legen, dass du, solltest du Probleme mit »orthostatischer Dysregulation«, also einer Kreislaufempfindlichkeit zum Beispiel beim Übergang vom Liegen ins Stehen haben, es einmal mit etwas enger anliegenden Socken zu probieren, die einen Kompressionseffekt auf die Beine/Waden ausüben können.

Merke: Kompressionsstrümpfe ≠ Socken mit Kompressionseffekt; Letztere kommen nicht aus dem therapeutischen, sondern aus dem Sportbereich. Allem voran, solltest du selbstverständlich deine Beinmuskeln, wann immer es geht, benutzen, trainieren und einsetzen, um den Blutfluss aufrechtzuerhalten. Dennoch kann es Situationen geben, in denen du sehr lange stehen musst. Da kann ein äußerlicher Kompressionseffekt auf die Beine/Unterschenkel Gold wert sein, um ein übermäßiges Anschwellen der Beine mit Schmerzen, Druck und Unwohlsein zu verhindern oder zumindest zu reduzieren. Ich habe damit während des Dienstes keinerlei Probleme, aber ich kann mit Überzeugung davon sprechen, wenn es um Kompression bei körperlicher Belastung geht. Beim Marathon, den ich hin und wieder gerne absolviere, bin ich absoluter Überzeugungstäter und profitiere subjektiv sehr stark davon, dass auch nach drei Stunden Laufen mit hohem Tempo und bei hohen Temperaturen ein leichter Gegendruck auf die Beine und damit vor allem die Venen entsteht.

Es geht definitiv auch ohne. Das habe ich schon oft am eigenen Leib erlebt und gespürt. Dennoch ist es ein gefühlter Zugewinn während der Belastung. Insbesondere, wenn die hohe Dauerbelastung dann vorbei ist, »versackt« deutlich weniger Blut in den Beinen (da ja die sogenannte Muskelpumpe nach der Belastung nicht mehr für einen konstant rhythmischen Druck auf die Gefäße sorgt), und es kommt nicht zu einem Blutdruckabfall und damit möglichen Kreislaufproblemen. Ein weiterer Vorteil von Socken mit Kompressionseffekt liegt darin, dass sie in der Regel durchgehend als Socke bis knapp unter das Knie reichen und somit gerade den Tragekomfort von Einsatzstiefeln optimieren können. Wer kennt es nicht: das Scheuern und Reiben am Unterschenkel, wenn die recht starren und harten Stiefel an der Unterschenkelhaut reiben.
Unberührt davon bleibt die Notwendigkeit von echten Kompressionsstrümpfen bei speziellen Erkrankungsbildern, wenn sie denn explizit verordnet sind. Hier gilt: Halte dich an die Empfehlungen deines Arztes/deiner Ärztin, deines Therapeuten oder deiner Therapeutin.

Probiere es aus und betrachte die Option als eine Möglichkeit, die bekannten Maßnahmen wie Training, Wechselduschen oder alltägliche Gymnastik zu unterstützen.

NUMMER
066

Kaue zwischendurch Zahnpflegekaugummis und habe eine reinigende Mundspüllösung dabei

Kaugummi kauen soll bekanntlich viele Vorteile haben. Von Optimierung des Mundhygiene-Milieu über die Anregung der Darmtätigkeit bis hin zur Verbesserung der Hirndurchblutung durch die Aktivierung der Kaumuskeln und damit der Steigerung der Durchblutung im Kopfbereich, nicht zu vergessen die Geste der übertriebenen Lässigkeit, wenn der Vorgesetzte mal wieder kauend und schmatzend einen Spruch von den Lippen lässt.

Eine große Palette an Zahnpflegekaugummis steht den Kauern da zur Verfügung, und gerade die zuckerfreien Varianten mit Xylit können durchaus einen positiven Einfluss auf die Zahn- und Oralhygiene haben. Zumindest habe ich das schon oft heiß mit meinen Zahnärzten diskutiert. Es ist kein Muss, aber ein Kann.

Fakt ist: Der Atemgeruch wird sich zum Besseren entwickeln, und das ist ein nicht zu unterschätzender zwischenmenschlicher Faktor, den man nicht außer Acht lassen darf. Auch Beläge auf den Zähnen, die durch die Kombination aus Speichel und Fremdstoffen entstehen können, lassen sich mithilfe von Kaugummis zumindest teilweise vorbeugen.

Idealerweise wählst du ein umweltverträgliches Kaugummi, welches auch du gut verträgst. Es gibt auch zuckerfreie Kaugummis, die durch ihre Zuckeralkohole wie Maltit oder Sorbit rasch abführend wirken können. Also Vorsicht. Es sei denn, du hast Verstopfung, dann greif gerne zu. Kaugummi kauen ist sicherlich kein Ersatz für das Zähneputzen. Dennoch ist es besser, bei vergessener Zahnbürste oder einer zahnfleisch- und zahnreizenden Mahlzeit mit Säuren und Farbstoffen, durch Kaugummi kauen die Mundhygiene zu optimieren und die Zeit bis zur endgültigen Reinigung zu überbrücken.

Für ein gutes Gefühl können auch Mundspüllösungen dienen, die dabei helfen, innerhalb von 30 Sekunden zumindest einen Teil der Mundbakterien mit schädlichem Einfluss wegzuspülen, abzutöten und allein durch das mechanische Ausspülen schon einen Teil zur Mundhygiene beizutragen.

Auch aus humanmedizinischer Sicht möchte ich noch einmal klar auf den Stellenwert gesunder Zähne hinweisen, denn der Mund ist und bleibt Eintrittspforte für systemisch relevante Erreger (muss bei der Fokussuche im Rahmen einer Sepsis immer bedacht werden) und ist ein wichtiger Ort für chronische Entzündungen und Degeneration, die das gesamte Gesundheitsrisiko eines Menschen beeinflussen können. Parodontitis, also eine chronische Entzündung des Zahnhalteapparates (inklusive Zahnfleisch), stellt einen ständigen entzündlichen Prozess dar, der durchaus auch das Risiko für kardiovaskuläre (Herz-Kreislauf-) Erkrankungen beeinflussen kann und den Verlust von Zähnen im höheren Alter begünstigen kann.

Genau wie ich meinen Patienten immer in den Mund schaue, um den Zahnstatus zu erheben und damit etwas über den allgemeinen Gesundheitszustand zu erfahren, solltest du auch einmal täglich in deine Mundhöhle schauen, denn sie ist das Tor zur Gesundheit.

Bevor der Zahn der Zeit an dir nagt, nag lieber am Kaugummi und kümmere dich um deine Beißer.

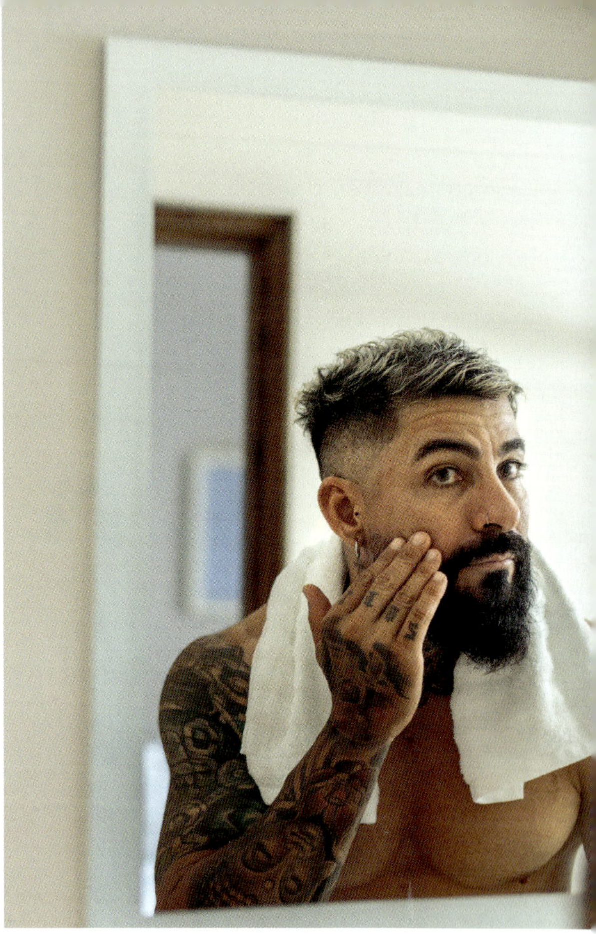

NUMMER

067

Trage am Morgen immer etwas Sonnencreme (LSF 30) auf exponierte Stellen auf, selbst an dunklen und bewölkten Tagen

Sonnenbrände sind das Sinnloseste und Unnötigste, was es an körperlichen Schäden gibt. Kaum etwas ist vermeidbarer und gleichzeitig gefährlicher als ein Sonnenbrand mit seinen resultierenden Folgeschäden. Sonnenbrände schmerzen, und die akkumulierte Menge an Sonnenstrahlen (UVA und UVB) lässt dramatisch die Haut altern. Wir alle kennen sie, die chronischen Sonnenbankgänger, die mehr Zerklüftungen und Furchen im Gesicht haben als manche Gebirge.

Je nachdem, wo du arbeitest, wirst du mehr oder weniger Sonne abbekommen. Logisch. Das kann aber gerade im Sommer bei Außeneinsätzen schnell gefährlich werden, wenn du längere Zeit in einem Einsatzszenario arbeitest, bei dem die gleißende Sonne dir ins Gesicht, auf den Nacken und andere Körperstellen scheint. Da ist es umso einfacher, mit der Applikation von Sonnencreme einen guten bis sehr guten Schutz zu gewährleisten. Wenn du das schon als Routine vor Arbeitsbeginn machst, wirst du erst einmal nicht mehr daran denken müssen, dich einzucremen. Insbesondere das Gesicht, die Ohren, der Nacken, die Hände, aber auch die Kopfhaut sind Stellen, an denen die Sonnenexposition schnell gefährlich werden kann.

Eine Sonnencreme mit mindestens Lichtschutzfaktor 30 wird dabei helfen, deine hauteigene Schutzkapazität und -kompetenz zu verlängern und auch die Hautalterung zumindest einzudämmen. Es ist ein Leichtes, dies am Morgen zu erledigen und damit auf der sicheren Seite zu sein. Nachcremen strengstens empfohlen, und auch der Sonnenschutz durch die richtige Schutzbekleidung ist ein Mittel, das du aggressiv ausreizen solltest.
Kleiner Nebeneffekt: Sonnencreme riecht auch im

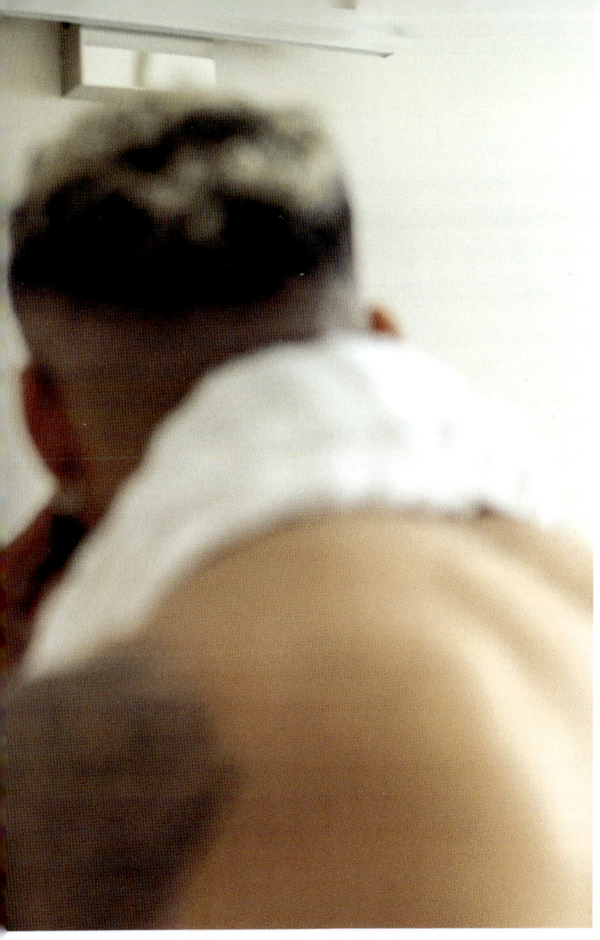

Winter nach Urlaub, Strand und Sommer. Also bitte stets eine kleine Flasche Sonnencreme in der Einsatztasche, dem Rucksack oder dem Kulturbeutel dabeihaben. Dann kann dir nichts mehr passieren und deine Haut wird es dir danken.

NUMMER
[068]

Wenn du krank bist, melde dich krank und kuriere dich aus

Das ist ernst gemeint. Es hilft keinem deiner Kollegen/-innen, wenn du angeschlagen, schwach und eventuell sogar infektiös auf der Arbeitsstelle erscheinst.

Ich gehöre leider auch zu den Kandidaten, die sich eher einmal durchquälen, anstatt zu Hause zu bleiben. Aber meistens rächt sich das doppelt. Erstens hast du wertvolle Erholungszeit verschenkt, und zweitens wird man dich nach Hause schicken – und dann ist der Drops schon gelutscht, denn du hast die »Seuche« schon in deine Arbeitsstelle hineingebracht. Wir erinnern uns noch alle zu gut an die COVID-19-Pandemie. Da konnte ein Infizierter mal eben eine komplette Dienstunfähigkeit in der Abteilung herbeiführen. So weit soll es nicht kommen.

Außerdem sollte dir klar sein: Wenn es um Leben und Tod, Schutz und Verteidigung und Menschenrettung geht, bist du zu 100 Prozent gefordert. Da sind kleine, auch krankheitsbedingte Fehler unter Umständen nicht verzeihbar und mit fatalem Ausgang verbunden. In abgewandelter Form gilt das für jeden Job, in dem man für sich oder andere Verantwortung trägt oder übernimmt. Merke: Es ist keine Schande, sich krank zu melden. Es ist aber eine Schande, krank zu arbeiten und nicht auf der Höhe zu sein, weil dadurch Kollegen und Kolleginnen gefährdet werden können.

Übrigens: Es gibt auch die Option, sich für gewisse Tätigkeiten krank zu melden. Im Grunde muss sich dein Hausarzt (oder der krankschreibende Arzt) beurteilen, inwieweit du in deiner Tätigkeit eingeschränkt bist und ob es die volle Arbeitszeit betrifft oder ob du unter Umständen auch stundenweise einsatzfähig bist. Aber machen wir uns nichts vor: In der Praxis bedeutet eine Krankschreibung (»AU«) meist auch vollständiges Fernbleiben von der Arbeitsstätte. Das ist oft auch sinnvoll – lieber bleibst du drei Tage zu Hause und bist danach wieder vollständig einsatzbereit. Also: Gutmenschen kommen krank zur Arbeit, Helden bleiben jedoch zu Hause, wenn sie wirklich erkrankt sind.

Übrigens kann eine kurze Auszeit auch eine gute Möglichkeit sein, neue Freude und Motivation für die Arbeit zu tanken. Ein interessanter Fakt dazu: Wenn du arbeitsunfähig geschrieben bist, darfst du natürlich auch vor Ablauf des letzten AU-Tages wieder arbeiten gehen, wenn du dich dazu in der Lage fühlst – ganz ohne Rechtfertigung.

Gute Besserung und kuriere dich aus.

KAPITEL 8

GESUNDE UND LECKERE ERNÄHRUNG

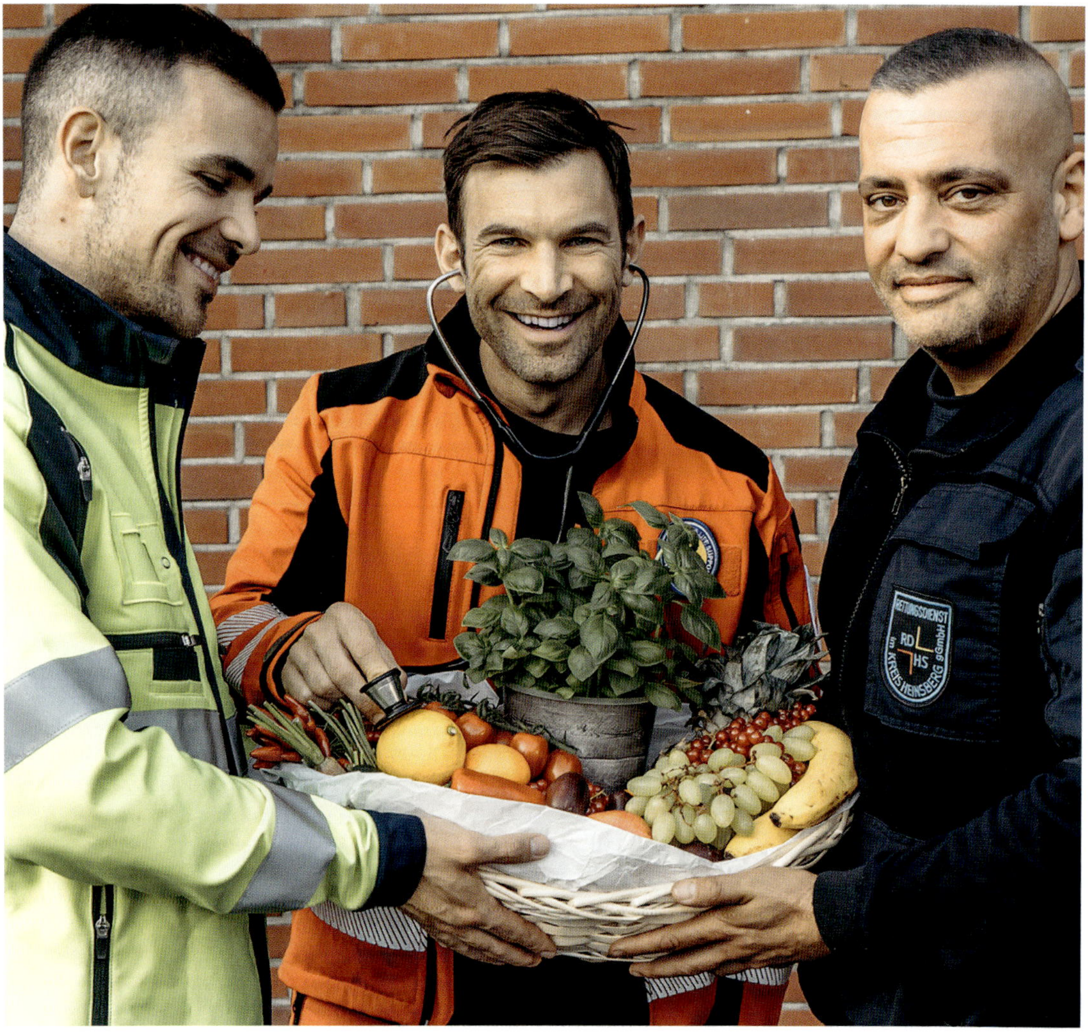

Eine gesunde und vitalisierende Ernährung ist umso einfacher, je mehr Kollegen und Kolleginnen diese tagtäglich leben.

08

Gesunde Ernährung. 100 Experten, 100 verschiedene Meinungen. Dabei ist eine gesunde Ernährung im Grunde genommen ganz einfach: Sie besteht aus einer bunten, unverarbeiteten und nährstoffreichen Kost mit einem hohen Anteil an pflanzlichen Lebensmitteln, viel Protein und einem für dich passenden, befriedigenden Geschmack – am besten in Ruhe und mit Leidenschaft selbst zubereitet. Klingt plausibel. Dennoch werden beim Thema Ernährung täglich unglaublich viele Fehlentscheidungen getroffen: hochverarbeitet, zuckerhaltig, hastig gegessen, heruntergeschlungen und voll mit künstlichen Aromen, Farb- und Konservierungsstoffen.

Eine erstaunlich große Anzahl von Erkrankungen ließe sich verhindern, wenn die Ernährungsgewohnheiten vieler Menschen häufiger einer idealen, gesundheitsförderlichen Ernährung entsprächen. Doch gerade in stressigen Berufen mit langen, wechselnden Arbeitszeiten, Termindruck und vielleicht noch einem gewissen »Gruppenzwang« sind Ernährungsfehler vorprogrammiert und allzu oft Teil des Alltags.

Essen, Nahrungsaufnahme und Genuss sollten, wie ich finde, für den Menschen eine höchste Priorität haben und keine Nebensache sein. Mit den folgenden Tipps wirst du deiner Ernährung simpel und effektiv wieder die Aufmerksamkeit schenken, die sie verdient, um dich voller Energie, Gesundheit und gutem Geschmack durch den Tag zu bringen. Sebastian Kneipp hat einmal gesagt: »Der Weg zur Gesundheit führt durch die Küche und nicht die Apotheke.« Also: Lass es dir munden, und schon wirst du voller Energie ganz bald gesunden.

8.1 Gesunde Lebensmittelauswahl

NUMMER
[069]

Vermeide zuckerhaltige (Nerven-)Nahrung und greife auf komplexe Kohlenhydrate und Proteine zurück

Es fällt mir wirklich schwer, bei einem Satz wie »Ja, gönn dir« noch abzunicken. 100 Gramm Schokolade sind keine Nervennahrung, genauso wenig wie eine halbe Tüte Weingummi. Nein, auch ein Schokoriegel kann diesen Job nicht leisten.

Unsere Neuronen brauchen Zucker. Richtig. Aber den brauchen sie ganztägig und kontinuierlich. Kaum zu glauben, aber den kann unser Körper auch selbst bilden. Erst recht benötigt er keinen puren Traubenzucker. Unser Hirn hat so eine hohe Priorität bei der Energieversorgung, dass Zucker immer zur Verfügung stehen muss. Alternativ können auch Ketonkörper diese Funktion übernehmen, die unser Körper in einem »ketotischen« Stoffwechsel (also in Abwesenheit von Kohlenhydraten) selbst bilden kann und muss, um die Energieversorgung sicherzustellen.

Wenn uns der Heißhunger überkommt und unsere Konzentrationsfähigkeit, Aufmerksamkeit, Wachheitsspanne und die kognitiven Leistungen absinken, ist es das Letzte, was wir brauchen: ein kurzer Zuckerschub, der rasch wieder abfällt und nur weiteren Hunger auslöst. Angezeigt ist in einem solchen Fall ein guter Mix aus komplexen Kohlenhydraten (Haferflocken, Vollkornreiswaffeln, Trockenfrüchten und Nüssen, Samen und Kernen oder eine mittelreifen Banane) in Kombination mit einigen Proteinen. Eine gute Alternative: die bekannten NEF-Energy Balls (siehe Rezeptteil) oder das gute alte Studentenfutter.

Leider fallen wir auch hier immer wieder auf die Marketing-Tricks der Zuckerindustrie herein, die uns dann direkt konsumierbaren Traubenzucker oder Energydrinks verkaufen möchte. Grundsätzlich will ich diese nicht vollständig verteufeln, aber es gibt in der Natur doch einige bessere Optionen als in Wasser gelösten Industrie- und Raffinadezucker.

Einen »Trick« aus unserer Stoffwechselschatzkiste möchte ich dir noch verraten: Wenn du deinem Körper, insbesondere deinem Gehirn, den ständigen Zuckerüberfluss abgewöhnst und längere Nahrungskarenzzeiten (Fasten) einfügst, wirst du wieder eine so effektive metabolische Flexibilität erreichen, dass dein Hirn stets auf den endogenen, also selbst hergestellten, Zucker zurückgreifen kann.

Geh dir selbst nicht auf die Nerven und wähle deine Nervennahrung weise und klug; sie tut deinem Hirn und auch dem Körper gut.

NUMMER

070

Wenn ihr Essen bestellt, ordere immer einen großen Salat mit Essig/Olivenöl und frisches Gemüse

Da sind sie wieder, die Kollegen, die fragen: »Bestellst du mit? Wir wollen bestellen.« Noch während sie fragen, bekommst du schon das Menü in die Hand gedrückt und sollst innerhalb von drei Minuten

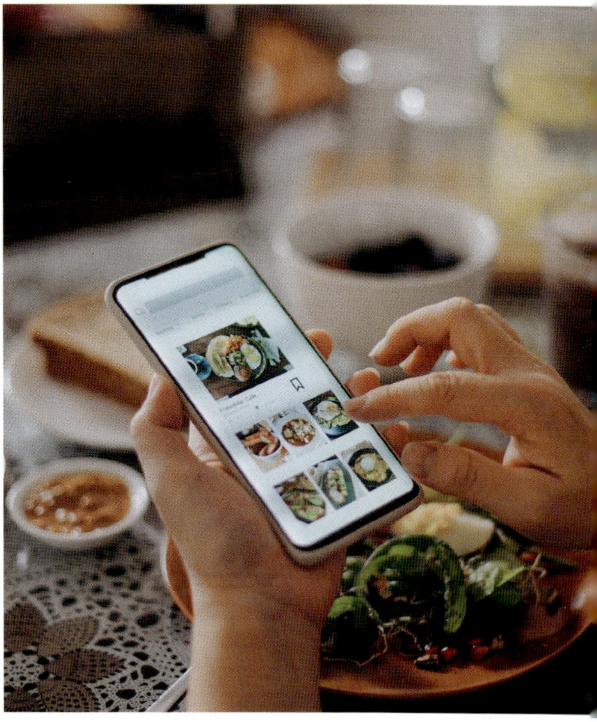

deine Bestellung aus einem asiatischen, italienischen und türkischen Angebot auswählen. Merke: Ein solcher Lieferservice kann nichts Gutes verheißen, wenn er Wan-Tan-Suppe, Döner Kebab und Lasagne gleichzeitig kann – oder angibt, es zu können.

Dennoch gibt es bei allen Lieferdiensten in der Regel den kleinsten gemeinsamen, mehr oder weniger gesunden Nenner: Das ist, ganz simpel, der grüne Salat mit Essig und Öl. Insalata verde, gemischter Salat oder Grünzeug. Meistens kannst du einen solchen Salat bedenkenlos mitbestellen. Wichtig ist nur: immer ohne »Hausdressing«. Denn das ist oft ein Kalorien- und Fett-»Armageddon« aus Mayonnaise und weiteren zuckerhaltigen und fettigen Zutaten, bei denen du schnell mal eine nicht mehr überschaubare Menge Energie zuführst.

Wenn du aber Essig und (Oliven-) Öl bestellst und dann auch noch den fetten Käse weglässt, hast du auf jeden Fall mitbestellt und du wirst, wenn du den Salat dann zwischen duftenden Pizzakartons verzehrst, sowieso das Gefühl haben, dass du auch gerade eine Pizza isst. Als Proteinbeilage eignen sich Thunfisch, Ei und/oder Geflügel (Hähnchenbruststreifen). Bei Letzteren läufst du aber immer Gefahr, dass sie in der Fritteuse zubereitet wurden, was eher ungesund ist (Achtung: Transfette, die gefährlichsten aller Speisefette).

Da du gut vorbereitet in den Dienst gegangen bist, kannst du dir deinen grünen Salat auch wunderbar mit Kürbiskernen, Nüssen, Avocado und Ei garnieren und hast somit eine super Wahl getroffen. Und wenn du doch Gelüste auf Pizza hast, dann rieche daran oder nimm das eine Stück, das in der Runde sowieso meist übrig bleibt.

Guten Appetit!

NUMMER

[071]

Ein gutes, schnell griffbereites Proteinpulver hilft dir, bei wenig verfügbarer Zeit deinen Proteinbedarf sicher zu decken und so deine Muskeln zu erhalten

Zucker und Fett sind allgegenwärtig: Kuchen, Muffins, Schokoriegel, Weingummi, Bonbons, Brötchen. Da es leider noch keine Proteinautomaten in unserem Land gibt (da setzen sich ausreichend viele Lobbys dagegen ein), solltest du stets ein gutes Proteinpräparat zur Stelle haben. Gerade wenn es mit dem Essen zwischen den Einsätzen und den To-dos nicht klappt, ist es wichtig, dafür zu sorgen, dass ausreichend Baumaterial für deine Muskeln, Hormone, dein Immunsystem und weitere wichtige Körpersysteme vorhanden ist.

Dafür eignet sich ein Proteinpulver besonders gut, denn es ist sehr schnell zubereitet und verzehrt. Du kannst es in einem Shaker sogar noch auf der Einsatzfahrt oder am Schreibtisch genießen.

Die Auswahl ist verdammt groß, im Grunde sind aber nur vier Dinge wichtig, auf die du beim Kauf achten sollest:

1. Es sollte möglichst viel Protein enthalten (> 90, besser noch > 95 %).
2. Es sollte möglichst frei von Zusatzstoffen/ Konservierungsstoffen sein.
3. Es muss dir schmecken (am besten den Kollegen/ -innen nicht, sonst wird heimlich mitkonsumiert).
4. Du solltest es gut vertragen.

Ob es nun ein Whey-(Molke)-Protein, ein Mischprotein, ein rein veganes Protein oder ein Insektenprotein ist, das entscheidest du. Es sollte eine Verfügbarkeit an allen essenziellen Aminosäuren haben, die für die körpereigene Synthese der Proteine notwendig sind. Ich schwöre auf ein Molke-Protein (am besten Konzentrat oder Isolat), da dieses in der Regel sehr gut löslich und auch bestens verträglich sind – auch für Menschen mit Laktoseintoleranz (Achtung: vorher Zutatenliste studieren).

Kurz zur Diskussion, ob es nicht besser ist, natürliche Proteinquellen zu verzehren? Klares Ja. Aber du hast eben nicht immer deine gekochten Eier, die Putenbruststreifen oder den Magerquark dabei. Auch wird Protein nicht zu Übergewicht oder Pickeln führen. Es ist meistens die Lebensweise drumherum, die etwaige Nachteile mit sich bringt. Logisch: Wenn du mittags eine fette Lasagne isst und dazu dann noch einen halben Liter Proteinshake konsumierst, ist die Chance höher, aufgrund eines Kalorienüberschusses an Fett zuzulegen.

Aber wenn du 0,3 bis 0,5 Liter Proteinshake mit 30 bis 40 Gramm Protein (mit Wasser, Mandelmilch, Hafermilch, Kokosmilch oder ja, sogar auch Kuhmilch) trinkst und einige weitere Tipps aus diesem Buch befolgst, wirst du davon eher profitieren. Und auch deine Nieren werden nicht »wütend« reagieren. Zucker und Fett mit allen damit verbundenen Folgen mögen sie nämlich so gar nicht, während überschüssiges Protein von gesunden Nieren problemlos mithilfe von Wasser in Form von Harnstoff ausgeschieden wird.

Also: Keine Angst vor Proteinen, sie werden dir nur nützlich dienen.

8.2 Vermeidung von Ernährungsfallen

NUMMER
072

Bereite dir dein Essen für den Dienst vor, sodass du nicht von Verlockungen überrascht wirst

Der Begriff »Meal-Prep« wird dir sicher kein Fremdwort sein, oder? Du erinnerst dich an den Tipp 2. Die fünf Ps (proper planning prevents poor performance), oder? Gute Vorbereitung ist der Schlüssel zum Erfolg. Und das ganz besonders beim Thema Essen und Mahlzeiten. In keinem anderen Bereich kannst du so viel richtig oder eben auch falsch machen.

Es ist nicht nur kostengünstiger, vorzukochen, sondern ermöglicht dir auch eine effektive Kontrolle darüber, was du Wertvolles oder Abfallartiges in deinen Körper aufnimmst. Das Gute ist: Die meisten Rezepte, die man gut vorkochen kann, benötigen keine superteuren Zutaten. Es sind simple Mahlzeiten wie Geflügel mit Gemüse und Reis, Bowls, Porridge, Energy Balls oder gesundes Gebäck.

Klar. Um ein wenig Zeitinvestment wirst du wohl nicht herumkommen. Idealerweise eignet sich ein gemütlicher Sonntagabend für das Vorkochen. Wenn du also zum Beispiel weißt, dass drei 24-Stunden-Dienste in der Woche auf dich warten oder deine Tage im Büro lang und fordernd werden, solltest du doch in der Lage sein, drei Portionen Hühnchen (alternativ Falafel, Tofu, Kichererbsen), drei Portionen Ofengemüse und drei Portionen Wildreis zuzubereiten, oder? Die packst du dann in Boxen und stellst sie in den Kühlschrank. Die Checkliste sorgt dafür, dass du sie nicht vergessen wirst. Die meisten Mahlzeiten lassen sich gut mehrere Tage im Kühlschrank lagern, ohne dass sie verderben.

Du musst auch nicht alle Mahlzeiten vorkochen, aber eine gesunde Hauptmahlzeit und ein paar gesunde Snacks solltest du an Bord haben, damit du vorbereitet bist, wenn es doch wieder an mehreren Tagen Pommes mit Currywurst oder Pizza gibt. Auf Mahlzeiten dieser Art musst nicht ständig verzichten, aber wenn du dich an die 80/20-Regel hältst und 80% deiner Mahlzeiten gesund, vorbereitet, nahrhaft und unverarbeitet sind, wirst du nicht hinterherhinken.

Übrigens gibt es auch gute Lieferanten von fertig zubereiteten Mahlzeiten, die den Anspruch an eine unverarbeitete, frische und leckere Ernährung durchaus erfüllen. Die Mahlzeiten werden dann einmal/Woche geliefert und stehen als frische Alternativen oder als Komplettmahlzeit im Glas ohne Konservierungsmittel schnell zur Verfügung. Und sie schmecken definitiv gut und lecker. Ausprobieren, wenn du jemand bist, der in der Küche wirklich so gar nichts kann.

Hier sind meine Top 5 Meal-Prep-Rezepte und Snacks für den Dienst, die schnell zuzubereiten sind und sich auch relativ lange lagern lassen:

1. Die unangefochtene Nr. 1:
gekochte Eier. Top Proteinquelle, und da kannst du dir mal eben zehn Stück in einem Wassertopf kochen. Der Mythos, zu viele Eier seien ungesund, ist lange überholt.

2. Ofen-Süßkartoffeln mit gerösteten Kichererbsen und Hähnchenbruststreifen

Zutaten (für 3-4 Mahlzeiten):

- 3 große Süßkartoffeln
- 2 Dosen Kichererbsen (abgetropft und gut abgespült)
- 1–2 EL Olivenöl
- Salz
- Pfeffer
- 1000 g Hähnchenbrust (am besten Bio)
- Paprikapulver
- Kräuter (frisch oder tiefgekühlt)
- ½ Zitrone
- 90 g Nussbruch (Cashew-, Pekannüsse oder Mandeln)

Zubereitung:
Schäle die Süßkartoffeln und schneide sie in Streifen. Gib die Süßkartoffelstreifen zusammen mit den abgetropften Kichererbsen auf ein Backblech, beträufle sie mit ein wenig Olivenöl und würze sie mit Salz und Pfeffer. Röste die Mischung im vorgeheizten Ofen bei 180–200 Grad Celsius für etwa 20 Minuten, bis die Süßkartoffeln weich und leicht gebräunt sind. Währenddessen schneide die Hähnchenbrust in Streifen und brate sie in einer Pfanne mit etwas Öl an. Würze das Hähnchen mit Paprikapulver und Kräutern, bis es durchgegart ist. Verteile die gerösteten Süßkartoffeln und Kichererbsen zusammen mit den Hähnchenbruststreifen auf 3–4 Tupper-Dosen. Beträufle jede Portion mit dem Saft einer halben Zitrone und streue jeweils 30 Gramm Nussbruch (Cashew-, Pekannüsse oder Mandeln) darüber. Verschließe die Dosen, und die Mahlzeiten sind bereit zum Mitnehmen oder zur späteren Verwendung.

3. Chia-Pudding mit Granola und Tiefkühlbeeren

Zutaten:
- 150 g Chia-Samen
- 500 ml Mandelmilch
- Vanille-Aroma (z. B. Flavour Drops oder frische Vanille)
- 200–250 g Tiefkühlbeeren-Mix
- Zuckerfreies Granola (z. B. GURU Granola)
- ½ Orange

Zubereitung:
Mische 150 Gramm Chia-Samen mit circa 500 ml Mandelmilch und lasse die Mischung 2–3 Stunden quellen, idealerweise über Nacht, damit die Samen gut aufquellen. Füge etwas Vanille-Aroma hinzu (z. B. Flavour Drops oder frische Vanille) und vermenge es gründlich. Verteile die Chia-Mischung auf Weckgläser oder Tupper-Dosen. Gib eine Schicht Tiefkühlbeeren-Mix (circa 200–250 Gramm) darauf. Toppe das Ganze mit zuckerfreiem Granola (zum Beispiel GURU Granola). Presse eine halbe Orange aus und verteile den Saft über das Granola. Stelle die Gläser oder Dosen in den Kühlschrank, damit die Mischung gut durchziehen kann.

4. Zucchini-Linsen-Nuss-Bratlinge/-Pattys:

Zutaten für 10–12 Stück:
- 2 Zucchini
- 150–200 g vorgekochte schwarze Linsen
- 50 g Nussbruch
- 2 Eier
- 2 Knoblauchzehen
- Olivenöl (zum Braten)

Zubereitung:
Raspel zwei Zucchini und vermische sie mit 150-200 Gramm vorgekochten schwarzen Linsen und 50 Gramm Nussbruch. Füge zwei Eier und zwei fein gehackte Knoblauchzehen hinzu und vermenge alles gründlich. Erhitze etwas Olivenöl in einer Pfanne und forme aus der Mischung kleine Portionen. Brate die Portionen von beiden Seiten goldgelb an.

5. NEF-Energy-Balls

Zutaten:
- 100 g Nüsse
- 200 g entkernte Datteln
- 50 g Erdnussbutter (100-prozentige)

Zubereitung:
Für diese kleinen Energiebomben, die perfekt zur Überbrückung von Hungerpausen geeignet sind und sich gut zum Mitnehmen eignen, vermische 100 Gramm Nüsse zusammen mit 200 Gramm entkernten Datteln und 50 Gramm Erdnussbutter in einem Pürierer. Püriere die Mischung, bis eine homogene Masse entsteht. Rolle anschließend mit den Händen kleine Bälle aus der Masse und lege sie auf einen Teller oder ein Backblech. Stelle die Bälle in den Kühlschrank, damit sie fest werden. Bereite lieber eine größere Menge dieser NEF-Energy-Balls zu, da sie im Team besonders gut ankommen werden.

NUMMER 073

Platziere einmal pro Woche oder Monat an allen wichtigen (arbeitsrelevanten) Orten gesunde Snacks

Optimierung der Umwelt und Umgebung ist hier das Motto. Es ist strategisch von ausgeprägtem Vorteil, wenn du gesunde Snacks immer dort lagerst, wo du sie gebrauchen kannst. Bei mir bedeutet das zum Beispiel, immer einen Proteinriegel in der Notarztjacke zu haben, eine kleine Packung Studentenfutter oder Nüsse im Auto bereitzuhalten oder auf Rettungswachen, auf denen ich regelmäßig bin, Haferflocken, Proteinpulver und Nussmischungen zu lagern.

Wenn ich auf dem Notarzteinsatzfahrzeug die Betäubungsmittel prüfe, platziere ich unmittelbar auch ein bis zwei Stücke Obst (Achtung: nicht vergessen, falls nicht gegessen) im Auto und natürlich, wer hätte es gedacht, ein bis zwei Energy Balls oder Proteinriegel. In der Eile kann es immer passieren, dass etwas vergessen wird. Übrigens: Wenngleich auch nicht dafür vorgesehen, so hat das ein oder andere Rettungsmittel auch einen Kühlschrank, in dem man etwas kühl lagern kann. Auch in vielen Büros oder an anderen Arbeitsplätzen finden sich häufig Kühlschränke.

Bitte aber immer markieren, wem das Lebensmittel gehört und wann es deponiert wurde – wir haben schon so einige Lebensmittel zu einem sehr späten Zeitpunkt vorgefunden, als sie wirklich nicht mehr zu retten waren.

Aus der Gewohnheits- und Präventionspsychologie kennt man das Konzept der Verhältnisprävention übrigens auch: Wenn du deine Umgebung so modellierst und anpasst, dass sich deine Lebensbedingungen (in diesem Fall die offensichtlich schnelle Verfügbarkeit von gesunden Lebensmitteln) so verändern, dass sie einen positiven Einfluss auf dein Verhalten nehmen, dann ist das ideal.

Lasset die Versteckspiele beginnen und erfreue dich, wenn du demnächst an Orten gesundes Essen findest, an denen du es nicht mehr wähntest.

NUMMER 074

Versteck dich, wenn es Kuchen und Kekse auf der Arbeit gibt

Achtung. Es folgt ein absolut überlebenswichtiger Trick, vor allem gegen Nachmittag. Denn ich frage mich oft, wie manche Kollegen das schaffen: Da gibt es zum Mittagessen deftigste Küche (Pommes, Currywurst, Schnitzel, ...) und schon eine Stunde später stehen zwei Bleche saftiger, gehaltvoller Kuchen auf dem Tisch im Aufenthaltsraum. Ja, das Ritual ist etwas Schönes. Aber mal eben noch 500 bis 800 Kalorien nebenher »reinfahren«, um danach endgültig ins postprandiale (nach dem Essen einsetzende) Koma zu fallen, ist irgendwie unschön.

Klar. Kuchen darf und muss auch mal sein. Aber eine clevere Vermeidungsstrategie ist wahrscheinlich gesünder. Doch es gibt Auswege: Entweder, du zeigst Nerven aus Stahl, während du am Tisch sitzt und siehst, wie der saftige Pflaumenkuchen oder die Puddingteilchen in den Rachen der Kollegen verschwinden. Oder: Du flüchtest und versteckst dich.

Ich schaffe es doch meistens, entweder einen Anti-Kuchen-Einsatz zu bekommen (dann ist das Stichwort auch meistens noch »Aspiration«, also das Verschlucken beziehungsweise das Inhalieren von Nahrung in die Luftröhre mit Atemnot und schlimmstenfalls Herz-Kreislauf-Stillstand), oder ich verziehe mich ins Fitnessstudio oder in den Sportraum. Das ist ein totsicherer Ort zur Kuchenvermeidung, denn beim Training wird dich niemand mit dem Argument eines leckeren Stücks Kuchen stören. Beim entspannten Ruhen, Lesen oder Quatschen ist die Chance deutlich höher, in den (Apfel-)Strudel des »Verderbens« eingesaugt zu werden. Alternativ bietet sich eine Ausrede an, etwa: »Oh, genau die Sorte mag ich nicht.« Oder: »Darauf habe ich neulich mit Durchfall reagiert.« Funktioniert ganz gut, um sich der Völlerei zu entziehen.

Wenn das alles nichts hilft, dann lass es dir eben einfach mal schmecken. Du weißt ja, wie du den Kuchen sinnvoll wieder in mechanische Wärme und kinetische Energie umsetzt.

Als absoluter Experte machst du den Kuchen einfach selbst und sorgst dafür, dass es ein proteinreicher, zuckerarmer Kuchen ist.

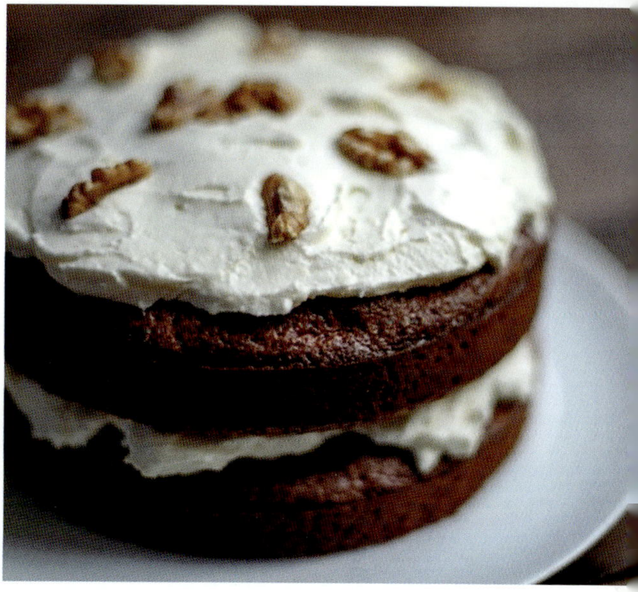
Kuchen ist eine feine Sache, aber allzu oft mal eben so nebenher gegessen.

NUMMER
075

Wenn du eine Heißhungerattacke hast, trinke zügig einen halben Liter Wasser und überbrücke die Zeit, bis du dich aus einer Süßigkeitengefahrenzone entfernt hast

Heißhunger. Absolut gefährlicher Gesundheitsnotfall. Ich will gar nicht wissen, wie viele unnötige und schnelle Kalorien zeitgleich bei diesem SUPERGAU in die Körper von arbeitenden Menschen verfrachtet werden.

Heißhunger hat meistens mehrere Komponenten. Eine der häufigsten ist, klar, der Abfall des Blutzuckerspiegels auf oder unter ein kritisches Niveau. Aber auch eine mentale Komponente kann einer Heißhunger-Attacke zugrunde liegen. Die typische Kurzschlussreaktion ist oft, für einen schnellen Zuckerstoß zu sorgen: Süßigkeiten, Energy Drinks oder was sich sonst so auf die Schnelle finden lässt.

Die wenigsten nutzen eine andere Strategie zur Bekämpfung einer Heißhungerattacke: Das liegt daran, dass Heißhunger durchaus eben auch ein nutritiver Ausnahmezustand sein kann und eine gewisse Impulskontrolle verhindert. Da geht es nur noch um die schnelle Energie und das rasche Anheben des Blutzuckerspiegels. Dass das keine gute Idee ist und der Blutzuckerspiegel nur kurz hochgeht, um dann wieder schnell abzufallen, sollte den meisten von uns klar sein.

Es gibt aber noch einige andere Möglichkeiten und Strategien, um einem Heißhunger entgegenzuwirken. Das oberste Gebot lautet: Den Impuls in Geduld umwandeln. Es ist vollkommen okay, etwas gegen das Gefühl des Heißhungers zu verzehren: Aber es muss das Richtige sein. Ein Mix aus ein paar kurzkettigen, mittel- und langkettigen Kohlenhydraten gepaart mit etwas Protein wäre ideal. Die wenigsten haben aber das gekochte Ei mit Studentenfutter dabei. (Du wirst es natürlich demnächst dabei haben!).

Das Ziel muss es also sein, entweder gut vorbereitet zu sein, den Heißhunger durch kluge Nahrungsmittelauswahl gar nicht erst aufkommen zu lassen oder dir eben etwas Zeit zu verschaffen, bis du eine Möglichkeit bekommst, etwas Gesundes und Akzeptables zwischen die Zähne zu bekommen. Ideal: 500 Milliliter kaltes Wasser sofort und unmittelbar genießen. Durch dieses einfache Manöver erzeugst du unmittelbar ein kurzzeitiges Sättigungsgefühl und: Es kann durchaus sein, dass sich ein Durstgefühl als Hungergefühl tarnt und du danach keinerlei Heißhungergelüste mehr hast.

Was auch helfen kann, ist: eine sofortige Bewegungsintervention, die dich kurz und knackig aus der Puste bringt. Denn auch das unterdrückt sofort ein Heißhungergefühl, da dein Körper durch die starke Aktivierung des Sympathikus selbst den möglicherweise erniedrigten Blutzuckerspiegel hochregulieren muss (durch Abbau von Speicherglykogen aus Leber und/oder Muskeln).

Bevor du demnächst wieder den Versuchungen aus der Süßigkeitenkiste erliegst: 20 Liegestütze, 500 Milliliter kaltes Wasser auf ex – und schon wird aus dem Heißhunger- ein Kalthungergefühl.

Ausprobieren!

NUMMER

076

Bestücke deine Einsatz- oder Dienstbekleidung immer mit einem gesunden Notfall-Snack

Da sind wir wieder bei den 5 Ps. Die kennst du jetzt zur Genüge: Aber ich kann es nicht oft genug kommunizieren. In deine Einsatzkleidung gehören Kugelschreiber, Pupillenleuchte, Kommunikationsmittel und ja: gesunde Snacks. Du bekommst sowieso nicht alle Taschen und Verstauräume in einer guten Rettungsdienstjacke oder Hose gefüllt. Also, bevor es losgeht: Studentenfutter, ein in Alufolie gewickeltes gekochtes Ei (unbedingt hart und einen Proteinriegel verstauen. Weiterhin eignet sich beispielsweise eine Packung getrockneter Kichererbsen oder Kürbiskerne. Auch gut: Protein-Pancakes, die du gut in Folie einwickeln kannst. Auch ein bis zwei Stücke Obst (Apfel, Nektarine, Birne, Banane) funktionieren gut, ebenso Trockenfrüchte. Für Süßigkeiten ist in der Jacke kein Platz. Hier sind wir wieder beim Thema Verhältnisprävention. Wenn du keinen Schokoriegel dabeihast, wirst du keinen essen. Ganz einfach.

Achte bitte unbedingt darauf, die Taschen nach dem Dienst regelmäßig zu leeren. Studentenfutter wird dir keinen Kummer bereiten. Eine alte Banane, die du vergisst, allerdings schon. Und nichts ist widerlicher, als die Pupillenleuchte im Notfall aus der Tasche zu holen und in eine überreife Banane zu greifen, die du erst einmal nicht mehr von den Händen bekommst.
Als netter Kollege/in packst du dann deinem Team-Member auch etwas in die Jackentasche (bitte etwas, was nicht für unangenehme Überraschungen sorgt). Dann könnt ihr sogar euren Snack vielleicht sogar gemeinsam genießen.

8.3 Trinken wie ein Profi

NUMMER

077

Sorge dafür, stets Wasser zum Trinken verfügbar ist

Ohne Wasser geht nix. Viele unserer Patienten brauchen Wasser. Meistens dann intravenös, wenn es zu einer Kreislauf-Fehlfunktion gekommen ist, ein Schock seine Auswirkungen zeigt oder jemand sehr viel Blut verloren hat.

Da ist rasche Re-Hydrierung das Mittel der Wahl und eine unserer ersten Maßnahmen. Umso erschreckender, dass manche Kollegen oder Kolleginnen am Abend zu Dienstende den folgenden Satz von sich geben: »Ich glaube, ich habe zu wenig getrunken, nur eine Tasse Kaffee und eine Cola am Mittag.« Wassermangel ist ein echter Leistungskiller, und wie du schon oben gelesen hast, ist dieser Mangel einfach zu beseitigen und ist Verursacher für viele unspezifische körperliche Symptome, die von Kopfschmerzen bis hin zu verspannter Muskulatur reichen.

Eine Wasserschuld darf und kann keine Option beim Arbeiten sein. Trinke so früh es geht einen Großteil deiner benötigten Flüssigkeit. In der Regel benötigen wir etwa 40 Milliliter Wasser pro Kilogramm Körpergewicht am Tag für eine reibungslose Körperfunktion. Ich benötige damit schon etwa 3 Liter am Tag, was eine ganze Menge ist.

Und ja: Bei allen Alternativen aus der breiten Palette der Getränke ist Wasser immer noch die beste Option.

NUMMER
078

Trinke einen halben Liter Wasser, bevor es in die Schicht oder zur Arbeitsstätte geht

Es ist keine gute Idee, am Ende des Tages, wenn du bereits halb vertrocknet bist, ein Kompensations-Trinken zu veranstalten.

Also: Stelle dir eine Wasserflasche ganz offensichtlich in deinen Spind, in die Umkleide oder auf den (Schreib-)Tisch und versuche, diese wirklich zu Beginn deines Arbeitstages zu leeren. Was drin ist, ist drin. Und das gilt für Wasser ganz besonders. Dehydratation ist im Rettungswesen ein ernsthaftes Problem, gerade im Sommer, wenn die oft recht warme Einsatzkleidung sich mit den Temperaturen vereinigt, um dir Wasser zu entziehen. Also: Mache die Tanks früh morgens voll, dann bist du für den Rest des Tages gut hydriert.

Typische Symptome eines aufkommenden Flüssigkeitsmangels sind Kopfschmerzen (absoluter Klassiker), Müdigkeit, Konzentrationsstörungen, Schwindel und Erschöpfung bis hin zur Kollapsneigung. So weit lässt du es natürlich niemals kommen, aber früh übt und trinkt sich. Das hast du jetzt verstanden! Übrigens: Wenn du schon viele Dinge deines Alltags mithilfe von »Apps« unterstützt und regelst, dann ist auch eine App als Trinkerinnerung nicht verkehrt. Da gibt es eine ganze Palette an großartigen Apps. Ausprobieren!

NUMMER
079

Trinke zwei bis drei Tassen Kaffee (oder Tee) täglich. Möglichst in aller Ruhe

Das Getränk, das stimuliert und köstlich mundet, es doch täglich deinen Genuss abrundet!

Frisch aufgebrüht und heiß getrunken, du gleich in schönen Gedanken prompt versunken. Espresso, Filter oder Cappuccino in der Kehle sind einfach gut für deine Retter-Seele.

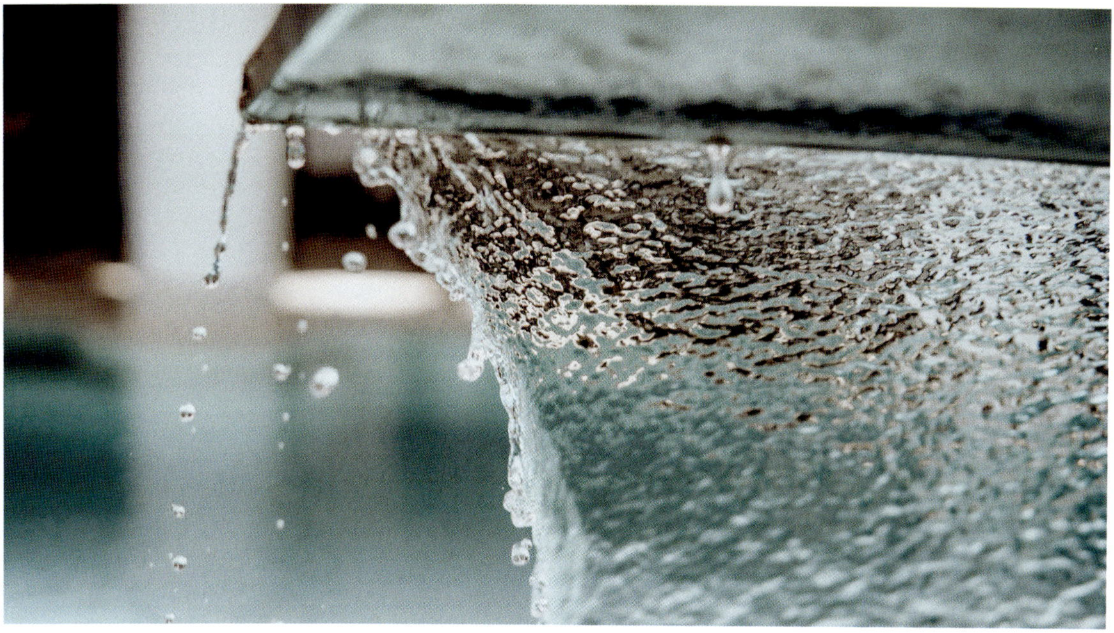

Okay, jetzt reicht es an poetischen Zeilen.

Ich bin ein riesiger Kaffee-Fan und liebe dieses Getränk so sehr, dass meine ersten Gedanken am Morgen (fast immer) der ersten Tasse gewidmet sind. Selbstverständlich kommt vorher der Gedanke an die Schönheit meiner Frau.

Früher, wir wissen es noch alle, war Kaffee gerne als reines Genussmittel verpönt. Magengeschwüre, Herzrasen, schlechter Zahnstatus und massiver Flüssigkeitsentzug waren nur einige der wichtigen Halbwahrheiten über dieses Elixier. Das lag meist am typischen Bild des Kaffeetrinkers: Kaffee, Kippe und Kuchen. Dass der Kaffee damit in den kausalen Abgrund des Lebensjahre kostenden Strudels von toxischen Genussmitteln gerissen wurde, ist kein Wunder. Aber glücklicherweise sind sich die Wissenschaft und ich einig: Kaffee ist ein absolutes Superfood. Na gut, Frechheit. Es nun auf einmal als Superfood zu bezeichnen, wenn es doch immer schon literweise weltweit getrunken wurde.

Die Kaffeebohne trägt ein riesiges Potenzial an wertvollen Inhaltsstoffen in sich, die nur darauf warten, bei der Zubereitung in Wasser gelöst und dann im Körper ihre volle Wirkung zu entfalten. Klar. Die möglichst wenig verarbeitete Bohne, frisch aufgebrüht, wird da das Maximum an Gesundheit und Geschmack bereitstellen. Ich rede nicht von fertigen Kaffeegetränken aus dem Supermarkt-Kühlregal mit viel unnötigem Zucker und Fett.

Natürlich steht an erster Stelle das natürliche Koffein aus der Kaffeebohne (siehe oben), aber vor allem auch viele Bitterstoffe und sekundäre Pflanzenstoffe, von denen viele ein ausgeprägt antioxidatives Potenzial haben. Sogar die WHO (World Health Organization) nennt vier Tassen Kaffee pro Tag empfehlenswert, um einen möglichen gesundheitlichen Nutzen daraus zu ziehen.

Hier sind ein paar Gründe für den regelmäßigen Kaffeekonsum im Schicht- und Bereitschaftsdienst oder im Büro:

1. In seiner »schwarzen« Reinform – Espresso, Filterkaffee, Americano, French Press – ist Kaffee ein nahezu kalorienfreies Getränk. Allenfalls ein paar wenige (auch noch gesunde und leicht verdauliche Fettsäuren) sind enthalten. Damit eignet sich Kaffee hervorragend auch als sättigende Trinkbeilage.
2. Kaffee kann gerade in Fastenzeiten (Intervallen) dafür sorgen, ein angenehmes leichtes Sättigungsgefühl zu erzeugen. Selbst schwarz genossen führt er durch die verschiedenen Aromen zu einer so intensiven Geschmacksstimulation, dass uns zeitweise der Hunger vergeht.
3. Kaffee zählt als getrunkene Flüssigkeit. Warum auch nicht. Ja, in der Tat. Kaffee wirkt leicht harntreibend, aber du wirst sicherlich nicht vertrocknen, wenn du einen Großteil deines Flüssigkeitsbedarfs aus Kaffee deckst. Keine Sorge. Es ist noch niemand in der Kaffee-Hara-Wüste verdurstet.
4. Der Gehalt an sekundären Pflanzenstoffen ist enorm. So finden sich in großer Menge Phenole in dem gebrühten Kaffeegetränk, die eine antioxidative, zellschützende Wirkung haben können.

Welche Substanz am Ende auch immer dafür verantwortlich sein mag: Bei vielen chronischen Erkrankungen in unseren Zivilisationsbreiten hat Kaffee eine vorbeugende Wirkung, die auch wissenschaftlich gut reproduziert werden konnte. So sind folgende Erkrankungen wohl durch regelmäßigen Kaffeekonsum primär (präventiv), aber auch sekundär (wenn schon eingetreten), zu beeinflussen:

– Diabetes mellitus Typ 2
– Bluthochdruck und zu niedriger Blutdruck (Hyper- und Hypotension)
- Lebererkrankungen (Zirrhose, Leberkrebs)
- chronische Niereninsuffizienz
- Morbus Parkinson
- Depressionen

Es gibt demnach viele gute Gründe, um Kaffee zu konsumieren. Es geht nicht um einen literweisen Konsum, sondern um die individuell-optimale Menge. Die gesunde Wahrheit liegt vermutlich irgendwo zwischen zwei und sechs Tassen täglich. Selbstverständlich in höchster Qualität und in Ruhe genossen. Klar ist: Wer einen hypernervösen Magen, einen empfindlichen Schlaf hat oder generell zu innerer Unruhe neigt, dem sei eher davon abgeraten, reichlich Kaffee zu trinken. Aber hier helfen koffeinfreie Varianten, die auch gesund sind. Einzig der Geschmack ist oft etwas gewöhnungsbedürftig. Achtung: Vorsicht gilt auch beim gleichzeitigen Konsum von Magnesium und Zink Kaffee kann hier die Resorption und damit die Bioverfügbarkeit deutlich senken. Zu Präparaten aus dieser Mineralstoffklasse auf jeden Fall einen gewissen zeitlichen Sicherheitsabstand wählen. Grüner und/oder schwarzer Tee ist selbstverständlich auch eine gute Alternative bei Kaffee-Aversion. Die soll es auch geben. Auch Grün- und Schwarztee haben eine Menge Inhaltsstoffe zu bieten, die gesundheitsförderlich sein können.

Gibt es denn auch Nachteile? Ja, ein übermäßiger Kaffeekonsum kann auch Nachteile mit sich bringen. Die sind aber sehr überschaubar. Dazu zählen Zahnverfärbungen, ein gereizter Magen, eine leicht erhöhte Gefahr für Krebs im Bereich der Mundhöhle, der Schleimhäute. im Rachen sowie der Speiseröhre durch den generellen Genuss von sehr heißen Lebensmitteln und Getränken. Und natürlich die Wirkungen eines übermäßigen Koffeinkonsums.

Du musst jetzt nicht zum Kaffeetrinker werden, wenn du es bislang nicht warst. Aber wenn du auf den Geschmack kommst, dann bitte, bediene dich. Je höher die Qualität, desto besser für deine Gesundheit.

Eine Sache möchte ich noch loswerden: Das in Ruhe Genießen, mit allen Sinnen, ist empfehlenswerter als hastig den »Coffee to Go« in der Hand zu halten. Gut. Manchmal geht es nicht anders. Da bin ich auch froh, wieder meinen nachhaltigen, grün produzierten Kaffeebecher dabei zu haben, wenn es zum Einsatz geht. Aber Achtung: Bitte immer mit (nachhaltigem) Deckel, sonst gibt es eine nicht zu unterschätzende Verbrennungs- und Verbrühungsgefahr. Immer unglücklich, wenn man dann selbst bei einer Vollbremsung zum Patienten wird.

NUMMER

[080]

Wenn du unbedingt einen (süßen) Softdrink trinken möchtest, wähle die zuckerfreie Alternative

Softdrinks in allen Variationen stehen natürlichem Wasser in vielem nach. Da gibt es keine Diskussion. Wenn du auf sie verzichten kannst, tue es. Deinen Flüssigkeitsbedarf solltest du, wenn immer möglich, mit Wasser (oder anderen ungesüßten Flüssigkeiten) wie Tee oder aromatisiertem Wasser decken. Dennoch wird es Momente geben, in denen du einfach eine leckere, kalte Coke trinken möchtest. Und das ist auch völlig menschlich und in Ordnung. Aus ernährungsmedizinischer Sicht wirst du durch eine Cola oder einen anderen Softdrink dein Leben nicht dramatisch verkürzen.

Trotzdem lautet meine klare Empfehlung: keine unnötigen flüssigen Kalorien in Form von Zucker. Und davon haben die meisten Getränke, wie man sie überall erhält, mehr als genug. Und genau dieser Zucker, der am Ende eines »faulen« Arbeitstages unverbraucht im Stoffwechsel verbleibt, ist es, der eine echte gesundheitliche Gefahr darstellt. Denn mit einem halben Liter Cola (oder einem anderen typischen Softdrink) führst du dir unter Umständen mal eben 50 Gramm reinen, nährstoffarmen Zucker zu, denn du nebenher trinkst und der mit höchster Wahrscheinlichkeit nicht zu deiner Sättigung beiträgt.

Das ist etwas, was ich fast täglich bei Kollegen sehe. Noch schlimmer als die eine Cola am Mittag ist das ständige Nippen an der Softdrink-Flasche. So schaffen es manche Kollegen, nonstop ihre Insulinausschüttung zu stimulieren und dafür zu sorgen, dass der überflüssige, meist eben nicht durch Bewegung verbrannte Zucker gemeinsam mit den Fetten aus Schokoriegeln mal eben den Weg in die Fettdepots findet und noch schlimmer: das Risiko für eine Insulinresistenz, also einen Diabetes Typ 2, deutlich erhöht.

Denn wenn der Organismus permanent ein Zuckerangebot erhält, für das keine Nachfrage existiert, kommt es über Wochen, Monate und Jahre zu einer Abnahme der Insulinwirkung und -sensitivität mit Verlust der Insulinwirkung und steigenden Blutzuckerwerten bis hin zum manifesten Diabetes mellitus Typ 2. Und diese Erkrankung ist wirklich ein gefährlicher Zustand mit vielen (vermeidbaren) Folgeerkrankungen wie Nierenschaden (bis hin zur Dialyse), Seheinschränkungen (bis hin zur Erblindung), Gefäßerkrankungen (bis hin zu Herzinfarkt, Schlaganfall und Schaufensterkrankheit), Nervenschädigungen (bis hin zur diabetischen kognitiven Dysfunktion) und vielen weiteren chronischen Organschädigungen, die irgendwann irreversibel sind. Nein, das geschieht sicherlich nicht über Nacht, aber es geschieht. Und wenn dann genetische Vorbelastungen, Bewegungsmangel, Rauchen, Übergewicht und die ständig erhöhten Blutzuckerspiegel zusammenkommen, wird es gefährlich.

Softdrinks mit reichlich Raffinadezucker (in allen Formen: Glukosesirup, Invertzuckersirup, Fruktosesirup oder einfach nur Zucker) tragen definitiv ihren sicheren Teil dazu bei, diese Erkrankungen zu erwerben. Es ist in den meisten Fällen kein Schicksal, sondern eigenes Zutun. Schuld ist eine offensichtlich inadäquate Lebensweise mit viel zu viel Zucker für viel zu wenige Muskeln und zu wenig Bewegung.

Die Therapie des Diabetes mellitus Typ 2 mit seiner Insulinresistenz ist spannend, und eine breite Palette an potenten Medikamenten kann eine deutliche Hemmung der diabetischen Stoffwechsellage bewirken. Aber die Prävention ist noch einfacher. Denn durch simples Vermeiden unnötiger Zuckermengen (wie sie in Softdrinks eben enthalten sind), lässt sich schon signifikant zu einer Verbesserung der Insulinwirkung beitragen.
Die Alternative stellt, wie oben beschrieben, dar: Vermeide die Aufnahme von flüssigen Kalorien. Säfte, gezuckerte Nektare und eben Softdrinks oder Energydrinks mit Zucker sollten eine absolute Seltenheit darstellen. Oder besser noch: Sie sollten ganz vermieden werden.

8.4 Esshygiene und mit allen Sinnen genießen

NUMMER
081

Nutze den Alle-Sinne-Trick mit Riechen, Hören, Tasten, Fühlen, Sehen und Schmecken, wenn du doch einmal in Versuchung kommst, eine Süßigkeit zu verzehren

Diese Strategie eignet sich bestens für jeden, der dazu neigt, größere Mengen Süßigkeiten in sehr kurzen Zeit zu verschlingen, um dann erst festzustellen, was er sich da gerade einverleibt hat. Sei dir bewusst, dass du viele verschiedene Sinne hast, die dir dazu dienen, Lebensmittel, Speisen und Getränke zu genießen und nicht nur herunterzuschlingen.

Für viele Menschen und auch Kollegen/innen ist der schnelle Snack oft nur Mittel zum Zweck. Packung aufreißen, zweimal kauen, runter damit. Dass das nicht gesund ist, sollte klar sein. So entgeht unseren Sinnen einmal, dass so eine Tafel Schokolade eben 550–600 Kilokalorien haben kann, oder dass zwei Kekse mit reichlich Fett und Zucker daherkommen und wenig zu unserer Nährstoffversorgung beitragen.

Eine gute Abhilfe ist der »Essen-mit-allen-Sinnen-Trick«. Dazu versuchst du konsequent, einem Lebensmittel – unter Umständen auch einem Genussmittel oder einer Süßigkeit – mit Hilfe der Sinne Sehen, Riechen, Fühlen, Hören, Schmecken und Tasten maximale Aufmerksamkeit zu schenken. Besonders gut gelingt das zum Beispiel bei Schokolade, Gebäck oder Snacks, die eben mal so dastehen.

Dazu die folgende, nun ja, etwas gewöhnungsbedürftige Technik anwenden:

1. Schaue dir ein kleines Stück der Begierde genau und detailliert aus der Nähe an, wende es und betrachte es mindestens eine Minute lang von allen Seiten.

2. Nun schließt du die Augen und ertastest mit deinen Fingern alle Kanten, Formen, Rundungen, Ecken, Oberflächen und auch die Elastizität des Objekts der Begierde.

3. Jetzt ist es an der Zeit, genau hinzuhören: So kannst du bei einem Stück Schokolade zum Beispiel das Brechen hören oder bei einem Keks das Krümeln. So hast du vermutlich ein Lebensmittel noch nie abgehorcht.

4. Riechen ist der nächste Punkt. Das Riechen ist sehr intensiv und Teil des Schmeckens: Rieche an deinem Lustobjekt ganz kräftig und versuche, die verschiedenen Duftkomponenten zu entschlüsseln. Du wirst merken: Wenn ein Stück Schokolade verspricht, nach Johannisbeere, Holz und Zimt zu schmecken, dann gibt es eine echte Chance, das vorher herauszuriechen.

5. Schmecken ist der letzte Punkt, der nun durchzuführen ist: Du wirst jetzt schon feststellen, dass deine Lust auf das Zubeißen und Schmecken unter Umständen bereits etwas reduziert ist. Das liegt an der intensiven Ausschüttung von Lust- und Genuss vermittelnden Neutransmittern, vor allem von Dopamin, schon kurz vor dem eigentlichen Genuss.

Wenn du jetzt noch einmal alle Sinne im Munde beim Schmecken bündelst, wirst du vermutlich danach keine weitere Lust auf eine weitere »Dosis« des Rauschmittels haben.

Probiere es unbedingt einmal aus und lass dich von dir selbst überraschen. Es gibt einen guten Grund für die Ausprägung der Sinnesorgane mit Fokus auf das Essen und Trinken. Ich habe diese Strategie schon vielen Menschen nahegelegt und beigebracht. Ihr könnt euch schon vorstellen, wie die Reaktionen sind, wenn ich sie Schokolade essen sehe, oder? Wundere dich nicht über die merkwürdigen Blicke, wenn du ein Stück Schokolade erst einmal an dein Ohr hältst und es dir nicht sofort in den Mund stopfst.

NUMMER

082

Baue frische Kräuter, Gemüse und Salat aus eigenem Beet am Arbeitsplatz an oder stelle zumindest frische Kräuter in die Küche

Sieht gut aus, bringt Eigeninitiative an den Arbeitsplatz, ist gesund und schmeckt sensationell. Selbst angebaut ist doch immer noch am besten. Wenn du die Möglichkeit hast, sorge dafür, dass auf der Fensterbank am Arbeitsplatz ein paar frische Kräuter gedeihen. Heutzutage gibt es da einfache und effektive Möglichkeiten des eigenen Anbaus.

Zumal ist es auch eine Art des Team-Buildings, wenn sich Kolleginnen und Kollegen gemeinsam um die Bepflanzung, Bewässerung, Überwachung und Ernte kümmern. Einige Arbeitsplätze bieten zumindest kleine Hinterhöfe, Gärten oder Balkone/Terrassen, auf denen ein solches Projekt zu realisieren wäre. Wenn es keine Fläche dafür gibt, dann eignet sich auch ein kleiner Platz in der Küche für die Aufzucht von Samen, Sprossen, Kresse und Kräutern. Viele Gartencenter, Baumärkte oder Online-Shops bieten hier gute Startersets, mit denen sich sofort beginnen lässt. Klar, die Handwerker unter uns machen ein Hochbeet selbst und individualisieren dieses auch noch. Gesünder geht es kaum. Mittlerweile ist sogar der Anbau von Cannabis-Pflanzen erlaubt, aber das überlasst ihr dann doch lieber den Cannabis-Clubs.

Los geht's. Garten-Arbeitsgruppe gründen und den Eigenanbau in die Wege leiten.

KAPITEL 9

SOZIALE UND ZWISCHEN-MENSCHLICHE KOMPETENZEN

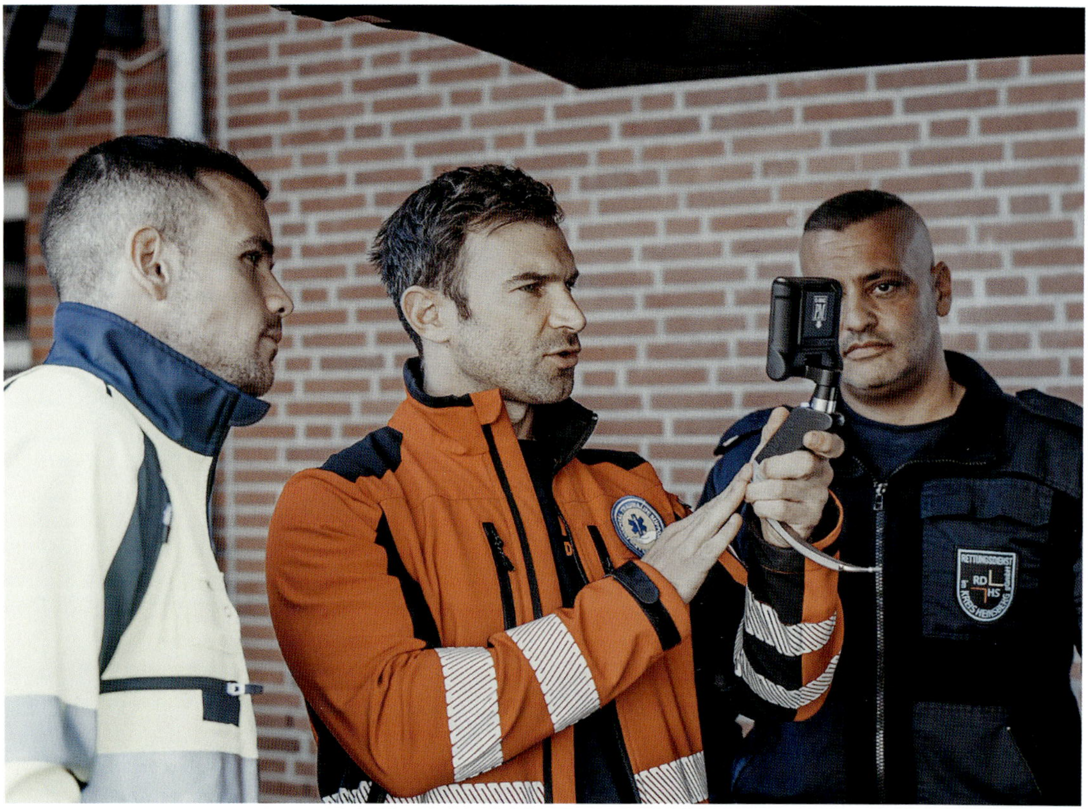

Notfallmedizin ist Teamleistung. Je mehr du das Team in den Fokus deiner Arbeit stellst, desto effektiver und sicherer werdet ihr arbeiten.

09

Gemeinsam statt einsam. Fast jeder wird wohl bestätigen: Mit einem stabilen und sympathischen sozialen Gefüge lebt es sich glücklicher, zufriedener und sicherer. Ob Freunde, Bekannte, Partner, Arbeitskollegen, Kunden oder Patienten: Wer seine zwischenmenschlichen Kompetenzen und Fähigkeiten kennt und sinnvoll nutzt, wird mit höchster Wahrscheinlichkeit ein solides und erfüllendes Netzwerk um sich herum aufbauen, das in guten wie in schlechten Zeiten, in Krisen wie in Jubelstimmung an deiner Seite ist.

Viele Berufe, bei denen es um anspruchsvolle Aufgaben geht und in denen Leistung auf den Punkt abgerufen werden muss, sind Teamberufe. Ob nun der Rettungsdienst und die Feuerwehr oder aber ein Bauprojekt oder ein Orchester. Stimmt das Miteinander, so gibt es weniger Missverständnisse, Fehler, Krisen und schlechte Stimmung. Die sogenannten Social Skills sind dabei sehr einfache Maßnahmen und Fertigkeiten, die das soziale Miteinander optimieren und pflegen, sodass es einfach richtig Freude bereitet, die nächste Team-Performance abzuliefern. Ob Lob und konstruktive Kritik, Dankbarkeit oder Aufmerksamkeit gegenüber den Kollegen/innen: Keine Nebenwirkungen, aber großer Nutzen.

Probiere ein paar der Tipps heute schon aus und spüre den Soforteffekt. Du wirst es nicht bereuen, und allenfalls hast du ein paar Menschen um dich herum, die noch etwas näher rücken. Und immer dran denken: Ein Lächeln ist die kürzeste Entfernung zwischen zwei Menschen.

9.1 Perfektes Teamwork – »Team Ressource Management«

NUMMER
[083]

Besuche regelmäßig Crew- und Team-Ressource-Management-Fortbildungen und Seminare (CRM) und lebe CRM so oft wie möglich, wenn du in professionellen Teams arbeitest

Vielleicht hast du davon schon gehört und auch schon ganz unbewusst ein Training mit Komponenten des CRMs durchlebt und Inhalte verinnerlicht. Medizin, Rettungsdienst, Feuerwehr und Polizeiarbeit sind Teamberufe. Immer. Aber in vielen, auch außerhalb, gilt: Gesundes Team = optimale Leistung.

Aus der Luftfahrt stammend, sind die CRM-Konzepte entwickelt worden, um die Kompetenzen und Eigenschaften, aber auch Probleme, die bei Teamarbeit auftreten können, zu optimieren, um Fehler und kritische Situationen zu vermeiden. Im Cockpit, aber auch an vielen Schnittstellen der Luftfahrt, ist ein hoher Standard an Teaminteraktion unabdingbar und sorgt für Sicherheit, Entscheidungsfindung, Fehlerreduktion und mehr Freude am gemeinsamen Erfolg. CRM ist die Sprache des gelebten Teamerfolgs.

Für mich waren und sind Trainingseinheiten, Simulationen und Workshops, bei denen das Teamtraining im Vordergrund steht, noch immer mit am wichtigsten und ergiebigsten für den klinischen Alltag. Meist spürt man schon innerhalb eines halben Tages im Training mit dem Team einen signifikanten Fortschritt in der »Teamperformance«, und das fühlt sich gut und sicher an. Dabei geht es vor allem darum, mit einfachen Methoden und Absprachen sowie der richtigen Kommunikation jedes Team so zu gestalten, dass stärkste und schwächste Glieder erkannt, besprochen und aufeinander abgestimmt werden. Und das macht das CRM auch so wichtig und essenziell für deine Gesundheit und dein Wohlbefinden in kritischen Situationen.

Zu wissen, welche Ressource zur Verfügung steht, Über- und Unterforderung zu erkennen und die richtigen Entscheidungen zu treffen, ist im Ernstfall und in manchen Berufen und Situationen sogar (über)-lebenswichtig. Hier siehst du noch einmal die Grundsätze und Empfehlungen für ein optimales CRM nach Rall und Gaba:

1. Kenne deine Arbeitsumgebung.
2. Antizipiere und plane voraus.
3. Hilfe anfordern, lieber früher als später.
4. Übernimm die Führungsrolle oder sei ein gutes Teammitglied mit Beharrlichkeit.
5. Verteile die Arbeitsbelastung.
6. Mobilisiere alle verfügbaren Ressourcen (Personen und Technik).
7. Kommuniziere sicher und effektiv – sag was Dich bewegt.
8. Beachte und verwende alle vorhandenen Informationen.
9. Verhindere und erkenne Fixierungsfehler.
10. Hege Zweifel und überprüfe genau (»double check«, nie etwas annehmen).
11. Verwende Merkhilfen und schlage nach.
12. Reevaluiere die Situation immer wieder (wende das »10-Sekunden-für-10-Minuten-Prinzip« an).
13. Achte auf gute Teamarbeit – andere unterstützen und sich koordinieren.
14. Lenke deine Aufmerksamkeit bewusst.
15. Setze Prioritäten dynamisch.

Viele der Grundsätze sind zwar selbsterklärend und auf den ersten Blick logisch, dennoch müssen sie regelmäßig praktisch und in der Umsetzung trainiert werden. Das Ergebnis ist wissenschaftlich gut untersucht: Mehr Sicherheit für Abläufe, Stresssituationen, Notfälle und am Ende auch die eigene mentale Psychohygiene.

Meine Top-Empfehlungen für spannende und gute C(T)RM-Seminare und Workshops:

Inpass – Institut für Patientensicherheit und Teamtraining (www.inpass.de)

Faktor Mensch® – sicheres Handeln in kritischen Situationen (www.faktormens.ch)

C(T)RM-Seminare lassen sich fantastisch als Teamevents nutzen und werden immer einen enormen Benefit für das Team-Workout und die Sicherheit haben.

NUMMER

[084]

Veranstalte mit deinen Kollegen kleine »Wochen- oder Monatswettkämpfe/Challenges« zur Aufrechterhaltung von Motivation und Ehrgeiz

100 tägliche Liegestütze, 1 Kilo Gewichtsverlust, 200 Klimmzüge über die Woche verteilt oder wer am Ende der Woche die meisten Kalorien verbrannt hat. Ich hätte viele Ideen für kleine Herausforderungen in der Abteilung. Am besten einfach montags zu Dienstbeginn einen großen Zettel in die Küche oder den Aufenthaltsraum hängen, auf dem die Challenge der Woche zu lesen ist. Du wirst sehen: Einmal gestartet, werden sich irgendwann immer mehr Teilnehmer/innen anschließen, wenn sie sehen, was da passiert. Noch attraktiver wird eine solche Challenge, wenn es auch etwas zu gewinnen gibt.

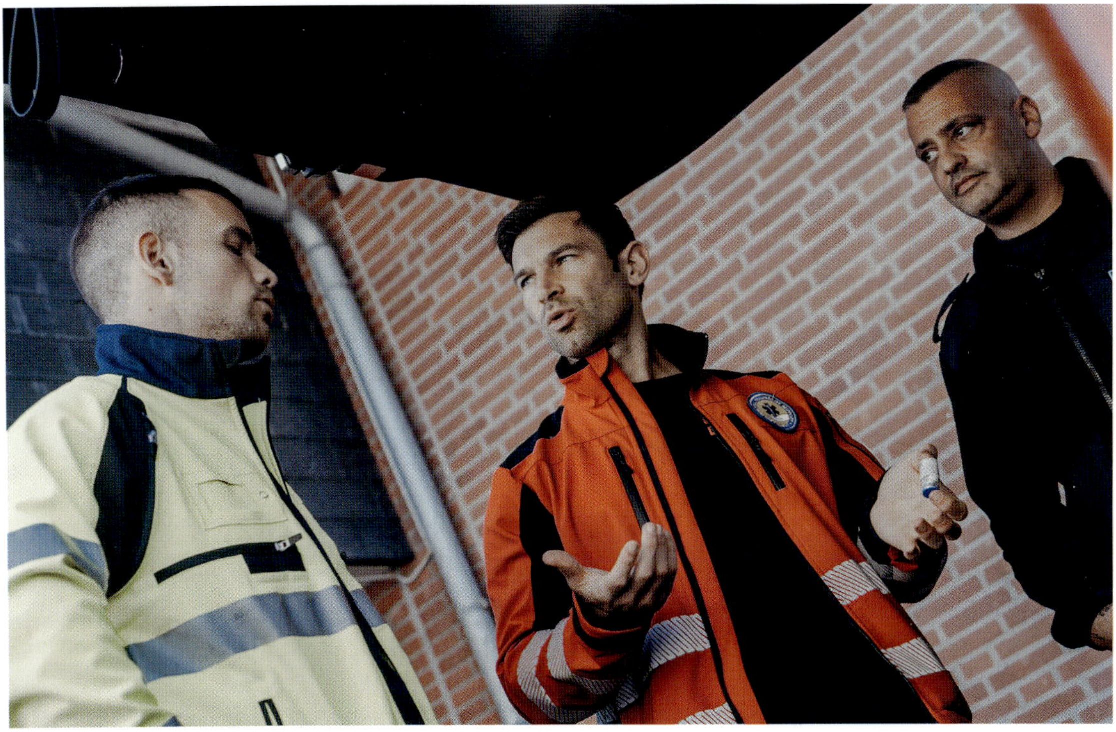

Gutes CRM sorgt für optimale Performance im Team und für Top-Ergebnisse, die weit in den Feierabend hineinreichen.

Den Titel »Mr. Push-up« oder einen Gutschein für ein leckeres Abendessen mit der Lieblingskollegin oder dem Lieblingskollegen gebe ich dir schon einmal als Vorschlag mit.

Auch interessant sind Themenwochen mit kleinem »Wettkampfcharakter«: Jeder aus der Mannschaft oder dem Team hält zum Beispiel einen kurzen, 10-minütigen Vortrag zu einem Thema aus wichtigen Gesundheitsbereichen (»Alles über Proteine«, »Klug einkaufen«, »Die beste Fitnessübung«, »So kommst du zum Klimmzug«, ...). Der beste Vortrag wird am Ende des Monats prämiert. Da gibt es viele Ideen. Fakt ist: Im Team mit einem dezenten Wettbewerbscharakter ist noch einmal eine ganz andere Motivation vorhanden, als eine Challenge allein anzugehen. Hier noch ein paar fiese, aber sehr effektive Inspirationen für ein gemeinsames Miteinander:

- 5 Fragen in der Sitzhocke. Ein(e) Kollege/in bereitet fünf Fachfragen vor, die die anderen in der Sitzhocke nacheinander beantworten müssen. Brennt im Bein, brennt im Hirn.
- Vor dem Essen werden an der Stuhlkante gemeinsam Stützbeugen (Dips) absolviert, bis ein jeder an die Grenze kommt. Danach zitternd Messer und Gabel in die Hand nehmen.
- Nach jedem Einsatz/Telefonat macht ihr vor dem Debriefing gemeinsam 10 Burpees.
- Immer wenn ihr ein Wort mit einem bestimmten Anfangsbuchstaben oder einen Berufsterminus benutzt, führt ihr eine Übung mit demselben Buchstaben durch (Asystolie = Ausfallschritte).

Lass dir etwas einfallen. Deine Kollegen/innen werden es lieben (und hassen).

NUMMER

085

Jung hilft Alt und Alt lehrt Jung

Jung, motiviert, sportlich und hilfsbereit. Oder doch schon älter, weise und erfahren? Vielleicht aber auch in der goldenen Mitte?

Ganz egal. Für Gesundheit in jeder Altersgruppe lohnt sich eine empathische Hilfsbereitschaft gegenüber den Kollegen/innen. Wir alle wissen: Je mehr Dienstjahre man auf dem Buckel hat, desto anstrengender werden Nächte, übernommene Dienste, das Tragen von Patienten, Überstunden am Rechner oder ewig lange Meetings.

Auf der anderen Seite sind die Ausbildung und der Austausch mit erfahrenen Kollegen im wie auch außerhalb des Einsatzes Gold wert. Manchmal ist es das Bauchgefühl des Kollegen/der Kollegin, welches den entscheidenden Hinweis für die Diagnose oder das Szenario gibt. Das ist nie zu unterschätzen.

Auch ich als Notarzt, der sechs Jahre an der Universität verbracht hat und dazu noch einmal sechs Jahre Facharztausbildung im Portfolio besitzt, habe immer wieder Respekt und Hochachtung vor dem knapp 60-jährigen Anästhesiepfleger, der einfach schon viel mehr gesehen hat als ich. Erfahrung bedeutet, die täglichen Dinge, die mit einer regelmäßigen Frequenz immer wieder auftauchen, wieder und wieder zu sehen und im Unterbewusstsein abzuspeichern. Da kann man noch so viele Bücher und Fachliteratur lesen. Erfahrung ist kaum zu ersetzen.

Doch auch der alte Routinier kann erheblich vom Auszubildenden oder dem Neuling profitieren. Meistens ist die fachliche Aktualität einfach aufgrund der Nähe zur Lehre und zum Studium größer, während manch ein älterer Wissensschatz doch schon Spinnweben hat und unter Umständen schon über das Mindesthaltbarkeitsdatum hinaus verjährt ist. Auch die gefährliche Gewöhnung und Routine, die mit den Jahren kommen kann, ist durch das junge, wache und aufmerksame Team gut zu kompensieren, und es lohnt sich einfach, frisch und erfahren auf einem Rettungsmittel oder im Team auf der Intensivstation eingesetzt zu werden. Das bringt einen großartigen Benefit für alle.

Und logisch: Wenn es um körperliche Tätigkeiten geht, wie Patienten durch Hausflure tragen oder Material schleppen, dann darf der durchtrainierte

Neuling gern etwas mehr leisten und den älteren Kollegen/die Kollegin entlasten.

Im Übrigen: Ich packe auch stets sehr gerne mit an und helfe, wo ich kann. Denn ein akademischer Grad bedeutet nicht, nur noch die Verantwortung zu tragen. Im Gegenteil. Das Tolle am Teamwork ist doch, wenn Qualifikation, Erfahrung und Kompetenz gemeinsam an einem Strang ziehen.

Also: helft und unterstützt euch, lernt voneinander und würdigt damit auch automatisch die Weisheit, die viele Kollegen/Kolleginnen sich über die Jahrzehnte zugelegt haben. Denn die kann dir auch einmal ganz schön aus der »Patsche helfen« und dir den »Arsch retten«. Ein schönes Sprichwort dazu fällt mir noch ein:

»Verstehen kann man das Leben nur rückwärts. Leben kann man es nur vorwärts.«

9.2 Soziale Umfeldpflege

NUMMER

086

Informiere dein Umfeld, deine Freunde und Familie so oft es geht über die Besonderheiten und Herausforderungen des Schichtdienstes und/oder langer Arbeitszeiten für ein maximales Verständnis

Das Privatleben als Schicht- und Bereitschaftsdienstleistende oder in einem Job, in dem Überstunden die Regel sind, ist kein Zuckerschlecken. Während die Familie am Essenstisch sitzt, sich mit Freunden trifft oder Unternehmungen nachgeht, bist du in der Klinik, auf Streife, löschst gerade einen Brand, sitzt am Schreibtisch oder in Meetings.

Ich halte es für sehr wichtig, sein Umfeld authentisch und ehrlich über die Besonderheiten dieser Berufe und Bedingungen aufzuklären und damit Verständnis dafür zu schaffen, warum du wieder einmal sehr spät nach Hause kommst oder dein Dienstplan Wochenendarbeit vorsieht und du mal wieder für einen ausgefallenen Kollegen/in einspringen musst/kannst/sollst. Meine Strategie ist da klar: Regelmäßiges Informieren über die Wichtigkeit und Relevanz des Berufs durch Berichterstattung und Darbietung spannender Fälle (alles im Rahmen des Sozialverträglichen und unter Wahrung von Diskretion und Schweigepflicht). Viele Mitmenschen haben gerade dann definitiv ein großes Interesse am Berufsfeld, den Inhalten, den Besonderheiten, aber auch den Gefahren. Das schafft Verständnis. Ich habe erfreulicherweise noch nie Sätze gehört wie »Du mit deiner Wochenendendarbeit« oder »Schon wieder schützt und rettest du Menschenleben«.

Klar ist auch: Es müssen Grenzen gezogen werden. Es ist und bleibt auch nur ein Beruf, eine gewählte Tätigkeit, und die muss selbstverständlich auch mit dem Umfeld kompatibel sein. Wenn man nur Dienste schiebt, 24 Stunden und länger weg ist, nachts arbeitet und ständig über die Belastung klagt, wird das sicherlich keine Harmonie schaffen. Da ist Fingerspitzengefühl gefragt. Aber viele haben nun mal keinen »Nine-to-five-Job«, dem man da nachgeht.

Die heutigen Arbeitszeit- und Dienstmodelle lassen ganz sicher auch mehr Flexibilität und Individualität zu, als es noch früher der Fall war, wo es noch gängig war, auch mal von Freitagmorgen bis Montagmorgen Dienst zu schieben. Heute gibt es das nur noch in Ausnahmefällen. Unweigerlich wird man sich sein Umfeld, ja sogar seinen Partner/seine Partnerin danach aussuchen, ob Akzeptanz für den Job vorhanden ist oder nicht. Viele Partnerschaften sind nicht zuletzt auch durch den Beruf und seine Besonderheit erst entstanden. Zudem sucht sich das Umfeld auch oft explizit dich aus, was bedeutet: Gleich und Gleich gesellt sich gern. Es ist eher unwahrscheinlich, dass der Großteil der Freundschaften und Bekanntschaften aus einem komplett anderen Umfeld kommen, möglich und sehr positiv ist es aber.

Wenn du es also klug machst, wirst du für den Beruf und all seine Herausforderungen eher Anerkennung als Ablehnung erfahren. Wer weiß? Vielleicht entscheidet sich ja jemand aus deinem Umfeld auch noch für den Beruf, weil du so »subtil gute Werbung« gemacht hast. Außer meiner Familie, den Bekannten und Freunden können auch die sozialen Medien dazu beitragen, das Umfeld für den Beruf mit seinen Herausforderungen zu sensibilisieren. Und in der Tat: Eine angepasste und datenschutzkonforme sowie an die Sicherheit des Berufsumfeldes adaptierte Medienpräsenz ist auch für die positive Beeinflussung des (potenziellen) Nachwuchs eine sehr schöne Möglichkeit, aus dem Berufsalltag ehrlich und authentisch zu berichten. Wichtig hierbei ist eine ehrliche, realitätsnahe Präsentation und keine Darstellung einer geschönten Welt. Denn das finden wir in vielen Genres in den sozialen Medien zur Genüge (»Fitness, Schönheit, Business-Erfolg«).

Es wird zwar nicht jeder direkt umschulen oder ein Praktikum machen wollen, aber ich habe gelernt, dass das Umfeld doch mit weitaus mehr Verständnis auf das Leben eines Schichtdienstleistenden und Nachtarbeitenden reagiert, wenn aktiv dafür gesorgt wird.

NUMMER
087

Kläre insbesondere junge Kollegen über die Wichtigkeit einer körperlichen Fitness auf und motiviere sie dazu, regelmäßig aktiv zu sein

»Überleg dir das mit dem Beruf, in 30 Jahren ist dein Rücken kaputt« oder »Mit spätestens 50 wirst du rauswollen«. Typische Sätze, die gerne einmal schnell daher gesagt einen großen Einfluss auf die junge (Nachwuchs-)Generation haben können.

Junge Kollegen/innen brauchen Vorbilder. Selbstverständlich. Leider bekommen sie viel zu oft Negativvorbilder. Egal ob im Krankenhaus, bei der Feuerwehr, bei der Polizei, dem Rettungsdienst oder im Büro. Der Job ist nicht ohne. Das ist klar. Aber umso mehr sollte der Nachwuchs doch gestärkt werden in präventiven Maßnahmen, Gesundheitspflege, Bewegung und einer soliden, vernünftigen Ernährung. Leider ist das selten Teil des Lehrplans. Wenn ich mich an meine Ausbildung zurückerinnere, egal, ob nun Studium, praktisches Jahr oder die Assistenzarztzeit: Ein echtes Seminar, ein Workshop oder eine Lehrveranstaltung zum Thema »Gesundes Leben« gab es nicht. Da kann sich jeder glücklich schätzen, der regelmäßig Input vom Ausbilderteam und den Lehrkräften bekommt.

Gerade weil die Berufe im Gesundheits- und Rettungswesen so fordernd und anspruchsvoll sind und den meisten jungen Kollegen/innen ein langes Arbeitsleben bevorsteht, ist es in meinem Bereich umso wichtiger, von Anfang an als Vorbild motivierend und energetisch voranzugehen und vorzuleben, wie man es schaffen kann, früh den Grundstein für die Leistungsfähigkeit, Gesundheit und Durchhaltekraft zu legen, der in den späteren Berufsjahren die beste Selbstfürsorge ist, die man betreiben konnte. Und diese Grundsätze gelten für alle Berufe.

Es ist doch wie mit vielen Dingen im Leben, die man schon früh erlernt: Ob der Umgang mit Geld, Manieren am Tisch oder eine fremde Sprache: Je früher man diese Kompetenzen aneignen kann, desto langfristiger wird man etwas von ihnen haben und sie immer weiter perfektionieren. Und exakt so verhält es sich mit der Gesundheitspflege und Fitness: Es ist zwar nie zu spät, aber je früher und intensiver du sie optimierst, desto tiefer werden diese (über) lebenswichtigen Säulen eines langen und guten Lebens in deine Persönlichkeit übergehen.

9.3 Wunderwaffe: Lob und Tadel

NUMMER
088

Zeige Dankbarkeit, wann und wo immer du kannst

Danke. Danke. Danke. Das kann man wohl nicht oft genug sagen. Dankbarkeit macht zufrieden. Punkt.

Sich zu bedanken (in einem angemessen Maße und authentisch) ist ein wunderbares Mittel der Anerkennung. Dankbarkeit kommt in der Regel stets doppelt zurück.

»Danke« ist das Zauberwort, das Türen öffnet und das Tor zu weiteren Vorteilen, positiven Ereignissen und Erlebnissen und vor allem auch Gelegenheiten öffnet. Dieses Wort kann dazu führen, dass in den richtigen Momenten an dich gedacht wird und man dich auf dem Schirm hat, weil du eben dankbar warst und bist. Mit Dankbarkeit bleibt man in Erinnerung und attraktiv. Rückblickend würde ich klar sagen: In den richtigen Momenten ein »Danke«, kombiniert mit einem Kompliment (siehe unten), lässt dich ins nächste Level des Erfolgs kommen.

Auch kleine Gesten der Dankbarkeit versüßen nicht nur das Leben desjenigen, dem du dankbar bist, sondern auch dein eigenes. So lange du deinen Dank nicht in klebriger, schleimiger Art und Weise vorträgst, wird man es dir auch immer ernsthaft abkaufen.

Übrigens: Dankbarkeit kannst du dir selbst gegenüber auch im Stillen zeigen. Nämlich immer dann, wenn sich Dinge für dich ergeben haben, es dir gut geht oder du etwas Großartiges geschafft hast. Dann darfst du dir gerne auch selbst auch einmal Danke sagen. Muss auch keiner hören. Ich zum Beispiel bedanke mich jeden Tag bei meinem Körper, seinen Organen und seiner Leistungsfähigkeit. Und ich bin sicher, das kommt immer wieder an. Dankbarkeit ist ein sehr positives Gefühl. Man kann kaum inflationär damit umgehen.

Setze dir ein Ziel: Wenn du dich im Dienst innerhalb der ersten fünf Stunden fünfmal dankbar gezeigt hast, ist dein Karma-Konto voll und der Dankeszins macht dich von Tag zu Tag reicher.

Geld packst du auf die Bank. Aber echter Wohlstand kommt mit jedem Dank.

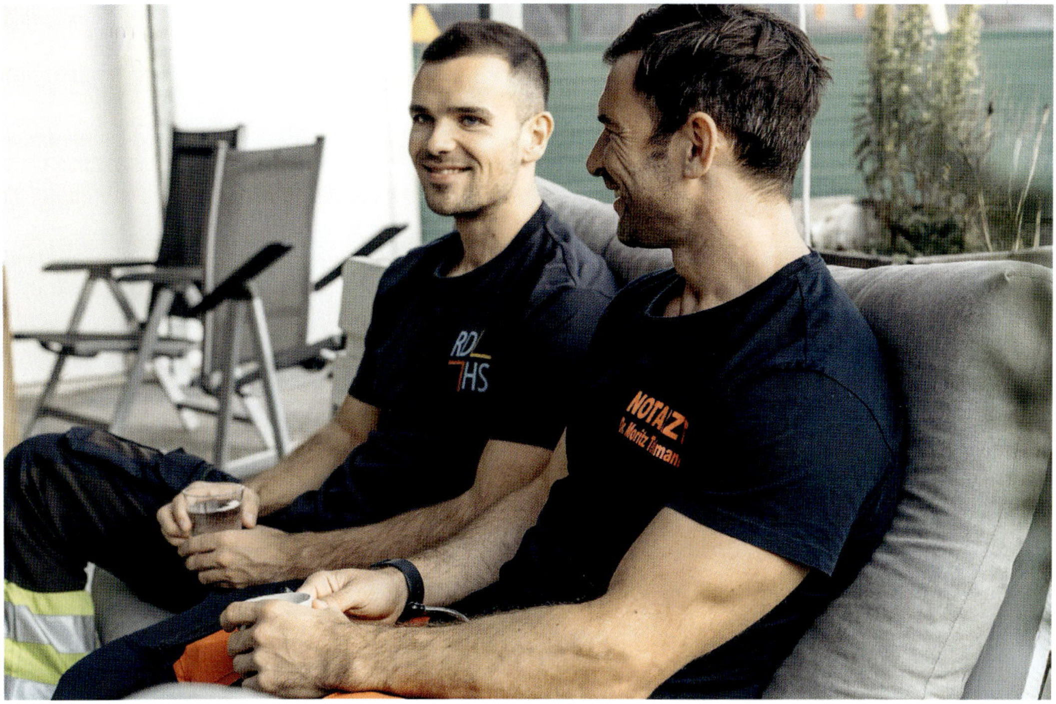

Lobt euch. Bedankt euch. Lacht miteinander. Je positiver eure Verbindung, desto besser werdet ihr im Team funktionieren.

NUMMER
089

89. Verteile Lob und Komplimente für gute Arbeit – immer, wenn es sich anbietet

Meine Damen und Herren, hier ist er wieder: Mr. Kompliment. Ich liebe es, dafür bekannt zu sein, Lob und Komplimente zu verteilen. Und im Grunde ist das die nächste Stufe der Dankbarkeit.

Wir alle wissen es: Kinder kann man durch Lob und Komplimente so richtig zum Erfolg anspornen. Kritik ist auch in Ordnung und wichtig, aber Lob, Komplimente und Anerkennung sind doch eine deutlich energetischere Triebkraft als sachliche Kritik. Und gerade im Kleinen liegt ein Riesenpotenzial für Komplimente. Das nette, empathische Angehörigengespräch, der vermiedene Konflikt, der erfolgreich gelegte erste Venenzugang des Praktikanten, das leckere Essen, das der diensthabende Koch gezaubert hat: Ein klares, deutliches und ernst gemeintes Lob ist nur ein paar Lippenbewegungen entfernt. Nutze es. Sage es deinen Mitmenschen direkt ins Gesicht, das ist das Expertenlevel.

Mich schauen meine Mitmenschen oft verdutzt an, wenn ich sie für etwas bestätige, sie wissen lassen, wie gut es war, was sie gemacht haben. Denn leider kommen Komplimente und Lob doch oft zu kurz, und gerade junge Kollegen und Kolleginnen erfahren häufig erst einmal kritische Blicke, scharfe Worte und vielleicht auch Ärger. Ich nehme immer vor, erst einmal mit Lob zu beginnen und damit auch die innere Bereitschaft zu erhöhen, konstruktiv aus Fehlern zu lernen.

Besonders gut nutzen lässt sich das »Debriefing« nach einem Einsatz, das ihr so oft wie möglich durchführen solltet. Dabei geht es nicht um ständige Manöverkritik und Schuldzuweisungen. Nein. Es ist auch der richtige Zeitpunkt, das Positive mit dem Optimierbaren zu verknüpfen. Aus dem Rettungsdienst oder der Intensiv- und Notfallmedizin kennen wir das von kritischen Einsätzen, die schon aus psycho-hygienischer Sicht nachbesprochen werden sollten.

Für einen jungen Kollegen/Kollegin, der/die unter Umständen das erste Mal bei einer erfolgreichen oder nicht erfolgreichen Reanimation dabei war, ist es doch ausbildungs-überlebenswichtig zu hören, was gut war und wo man hätte anders agieren sollen? Das kommt an. Immer. Und dabei darf das Lob auch gerne am Leistungsstand der Person orientiert sein, die es erhält.

Klar, dass ich den erfahrenen, seit 20 Jahren im Beruf stehenden Kollegen nicht für einfachste Tätigkeiten lobe, die er aus dem FF beherrscht. Aber gerade hier ist es dann absolut befriedigend, zum Beispiel Sätze zu sagen wie »Deine Erfahrung hat uns hier echt den Arsch gerettet«, während bei den jungen Kollegen/innen Komplimente wie »Du hast die Situation sehr gut eingeschätzt, obwohl es für dich noch wenig Routine gibt« eher angemessen sind.

Positive Bestätigung öffnet die Kanäle und Empfangsbereitschaft für eine angemessene Kritik mit hohem Lernerfolg. Also: Nutze die Chance und sei die »Mrs. Lob« oder der »Mr. Kompliment«, von der/dem man immer erwarten kann, etwas Bestätigendes, Positives zu hören.

Und jetzt mache ich dir noch ein Kompliment: Respekt und schön, dass du den Tipp mit den Komplimenten zu Ende gelesen hast. Einfach großartig.

9.4 Seelen- und Psycho-»Hygiene«

NUMMER
090

Sprich so viel wie möglich mit (guten) Kollegen über Einsätze, Erlebnisse und herausfordernde Ereignisse aus dem Berufsalltag

Wenn du es nicht bereits ausgiebig tust, ist das eine klare Empfehlung für die eigene Psychohygiene. Wir alle wissen, wie gut es tut, regelmäßig den Austausch mit Kollegen zu suchen, wenn es um belastende Einsätze, Situationen oder auch individuelle, sehr emotionale Erlebnisse geht. Das Miteinandersprechen ist ein sehr effektives Mittel, negative aufkommende Gefühle »abfließen« zu lassen und nicht »in dich hineinzufressen«. Meine Empfehlung ist, sich einen oder eine Vertrauens-Kollegen/in zu suchen, den oder die du in einem solchen Falle unmittelbar als erste Kontaktperson ansprechen kannst. Einen echten Gefühls-Buddy eben.

Harte Schale, weicher Kern. Das gilt für viele Kollegen/innen im Rettungswesen, denn das geformte Bild mit entsprechender Außenwirkung beinhaltet für die meisten doch eher das des Helden, des starken Retters, manchmal sogar des Unverwundbaren. Solche Typen trifft man jedoch auch öfter mal im Büro. Und ganz und gar nicht passt das oft zur erlebten Innenwelt des Menschen. Umso wichtiger ist es, gerade auch bei vermeintlich äußerlich sehr gefassten und sortierten, vielleicht sogar emotional wenig schwingenden Teammitgliedern genau hinzusehen, einmal unter vier Augen bewusst zu sprechen und einen Kanal anzubieten, mentalen Ballast loszuwerden.

Ich kenne Fälle, in denen ein Kollege, stets mit äußerlicher Fassade und einem manifesten Selbstbild aus Unverwundbarkeit, plötzlich an seine emotionalen Grenzen kam und dies dann nicht adäquat »ventilieren« konnte. Die Folge: Störungen wie z. B. posttraumatische Belastungsstörung, Depression, Schlafstörungen, Rückzug, Berufsunfähigkeit. Alles erlebt.

Frühzeitige Intervention kann Schlimmeres verhindern. Also: sprechen, zuhören, das Innere veräußern. Manchmal reicht ein einziger Dienst, ein wirklich forderndes Erlebnis oder ein Gespräch, eine Bereitschaft, um den eigenen psychomentalen Rucksack, den wir alle tragen, so zu füllen, dass er an seine Tragfähigkeitsgrenze kommt. Und Materialermüdung möchten wir alle definitiv nicht.
Sei wachsam mit dir selbst und achte auch auf deine Mitstreiter- und Mitkämpfer. Es ist ein wahres Wohlgefühl, den einen Kollegen herauszufischen, der seinen Rucksack lange nicht entleert hat und dessen Tragelaschen kurz vor dem Bersten sind. Zu wissen und zu spüren, wer Hilfe benötigt, diese anzubieten und im Gegentausch auch Hilfe anzunehmen, sorgt für Resilienz auf allen Ebenen.

Denn nur eine mental gesunde und gepflegte Mitarbeiterseele wird auch im Team das leisten können, was im Einsatz und im Berufsalltag gefordert ist. Verlässlichkeit, volle Leistung und ein kluger Umgang mit Emotionen vor, während und nach dem Job.

NUMMER
091

Nutze die Kooperationen deines Arbeitsgebers, wie vergünstigte Eintritte in Schwimmbäder, Fitnessstudios oder für verschiedene Kursangebote

Total unterschätzt, aber Gold wert. Viele Kliniken, Rettungswachen, Feuerwehren und insbesondere öffentliche Einrichtungen, aber auch große Unternehmen genießen eine Menge Vorteile bei verschiedenen lokalen oder auch digitalen Partnern.

Ganz besonders hervorzuheben sind dabei vergünstigte Mitgliedschaften in Sportvereinen, Fitnessstudios, Schwimmbädern oder aber auch in Bildungseinrichtungen. Solche Angebote können einen Riesenunterschied machen, wenn es um die Entscheidung geht, doch einmal schwimmen zu gehen oder sich in einem (weiteren) Fitnessstudio anzumelden. Bei uns im Krankenhaus gibt es offizielle Mitteilungen via E-Mail oder das Intranet, sodass man diese Vorteile gar nicht übersehen kann.

Da heißt es: Zuschlagen, wenn sich eine Gelegenheit bietet. Auch bei diversen Handelspartnern können des öfteren günstigere Fahrräder, Sportgeräte oder sogar Reisen erworben oder gebucht werden.
Halte die Augen offen. Das ist unter Umständen bares Geld und eine riesige Investition in deine Gesundheit.

NUMMER 092

Notiere für jeden Einsatz und und für jedes Erlebnis aus deinem Berufsleben etwas Positives in ein Journal oder Tagebuch. Bevor du dich schlafen legst, lasse diese Dinge Revue passieren

Jeder Einsatz, jeder Fall und jeder Patient und jedes Projekt mit seinen spezifischen Herausforderungen hat etwas Positives. Ebenso kann ein intensiver Arbeitstag mit anstrengenden, aber gewinnbringenden Meetings dir einige besondere Momente bescheren.

Auch wenn du es nicht auf den ersten Blick siehst: Für deine Zufriedenheit und gegen aufkommenden Frust, wenn es mal etwas gibt, was dich wirklich nervt, hilft es, das Positive zu sehen. Vielleicht ist es die hervorragende Übergabe, ein Danke von den Angehörigen, ein gelöster Konflikt, ein vermiedener Schaden oder ein dingfestgemachter Verbrecher.

Mit Hilfe der positiven Erinnerungen wirst du es schaffen, stets eine intrinsische Motivation für die Hürden des Berufs aufrechtzuerhalten. Kleine Erfolgsmeilensteine helfen auch im Sport, bei der Stange zu bleiben und nicht aufzugeben, auch wenn es schwierig wird. Aus meiner Erfahrung heraus lässt sich so auch ein Marathon hervorragend durchstehen. Klar, du musst trainiert haben. Aber sich bei den immer weiter steigenden Kilometern immer wieder kleine positive Dinge zu extrahieren, hilft ungemein, um durchzuhalten: 10 Kilometer. Rhythmus gefunden. 15 Kilometer: Halbmarathon fast schon geschafft. Halbmarathon: Ab jetzt wird runtergezählt: 30 Kilometer: Eine Drei vorne ist der 40 nah. 35 Kilometer: Nur nur noch 7 Kilometer, dann ist es geschafft. Und schon bist du im Ziel.

Genauso kann es auch im Job funktionieren. Einen 24-Stunden-Notarztdienst durchzuhalten, wenn man nur zurückschaut auf negative Erlebnisse, Schicksale und kritische Momente, das ist wirklich hart. Wenn du aber von Beginn an zum Beispiel in ein Tagebuch oder in ein Journal ein positives Erlebnis schreibst, kannst du meist abends bereits auf eine Seite zurückschauen, die voll ist mit positiven Erlebnissen. Wenn du dir diese erlebten Teilerfolge kurz vor dem Schlafengehen ins Gedächtnis rufst, wirst du samtig und beseelt einschlafen und vielleicht eine ganz andere Einstellung haben, wenn dann doch der Melder in der Nacht geht und du wieder einmal schlaftrunken raus musst.

Probiere es aus, und vielleicht wirst du am Ende des Jahres auf eine schier unendliche Breite an positiven erlebten Momenten blicken. Für mich sind das meistens zwischenmenschliche Erlebnisse: ein lächelnder Blick der Patientin, die weniger Schmerzen hat, oder ein echtes Danke für die Zeit eines Angehörigen, nachdem dieser von mir intensiv und ohne Zeitdruck aufgeklärt wurde.

So schläft es sich einfach deutlich besser, und nach und nach wird aus dir eine »Posi-Persönlichkeit« und ein »Homo Optimistipiens«.

9.5 Freundschaftspflege und Kollegialität

NUMMER 093

Sei wachsam gegenüber der Gesundheit deiner Kollegen und Kolleginnen und sprich es an!

Gesundes Team, gesundes Individuum. Jetzt wird es altruistisch. Je fitter und gesünder du bist und bleibst, desto mehr wirst du wie selbstverständlich ein diagnostisches Auge auf deine Kollegen werfen. Ich garantiere dir: Das wird passieren.

Es ist nicht deine explizite Aufgabe, das zu tun, aber indirekt profitierst du davon. Dass die anderen Kollegen/innen davon profitieren, ist auch klar. Vielleicht machst du sie auf Fehlhaltungen aufmerksam, auf unnötigen Zucker, den sie konsumieren, auf die inne-

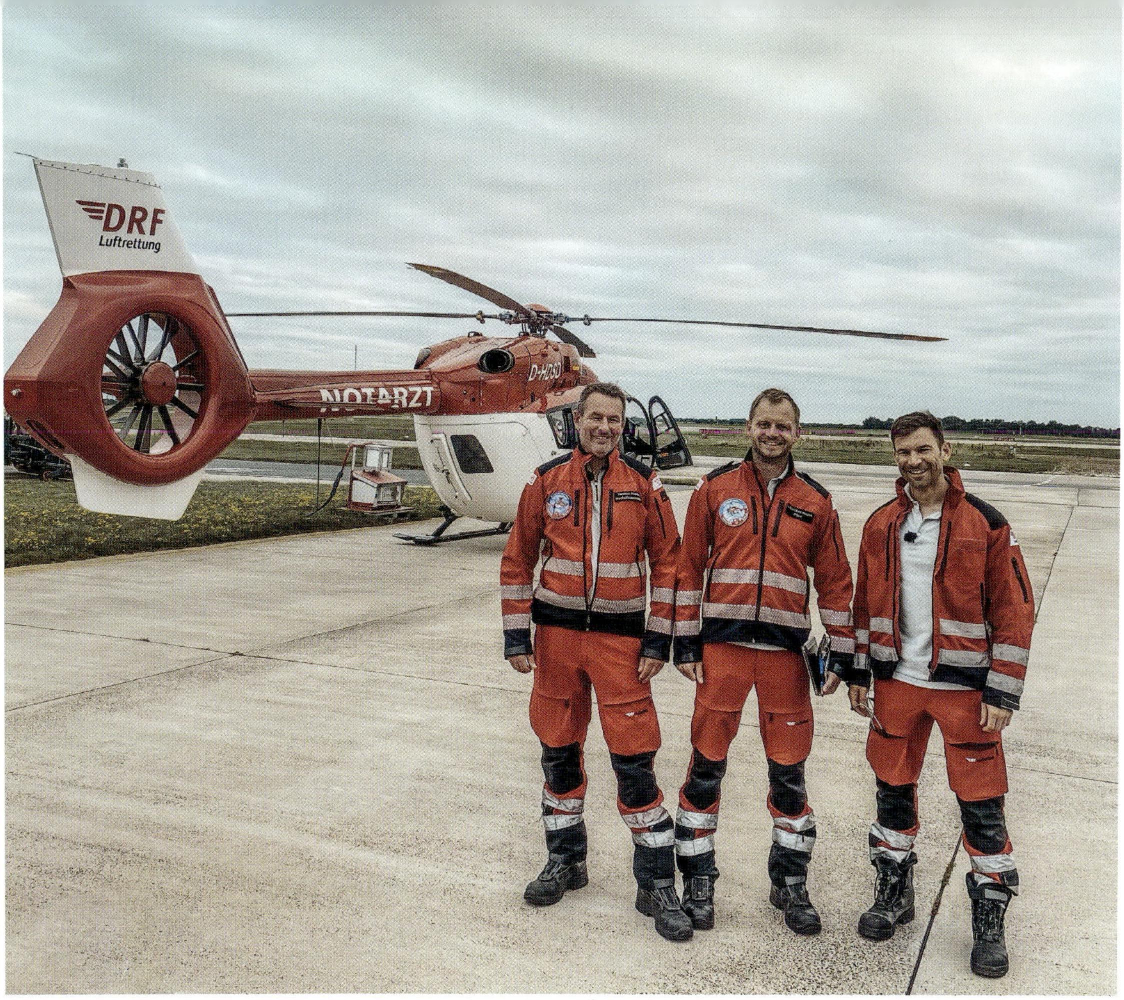

re Unausgeglichenheit, die sie mit sich herumtragen oder aber auch auf auffällige körperliche Veränderungen, die abgeklärt werden sollten (z. B. an der Haut oder den Augen).

Ihr verbringt viel Zeit miteinander in einem nicht unerheblich engen Verhältnis. Mit wem fährst du schon zehn- bis fünfzehnmal pro Schicht in einem Auto, schnell und dann langsam durch die Stadt? Mit wem isst du zwei- bis dreimal am Tag? Du führst Gespräche über alles Mögliche, Gott und die Welt, aber auch Privates oder Belastendes. Ähnliches findet in den Büros dieser Welt auch jeden Tag statt.

In dieser »Beziehung« zu den Kolleg/innen kannst du gesundheitlich sowohl auf körperlicher als auch auf seelischer Ebene viel richtig machen. Aber eben auch viel falsch, wenn du die Dinge nicht thematisierst, darüber hinwegsiehst oder ausblendest. Gerade wir Mediziner sind darin geschult, einem Menschen in kurzer Zeit wichtige Symptome, Signale oder Veränderungen der Körperfunktion zu erkennen, zu kommunizieren und dann auch zu behandeln. Dafür sind wir da.

Nimm auch deine Mannschaft wahr und sprich die Dinge elegant und respektvoll an, wenn sich die Möglichkeit dazu bietet. Sie wird kommen. Der eine Kollege, der unter seinem Übergewicht leidet. Die Kollegin, die ständig ihr Rauchen aufgeben möchte, es aber bisher nicht schafft. Der Auszubildende, der Material und Equipment mit seinen 1,90 Metern immer aus dem Rundrücken hebt oder der ständig müde Kamerad, der stets eine imperative Einschlafneigung hat. Aus ärztlicher Sicht weiß ich: Es gibt so einige Erkrankungen und gesundheitliche Verände-

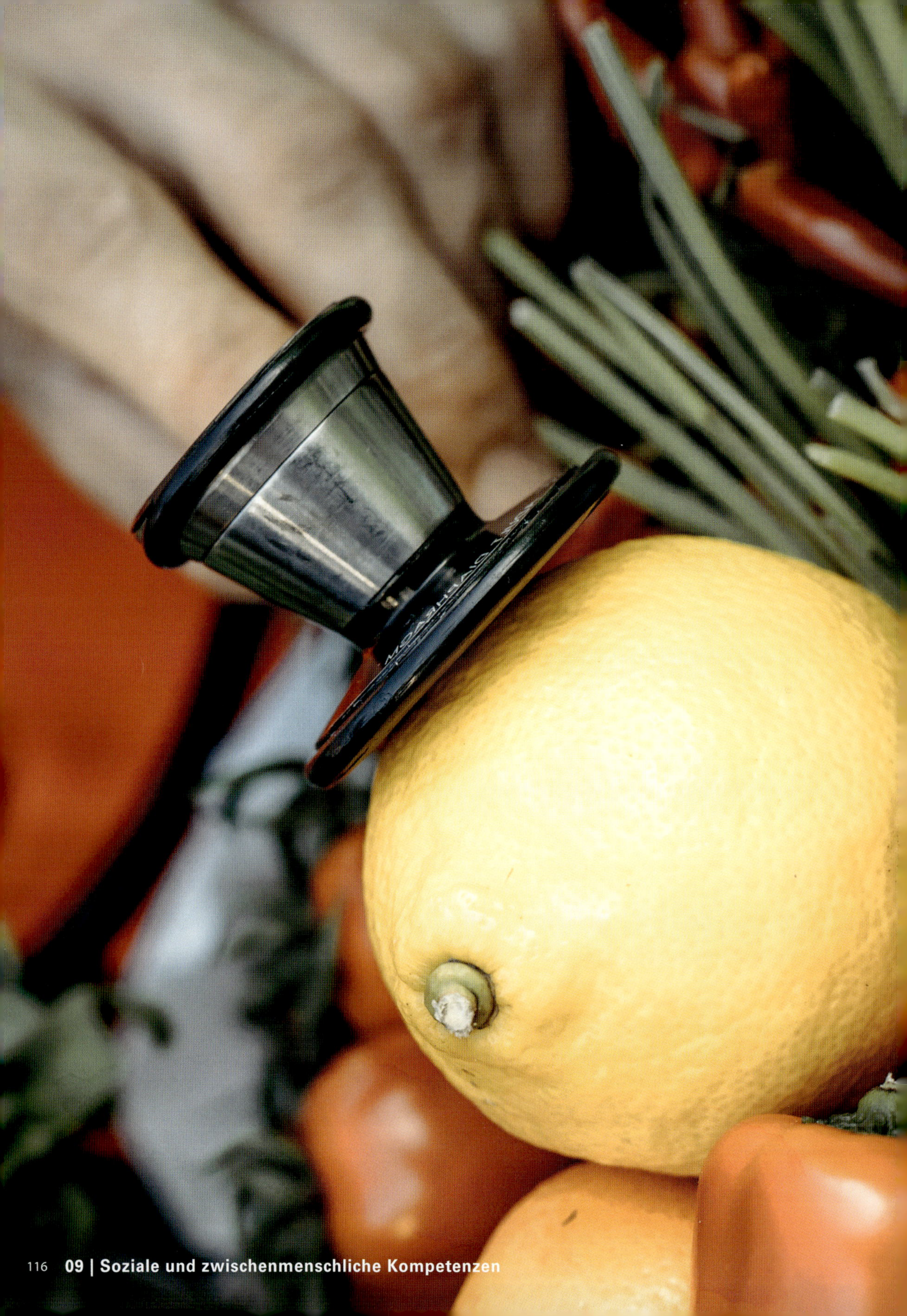

rungen, die Jahre brauchen, bis sie angesprochen, ja erst diagnostiziert werden.

Gerade in einem engen Miteinander können wir voneinander profitieren, indem wir auf uns aufpassen und die Dinge kommunizieren. Meine Erfahrung zeigt: Je selbstwirksamer ein Mensch ist, desto eher zeigt er das Profil eines umsichtigen, beobachtenden und verantwortlichen Charakters, der viele um sich herum positiv beeinflussen kann. Natürlich ist nicht jeder in der luxuriösen Lage, sich die Kollegen direkt einmal in die Praxis einzubestellen und eine Abklärung in die Wege zu leiten, aber ein einfaches Ansprechen hilft enorm, Türen zur eigenen Gesundheit zu öffnen und vielleicht sogar ein Feuer zu entfachen. Ich habe das schon bei so einigen aus der Mannschaft geschafft. Und ich bin dann immer wieder glücklich, wenn ich die eine Kollegin sehe, die mich auf ihre Laufstrecke verlinkt oder den anderen Kollegen treffe, der endlich seine Müdigkeit hat abklären lassen und bei dem ein Schlafapnoe-Syndrom (Atemaussetzer in der Nacht während des Schlafs, die ausgeprägte Tagesmüdigkeit verursachen können) erfolgreich abgeklärt und behandelt wurde.

Zeig Engagement und werde der, den man für seine aufmerksame Beobachtung der Kollegenschaft kennt (und schätzt).

NUMMER
094

Schenke deinen Kolleg/innen etwas Gesundes zu essen

Was für eine nette Geste. Dafür eignen sich die NEF-Energy-Balls besonders gut (siehe Rezepte). Kleine Geschenke erhalten die Freundschaft – und die Arbeitsmoral.

Es gibt nichts Schlimmeres als einen Kollegen oder eine Kollegin, der oder die »hangry« ist. Also die gefährliche Kombination aus hungrig und wütend. Da gibt es einfache Abhilfe, sei es ein Stück Obst, selbstgemachte Energyballs oder eben der gute Proteinriegel. Damit liegst du immer richtig. So richtig großartig wird es, wenn du eine kleine, gesunde Snack-Box für die gemeinsame Arbeitszeit zauberst, aus der ihr euch alle bedienen könnt. Idealerweise z. B. die Kombination aus geschnittenem Gemüse, Nüssen, Hummus, Oliven, ein bisschen Trockenobst und ein paar Früchten wie Beeren, Äpfeln und Bananen.

Vom Aufwand her keine große Sache. Aber die Wirkung ist unglaublich groß.

NUMMER
095

Lege ein Exemplar dieses Buches an einen sichtbaren Platz deines Arbeitsplatzes oder wo auch immer du Menschen vermutest, die davon profitieren können.

Na logisch. Dieser Tipp musste kommen. Aber es ist doch sicherlich der wichtigste von allen. Wenn du dann jemanden darin blättern siehst, verrate ihm direkt deinen Lieblingstipp aus dem Buch – und schon seid ihr im Gespräch. Klar. Nicht alles aus diesem Werk wird für jeden anwendbar sein, aber wenn es nur für einen Bruchteil mehr Gesundheit im Schichtdienst oder in der Arbeitswelt sorgt: perfekt.

Wissen ist Macht. Und Macht kann dich zum Macher machen. Darum geht es. Ideal ist die Kombination aus dem gebündelten Wissen und deiner Vorbildfunktion. Spätestens wenn ein Kollege oder eine Kollegin das Buch in den Händen hält, kannst du ihn oder sie direkt fragen, welcher Punkt aktuell als interessantesten empfunden wird, und idealerweise kannst du sofort mit ihm oder ihr loslegen. Vielleicht wird das Buch euer Standardwerk zur eigenen Gesundheitspflege im Job.

Je fitter, stressregulierter und gesünder die Kollegen sind, umso mehr wird allen die Arbeit und damit die Passion, der ihr nachgeht, Freude bereiten.

KAPITEL 10

DIE *DR.-FIT-FOR-LIFE*-WORKOUTS FÜR JEDES ZEIT-BUDGET

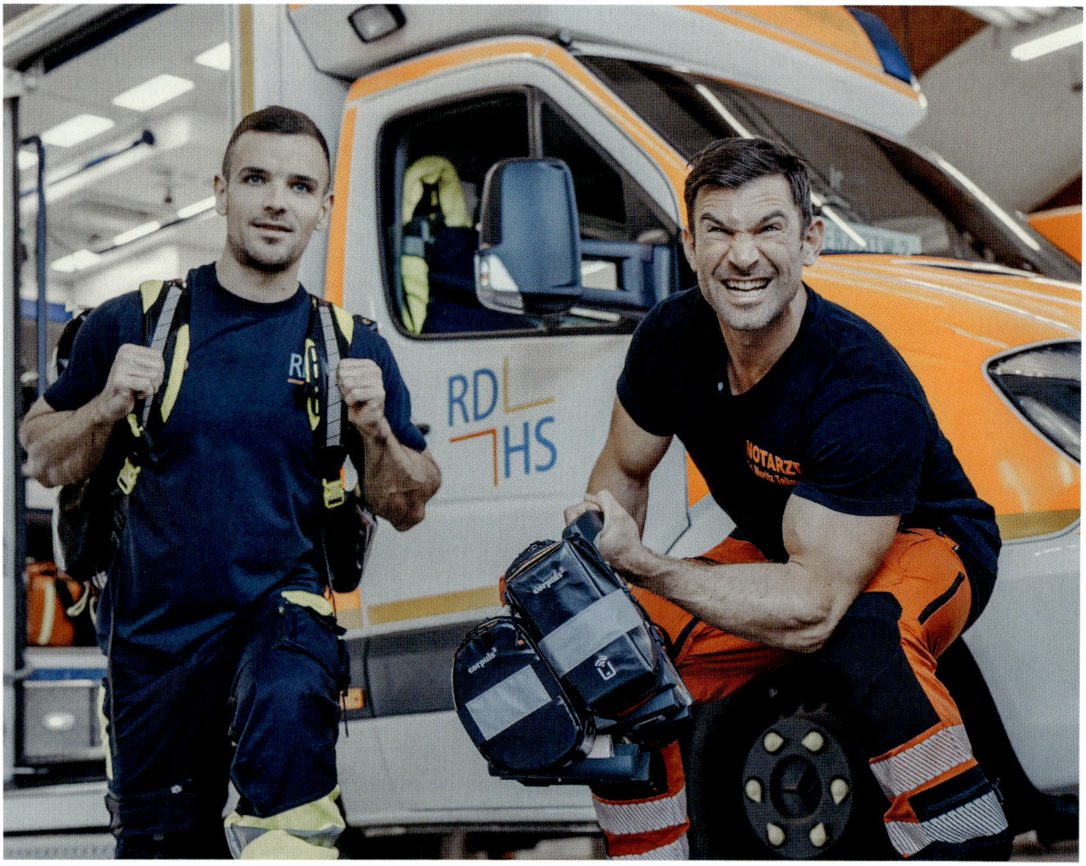

Achtung: Ein gutes Training kann süchtig machen, und vielleicht wirst du schon bald mehr Zeit investieren (wollen). Ich habe nichts dagegen – und dein Körper erst recht nicht.

10

Die *Dr. Fit for Life*-Workouts für jedes Zeitbudget:
Training ist (k)eine Zeitfrage. Sich keine Zeit für das Training einzuräumen, rächt sich doppelt, denn es ist eine Chance, sich mehr Zeit zu verschaffen. Wer sich körperlich anstrengt und seine Muskeln trainiert, der wird effizienter, ermüdungsärmer und ausdauernder seinen Beruf verrichten können und im Alltag besser klarkommen.
Damit du siehst, wie einfach es ist, auch das kleinste Zeitbudget zu füllen, findest du hier vier Trainingseinheiten für 5, 10, 20 und 30 Minuten.

Absolut klar: Intensität und Reizdichte ist das Motto. Bedeutet: Die Einheiten laden ganz sicher nicht zum Verweilen ein, sondern fordern dich von Anfang an. Du wirst feststellen: Selbst in kürzester Zeit lässt sich ein großartiges Anstrengungsgefühl erzeugen, das dann wiederum deine Leistungsfähigkeit auf vielen Ebenen verbessern kann. Viele der Übungen sind ohne Ausstattung und Equipment machbar, dennoch lohnt sich langfristig die Nutzung von ein paar wenigen Tools wie Kettlebells, Kurz- und Langhanteln oder Tubes (Widerstandsbänder).

Achtung: Ein gutes Training kann süchtig machen, und vielleicht wirst du schon bald mehr Zeit investieren (wollen). Ich habe nichts dagegen – und dein Körper erst recht nicht.

Mit den einfachen Grundregeln »Technik vor Schweregrad«, »Kontrolle vor Intensität« und »langsamer Progression (Steigerung) der Widerstände und Gewichte« wirst du lange Freude am Training haben. Wenn dir die Workouts nicht genug sind und du beim Thema Training alles aus dir herausholen möchtest, dann schau doch mal bei der Muskelbox vorbei. In der Muskelbox steckt das geballte Wissen rund um eine optimal entwickelte Muskulatur. Die besten Methoden, Hilfsmittel und Techniken für eine exzellent trainierte und entwickelte Muskulatur. Dazu wertvolle Tipps zur perfekten Muskelernährung, eine große Auswahl an weiteren Workouts und geballtes Know-how rund um die ideale Muskelregeneration. So wirst du in Sachen Kraft und Muskelentwicklung zum Experten und Vollprofi.

Jetzt geht's aber los, und du darfst dich aus den folgenden Workouts je nach verfügbarem Zeitbudget bedienen.

NUMMER
096

Das 5-Minuten-Training: Wach-Mach-Quickie zur sofortigen körperlich-mentalen Aktivierung

Dieses superknackige und kurze Training dient zur sofortigen Aktivierung und zum Hochfahren deines »Betriebssystems«. 5 Übungen mit dem eigenen Körpergewicht sorgen für sofortige körperliche und mentale Bereitschaft. Ideal, wenn du zum Beispiel weißt, dass dein Schockraum-Patient in 10 oder 15 Minuten ankommt. Es bleiben immer noch ein paar Minuten zur Absprache im Team.
Los geht's aus dem Stand:

Anzahl der Übungen: 5

Dauer/Wiederholungen: 60 Sekunden

Pausenzeit: keine

Intensität: leicht

Equipment: nur Körpergewicht

1. Hampelmann

2. Kniebeuge ohne Widerstand

3. Ausfallschritte

4. Mountain-Climber

5. Holzhacker

NUMMER
097

Das 10-Minuten-Training: Herz-Kreislauf-Booster

In 10 Minuten kannst du eine tolle Ausdauer-Kraft-Kombination absolvieren, die dich schnell ins Schwitzen bringt, aber auch deine Basiskraft gut trainiert. Dabei wechselt eine Kraftübung, die du mit etwa 15–20 Wiederholungen langsam und konzentriert durchführst mit 60 Sekunden Seilspringen ab.

Anzahl der Übungen: 5
(+ 5-mal 60 Sekunden Seilspringen)

Dauer/Wiederholungen: 60 Sekunden/15–20 Wiederholungen

Pausenzeit: keine

Intensität: mittel

Equipment: Fitness-Tube/Widerstandsband

Die Übungen

1. Liegestütz	▶ Seilspringen
2. Bizeps-Curls mit Tube	▶ Seilspringen
3. Holzhacker stehend	▶ Seilspringen
4. Ausfallschritt mit Tube	▶ Seilspringen
5. Crunch	▶ Seilspringen

1. Liegestütz

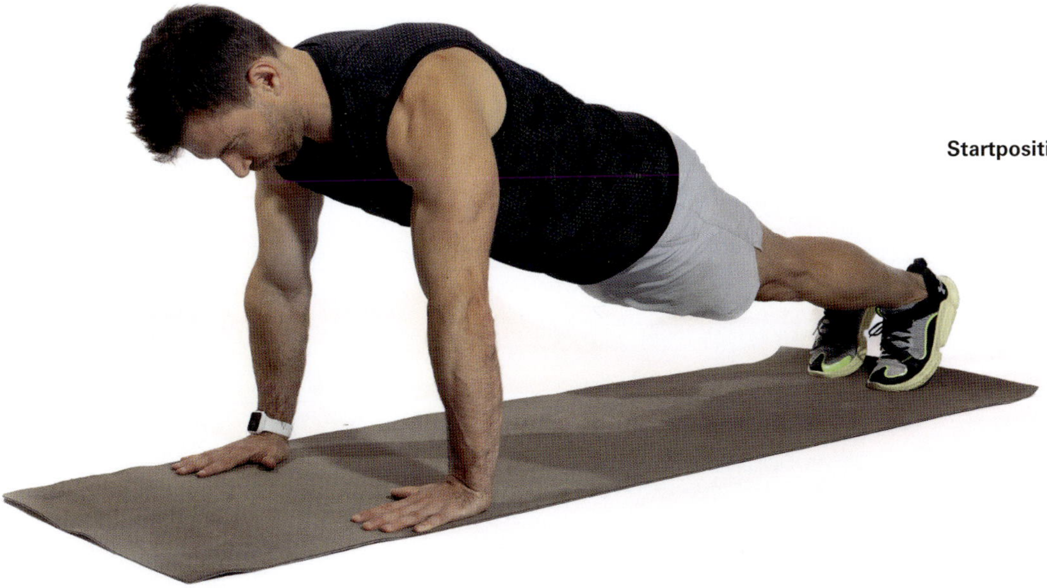

Startposition

Endposition

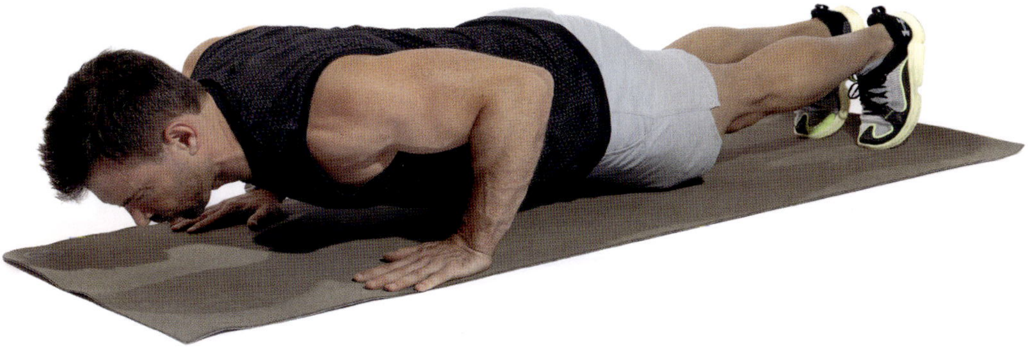

2. Bizeps-Curls mit Tube

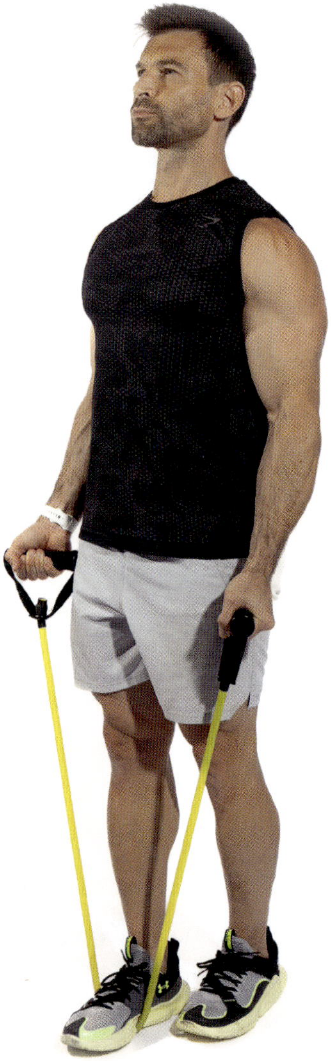

Startposition

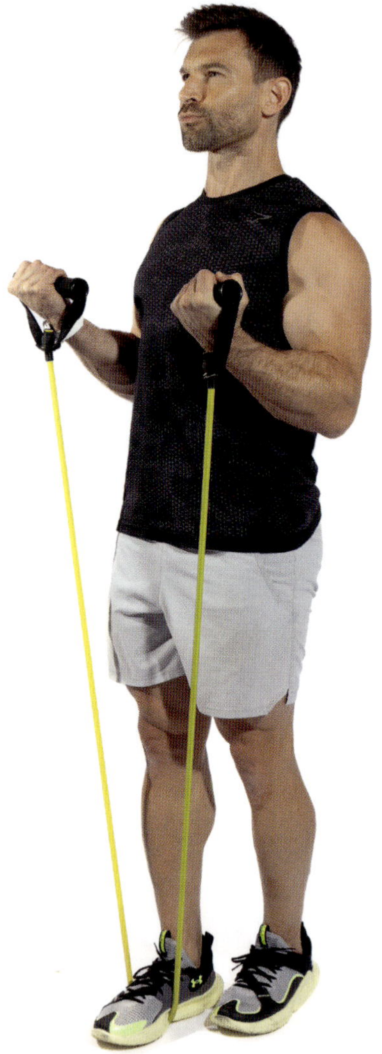

Endposition

3. Holzhacker stehend

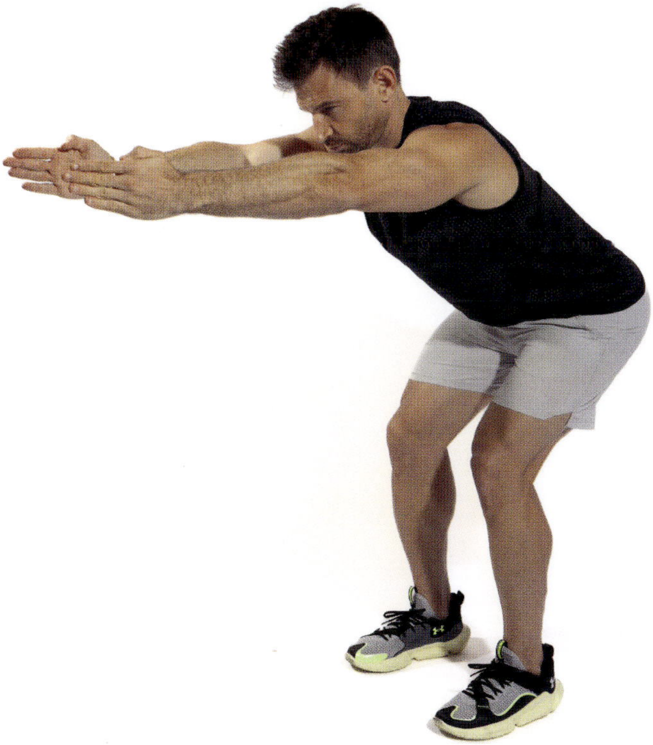

Startposition

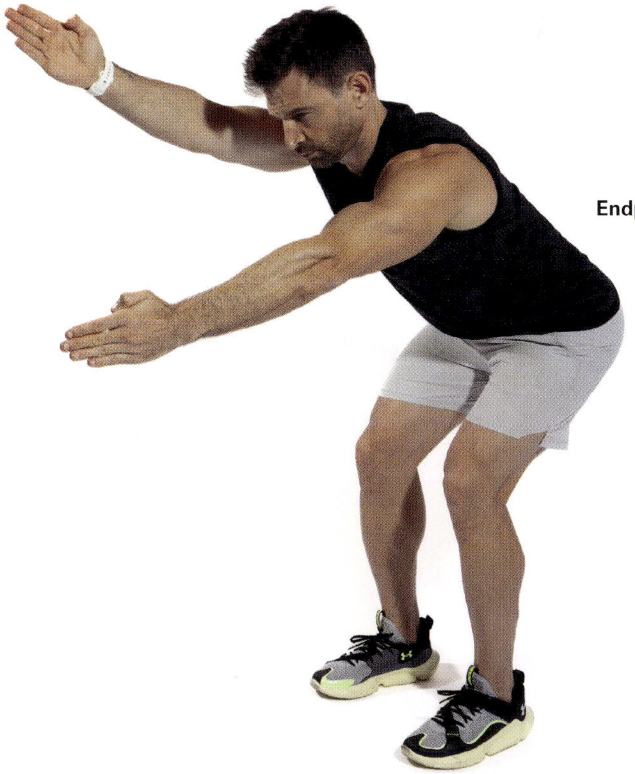

Endposition

4. Ausfallschritt mit Gummiband

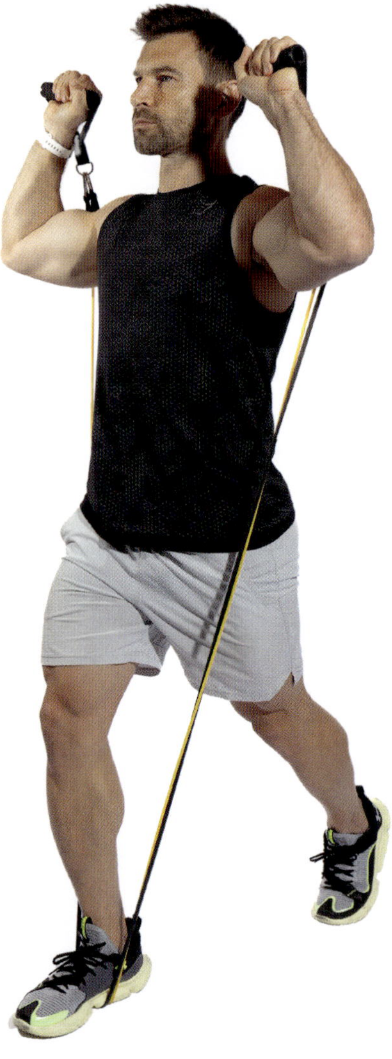

Startposition

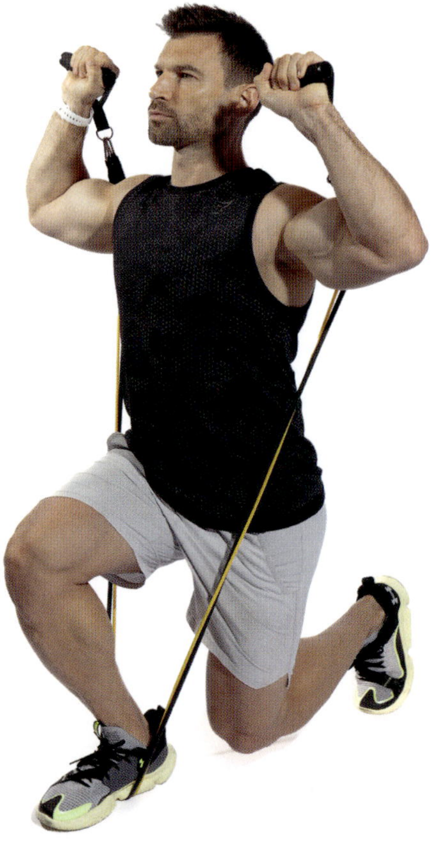

Endposition

Profi-Dips

Hier hängt die gesamte Körperlast in den Armen und der Schulter. Es ist sicherlich eine der absoluten Profiübungen, aber äußerst effektiv, da eine Vielzahl an Muskeln aktiviert wird.

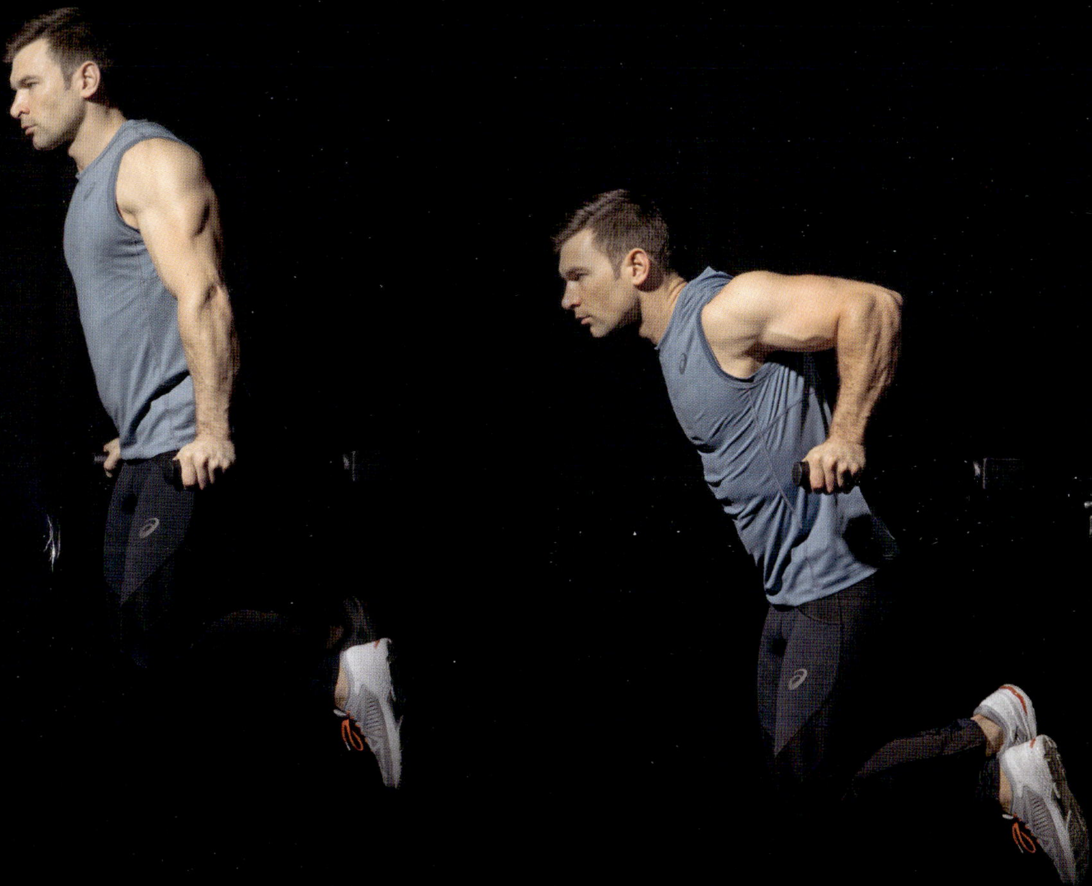

Startposition **Endposition**

2. Klimmzug

Die Top-Übung für ein breites Kreuz mit Fokus auf die Belastung des Latissimus, den großen Rundmuskel, den Bauch, die Armebeugemuskulatur und den gesamten hinteren oberen Schultergürtel.

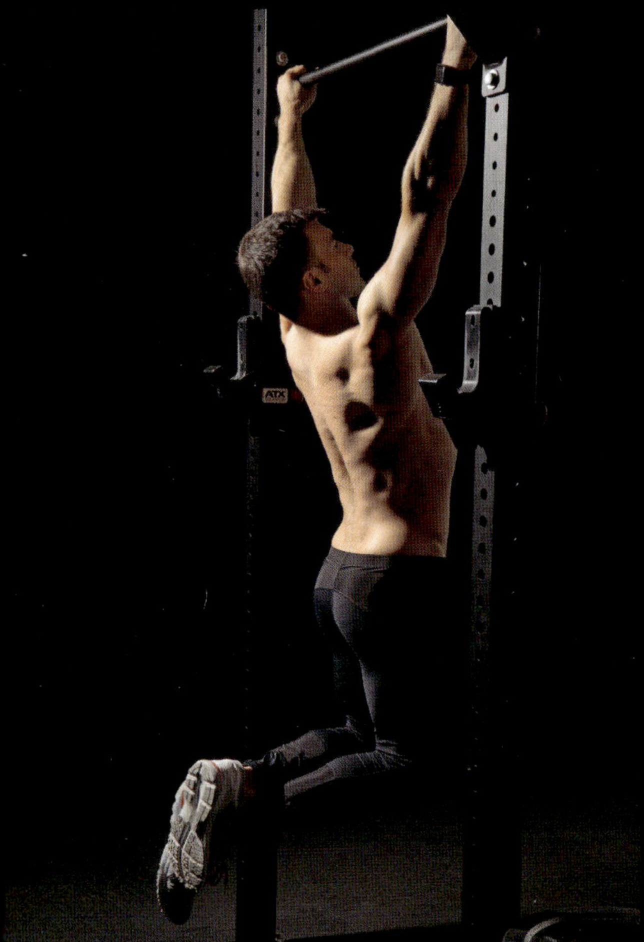

Startposition

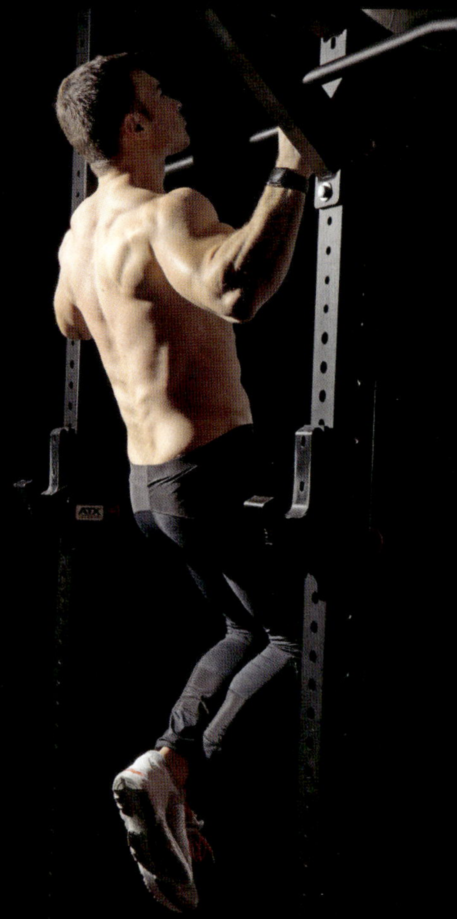

Endposition

▶ **AUSFÜHRUNG**

Du hängst dich im Obergriff (Handflächen unten) etwas mehr als schulterbreit an die Klimmzugstange. Der Klimmzug gelingt nur effektiv, wenn du den Rumpf und die Beine anspannst. Es ist durchaus sinnvoll, die Beine ein wenig zu beugen, um das »Pendelmoment« aufzuheben, welches beim Klimmzug entstehen kann. Nun unter Ausatmung kräftig die Brust zur und den Kopf über die Stange bringen und am oberen Punkt kurz innehalten, um die Muskeln des Rückens maximal anzuspannen. Nun langsam wieder unter Einatmung in die Ausgangsstellung zurückkehren. Nutze auf jeden Fall den gesamten Bewegungsradius der Übung, um den Schultergürtel maximal mobil zu halten.

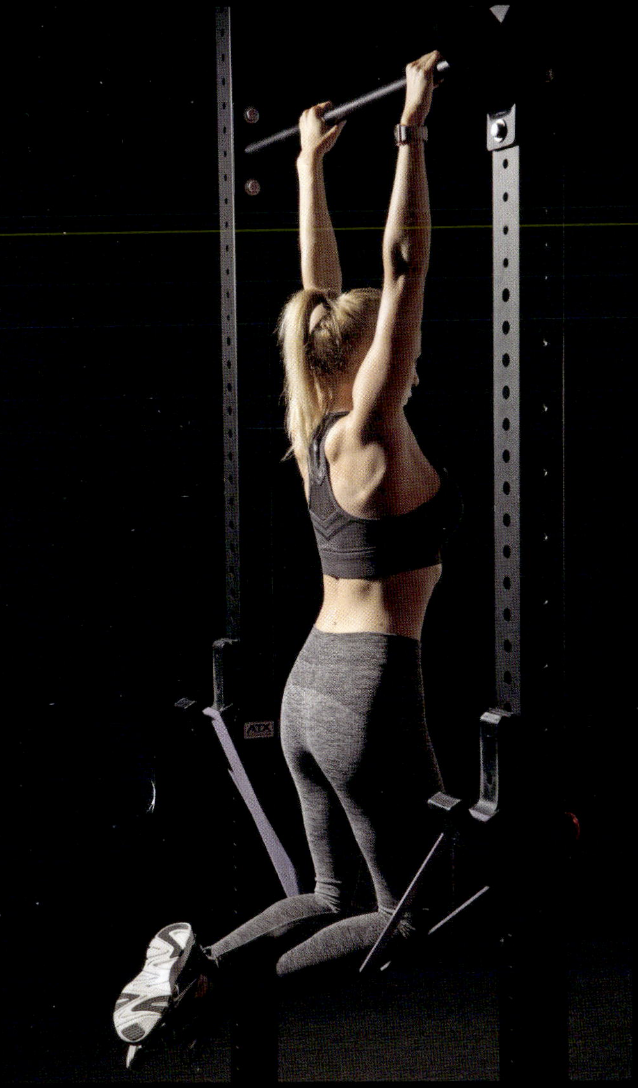

Startposition

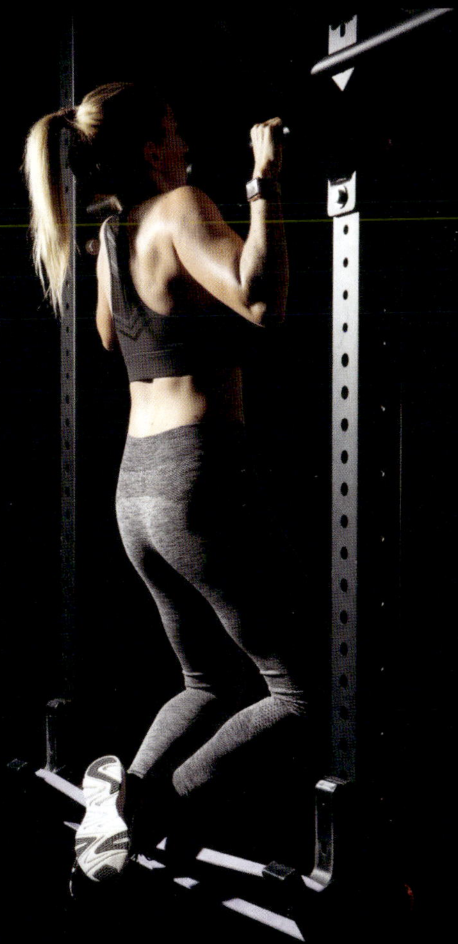

Endposition

TIPP

Wenn du Klimmzüge auf diese Art und Weise nicht schaffst, kannst du ein Resistance-Band zur Unterstützung nutzen, um einen Teil deines Körpergewichts von diesem zu bewegen. (Siehe Bild 2). Diese Variante ist auch toll geeignet, um noch einige erzwungene Wiederholungen zu schaffen, die du ohne das Band nicht schaffen würdest.

3. Liegestütz

Trainiert Brust, Trizeps, Schultern, Schulterblattfixatoren, Bauch und auch den unteren Rücken.

Startposition

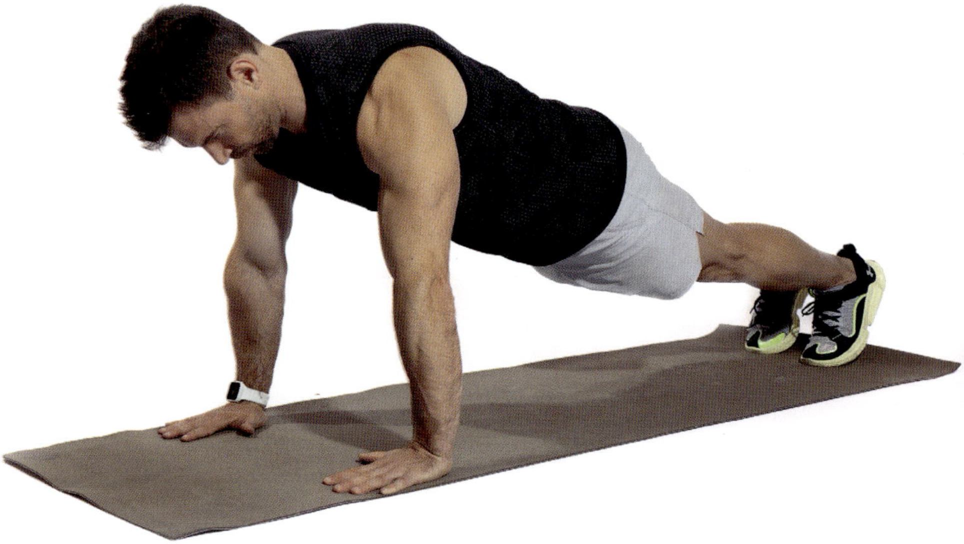

▶ **AUSFÜHRUNG:**
Begib dich in eine stützende Position, die Hände auf Schulterhöhe aufgestützt. Der Blick ist leicht nach unten auf den Boden gerichtet, sodass die Halswirbelsäule in der natürlichen Position verbleibt. Nun senkst du unter Einatmung deine Brust bis kurz über den Boden, die Ellenbogen möglichst nah am Körper. Aus der unteren Position drückst du dich kräftig hoch und atmest aus. Der Bauch ist während der gesamten Übung angespannt, sodass man ein Glas Wasser auf deinem Rücken abstellen könnte.

Endposition

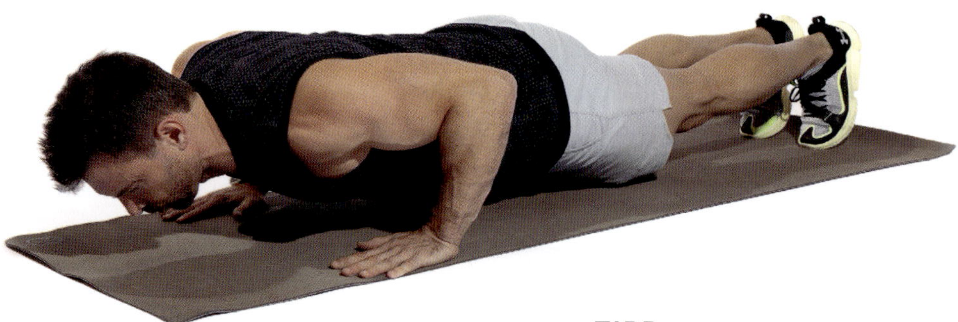

TIPP

Ist der Liegestütz so zu schwer, absolviere Ihn auf den Knien und nicht zu tief.

4. Ausfallschritt mit Rumpfrotation

Trainiert die gesamte Beinvorder- und Rückseite sowie

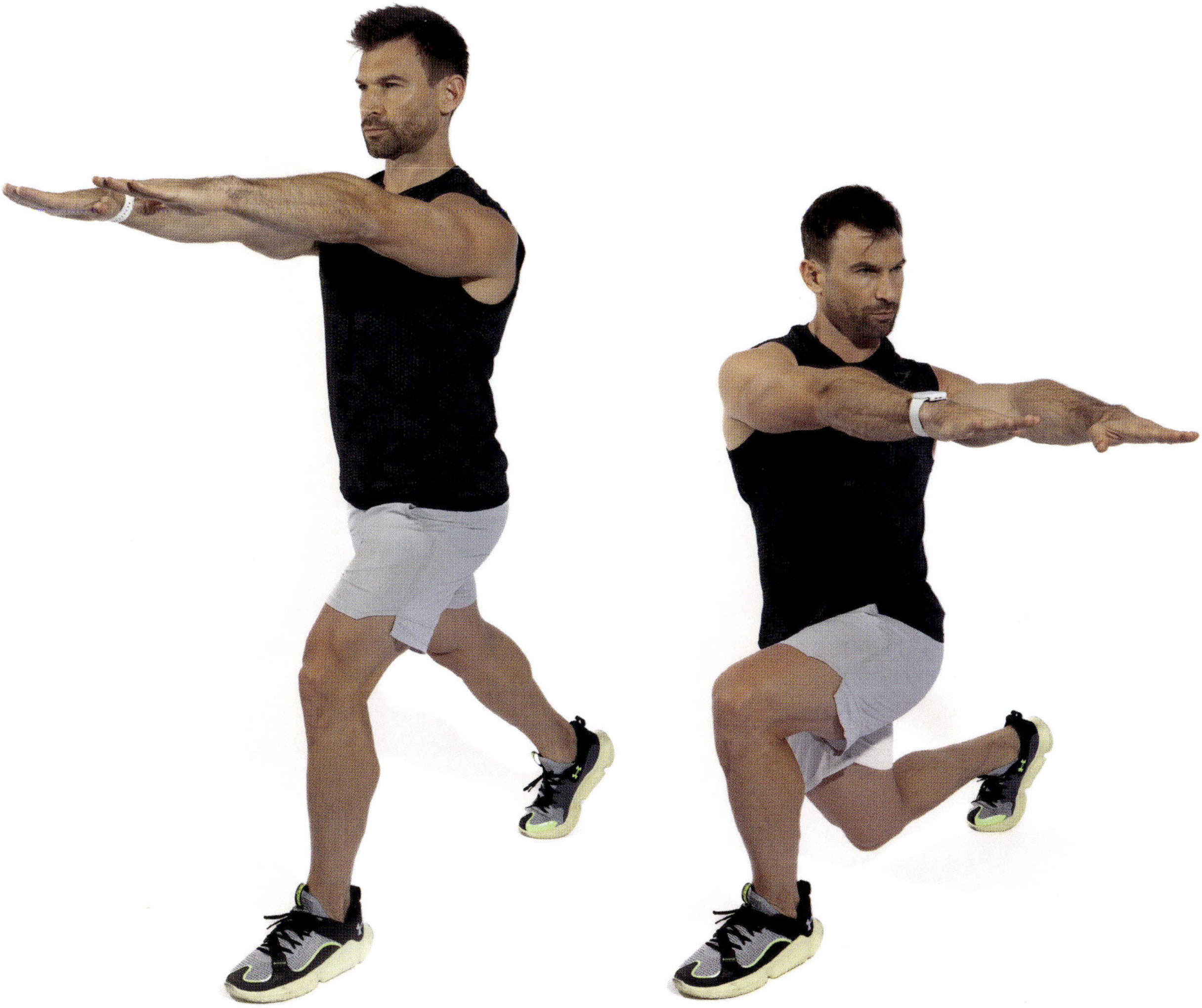

Startposition

Endposition

- **AUSFÜHRUNG:**
  Du stehst in einem weiten Ausfallschritt mit nach vorne gestreckten Armen und angespanntem Oberkörper (Brust raus, Schultern leicht nach vorne geschoben).
- Nun den Oberkörper unter Einatmung absenken und zeitgleich eine etwa 90-Grad-Drehbewegung des Oberkörpers zur Seite des vorderen Beines durchführen und kurz in der unteren Position verharren. Nun langsam wieder aufrichten und unter Drehung und Ausatmung wieder in die Ausgangsposition zurückbewegen.

TIPP

Je weiter der Schritt, desto mehr kannst du den Gesäßmuskel trainieren.

30 Minuten

NUMMER
099

Das 30-Minuten-Training: die Luxuseinheit mit Zugewinn an Ausdauer und Kraft im Zusammenspiel mit Geräten und/oder Gewichten

30 Minuten. Ideal für eine wunderbare Kombination aus 10-minütigen Zirkeltraining und 20 Minuten intensiver Kräftigung. Insbesondere im Notarztdienst oder für eine Mittagspause ist das 30-Minuten-Training ideal, ich absolviere dieses Training regelmäßig. Es ist kurz genug, um in einen Folgeeinsatz zu gehen und trotzdem alle Übungen zu erledigen.

Für erfahrene und ambitionierte Sportler klingen 30 Minuten immer noch recht kurz. Aber richtig gefüllt und aufgebaut, können 30 Minuten ein sehr solides Trainingsergebnis liefern.

Der Aufbau sieht ein 10-Minuten-Zirkeltraining vor, das auch gleichzeitig als Aufwärmtraining dient, um dann in ein intensives Ganzkörperkrafttraining zu wechseln.

Anzahl der Übungen: 4+2 Übungen im Zirkeltraining
8 Übungen im Kraftteil

Dauer/Wiederholungen:
Zirkeltraining: 2 Durchgänge, 45 s Arbeitszeit pro Übung und 15 s Haltearbeit/ Isometrie bei den +2 Übungen, 10–15 s Pause

Krafttraining: 12 Wiederholungen je Übung + 20 s anschließende Haltearbeit.

Pausenzeit: 30 s

Intensität: hoch

Equipment: Kettlebell, Langhantel, Kurzhanteln, Flachbank

Zirkeltraining:

1. Kettlebell-Swing + Unterarmstütz
2. Hampelmann + Sitzhocke
3. Russian-Twist + Unterarmstütz
4. Step-up auf Bank + Sitzhocke
5. Kettlebell-Kreuzheben + Unterarmstütz

Krafttraining

1. Ausfallschritt mit Langhantel
2. Bankdrücken mit der Kurzhantel auf der Flachbank
3. Rudern mit der Langhantel vorgebeugt
4. Seitheben mit der Kurzhantel
5. Schulterpresse mit der Langhantel stehend
6. Dips an der Bank
7. Bizeps-Curls mit der Kurzhantel
8. Kreuzheben mit der Langhantel

1. Ausfallschritt mit der Langhantel

Eine der besten unilateralen Übungen für die Oberschenkelvorderseite, aber auch für die Gesäßmuskeln, für die Wade, die Beinrückseite und den gesamten Rumpf sowie für den oberen Schultergürtel.

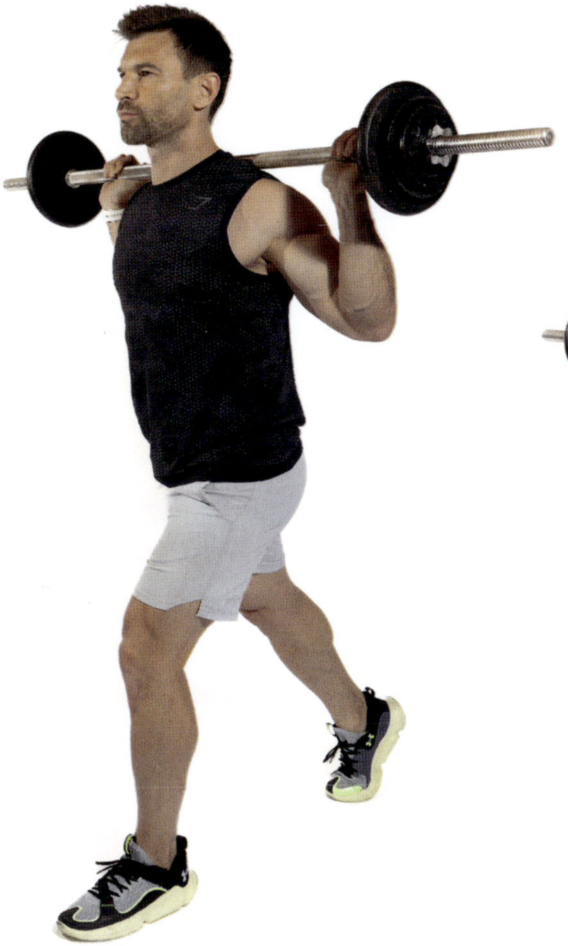

Startposition

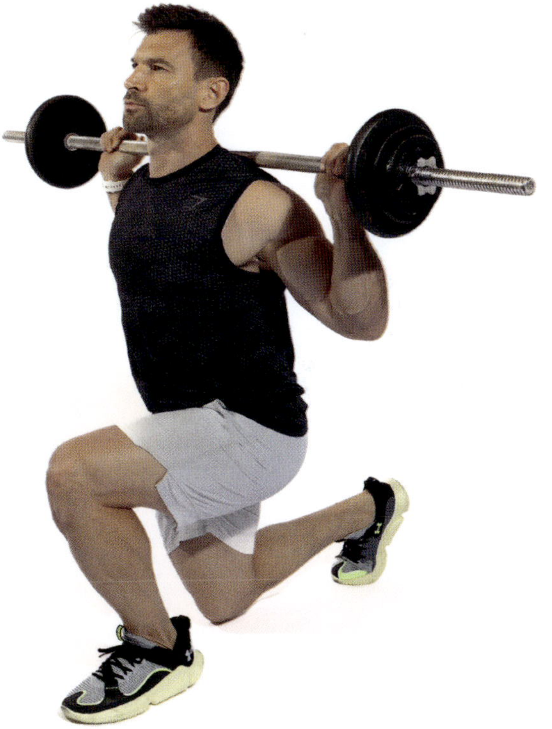

Endposition

▶ **AUSFÜHRUNG:**

In der Ausgangsposition liegt die Langhantel wie bei der Kniebeuge auf dem Kapuzenmuskel (Trapezius), ohne dass dies schmerzen sollte. Unter Anspannung der Bauchmuskeln sowie des gesamten Schultergürtels wird das vordere Bein so weit abgesenkt, bis das hintere Knie nahezu den Boden berührt; anschließend unter Beibehaltung der Spannung das Knie wieder strecken. Wichtig bei dieser Übung ist die kontinuierliche Spannung in den Beinmuskeln sowie die Aufrichtigkeit des Oberkörpers, um den Körperschwerpunkt zentral zu halten und somit die Last optimal auf das Bein einwirken zu lassen, ohne ein »Pendelmoment« zu erzeugen.

2. Bankdrücken auf der Flachbank mit Kurzhanteln

Trainiert den großen Brustmuskel, die vordere Schultermuskulatur und den Trizeps.

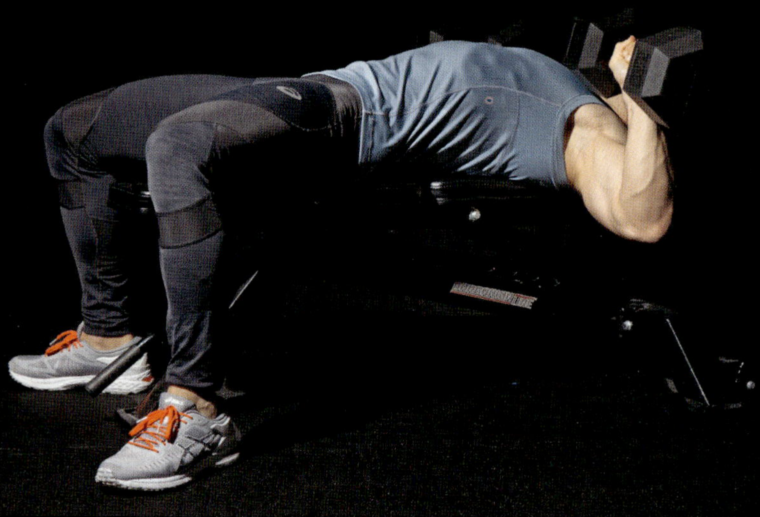

Startposition

▶ **AUSFÜHRUNG:**
Zwei Kurzhanteln in der Hand haltend legst du dich auf eine Flachbank und führst eine vertikale Drückbewegung der Kurzhantel nach oben durch. Bei der Aufwärtsbewegung ausatmen, beim Ablassen einatmen. Brust bewusst stetig anspannen und leichte Adduktionsbewegung (Arme zusammenführen) durchführen.

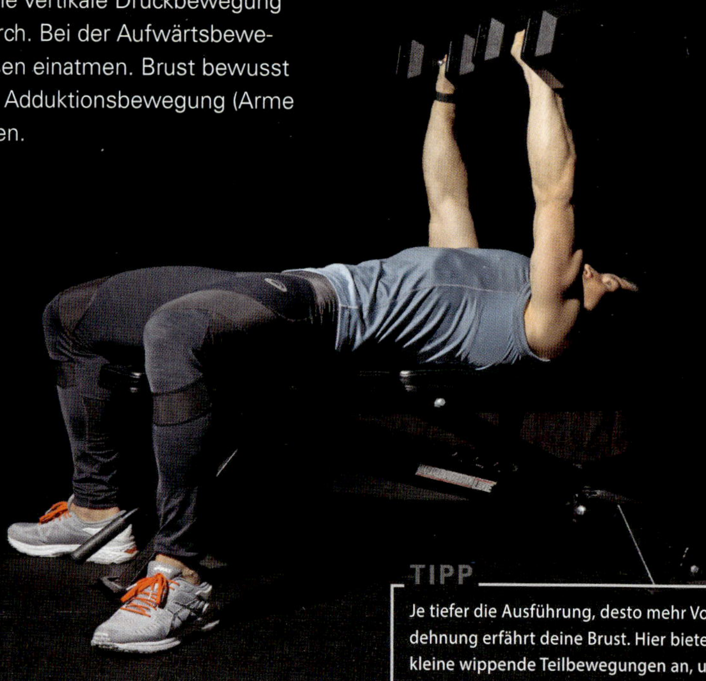

Endposition

TIPP

Je tiefer die Ausführung, desto mehr Vordehnung erfährt deine Brust. Hier bieten sich kleine wippende Teilbewegungen an, um die Intensität noch signifikant zu erhöhen (Endkontraktion in Dehnstellung).

3. Rudern mit der Langhantelstange und dem engen (V-)Griff

Eine absolute Rückgratübung für die gesamte Rückenpartie zur Entwicklung des Latissimus, der Schulterblattmuskeln, insbesondere auch des Rückenstreckers, des Gesäßmuskels und der gesamten Armbeuger.

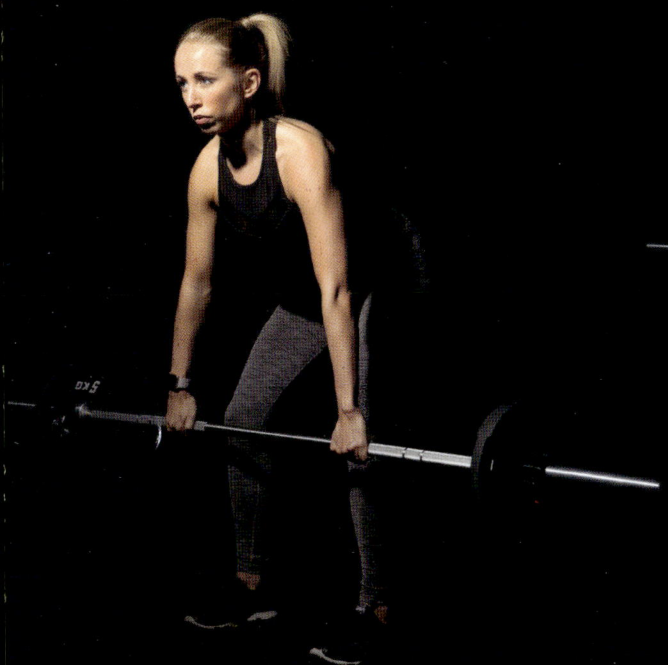

Startposition

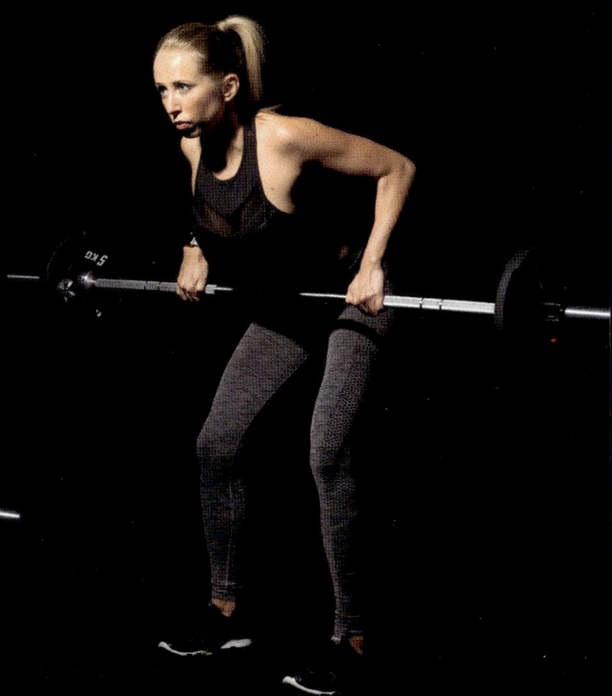

Endposition

▶ **AUSFÜHRUNG:**
Du stehst in einer stabilen Position nach vorn übergebeugt mit hüftbreiten Füßen und angespanntem Gesäß und gesamten Rumpf; die Langhantelstange bzw. das Gewicht wird vor dem Körper gehalten. Nun unter kräftigem Heranziehen die Stange unter Ausatmung in Richtung Bauchnabel ziehen und diese Endstellung kurz halten. Dann das Gewicht, langsam einatmend, wieder in die Ausgangsposition bringen.

TIPP

Die maximale Aktivierung des Latissimus erfährst du, wenn du den Nabel aktiv einziehst und die Stange wirklich bis hierhin ziehst, sodass die Ellenbogen über das Rückenniveau nach hinten gezogen werden. Der V-Griff lässt in der Regel höhere Lasten zu.

4. Seitheben mit den Kurzhanteln

Trainiert den gesamten großen Schultermuskel, den Musculus supraspinatus und die gesamte Armmuskulatur, insbesondere den Trizeps.

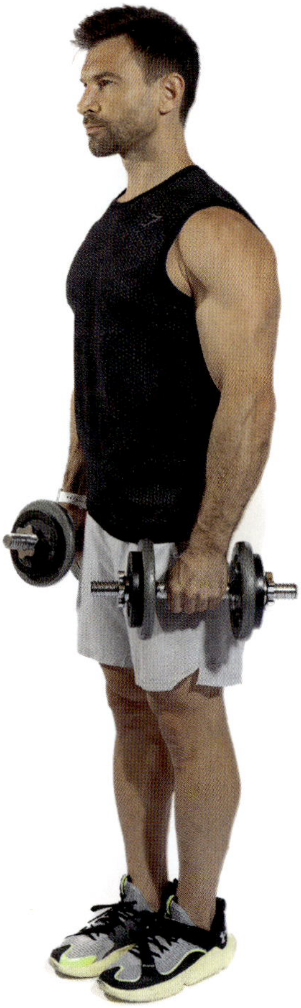

Startposition

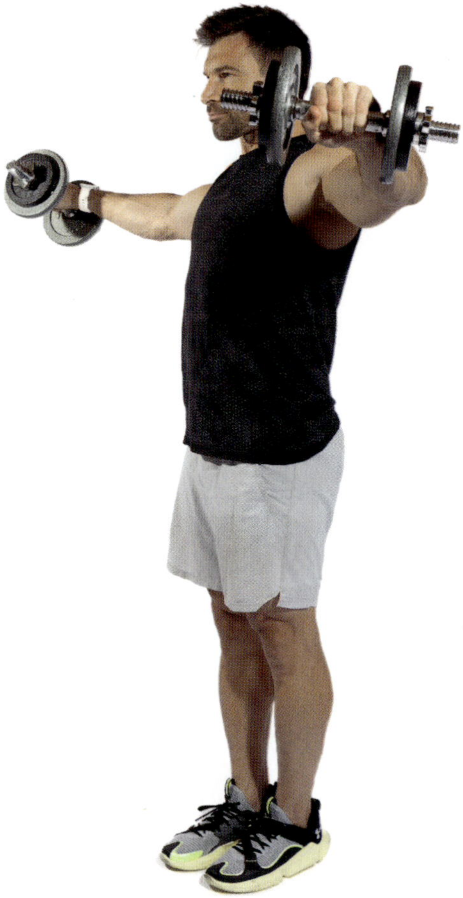

Endposition

▶ **AUSFÜHRUNG:**

Zwei Kurzhanteln werden seitlich am Körper gehalten und dann unter Ausatmung und Beibehaltung einer leichten Beugung im Ellenbogengelenk bis in die Horizontale (auch 10–20 % höher ist möglich) seitlich angehoben. Den Moment der größten Kraftaufwendung am oberen Punkt, wenn möglich, kurz halten. Dann die Hanteln wieder langsam und kontrolliert absenken.

TIPP

Durch eine leichte Einwärtsbewegung der Arme und durch eine leichte Vordehnung der Schultermuskulatur ist oft ein besserer Kraftwirkungsgrad zu erzielen. Beim Seitheben darfst du gern auch durch einen kleinen Schwungimpuls einige weitere Wiederholungen herausholen, da du immer einen sicheren Stand hast. Das wirst du bei absoluten Profis auch immer wieder beobachten.

5. Schulterpresse (Military-Press) mit der Langhantel

Trainiert den gesamten großen Schultermuskel, den Trizeps, die Kapuzenmuskeln und die gesamten Schulterblattfixatoren sowie den Rumpf (Bauch und Rückenstrecker).

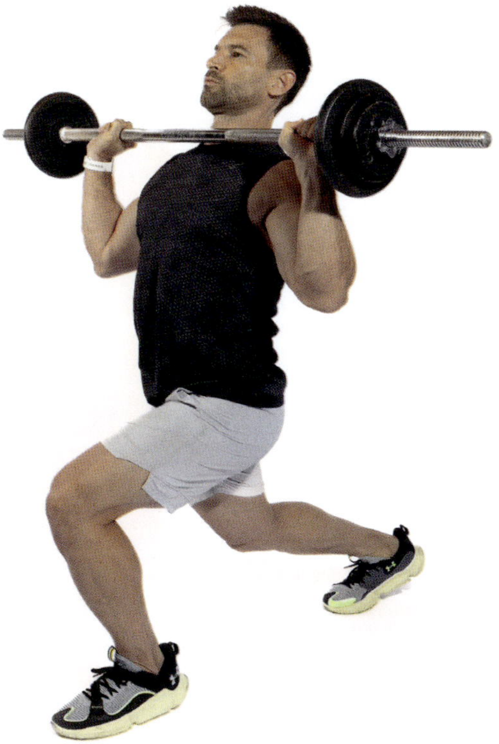

Startposition

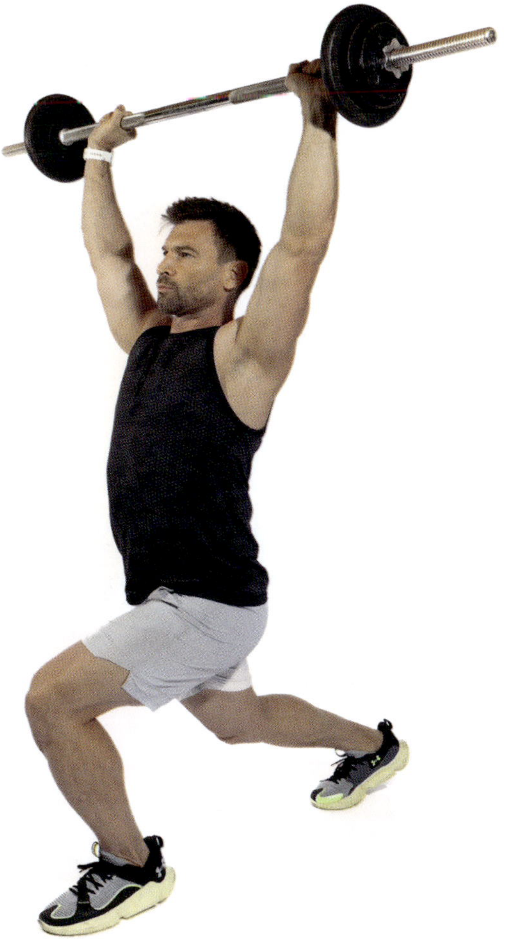

Endposition

▶ **AUSFÜHRUNG:**

Eine Langhantelstange wird in etwa 1,5-facher Schulterbreite vor dem Kopf auf Höhe der Schlüsselbeine gehalten. Eine optimale Vorspannung in Beinen, Gesäß, Bauch und Rücken ist wichtig. Nun unter Ausatmung die Langhantelstange kräftig senkrecht über den Kopf nach oben drücken und die Arme hier voll durchstrecken. Langsam unter Einatmung die Stange wieder absenken und in die Ausgangsposition zurückführen.

TIPP

Der Blick kann der Stange diskret folgen, es sollte aber dennoch auf eine nicht zu starke Überstreckung der Halswirbelsäule geachtet werden. Je weiter die Hände die Stange greifen, desto mehr Aktivität wird der Schultermuskel aufweisen; je enger gegriffen wird, desto kräftiger muss der Trizeps arbeiten.

6. Dips (Stützbeugen) an der Flachbank

Trainiert den großen Brustmuskel, intensiv den Trizeps sowie die Schulterblatt- und Schultermuskulatur.

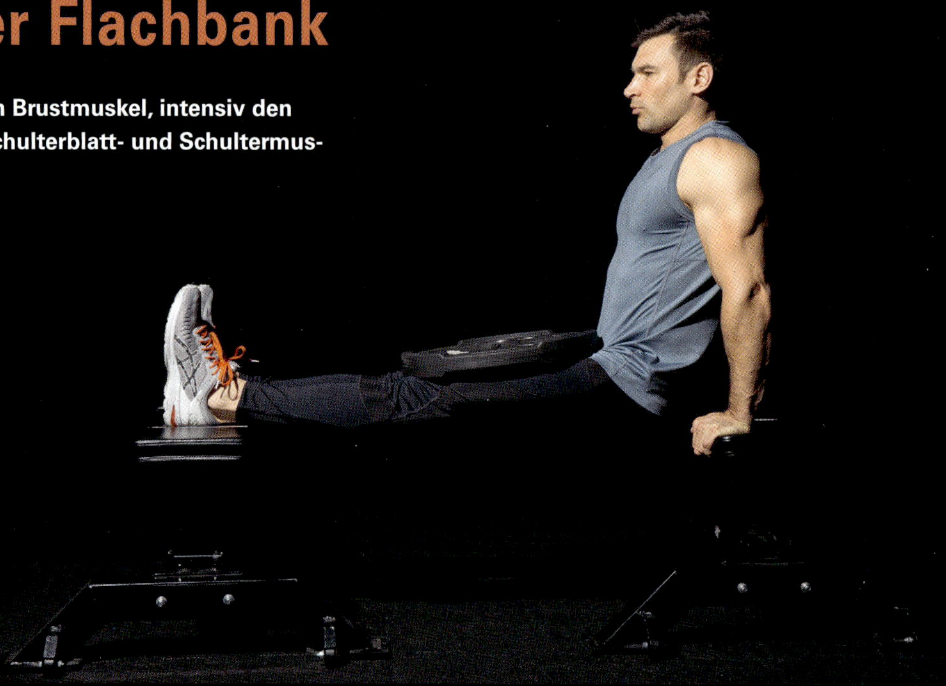

Startposition

▶ **AUSFÜHRUNG:**
Ausgangsposition ist der Stütz auf der Kante einer Bank. Dabei können die Füße entweder auf dem Boden oder auf einer weiteren Bank ruhen (letzteres ist deutlich anspruchsvoller). Anschließend unter Einatmung den Oberkörper zwischen den Armen absenken und unter kräftiger Ausatmung wieder nach oben drücken. In der oberen Position kontrolliert Ellenbogen und Schulter durchdrücken.

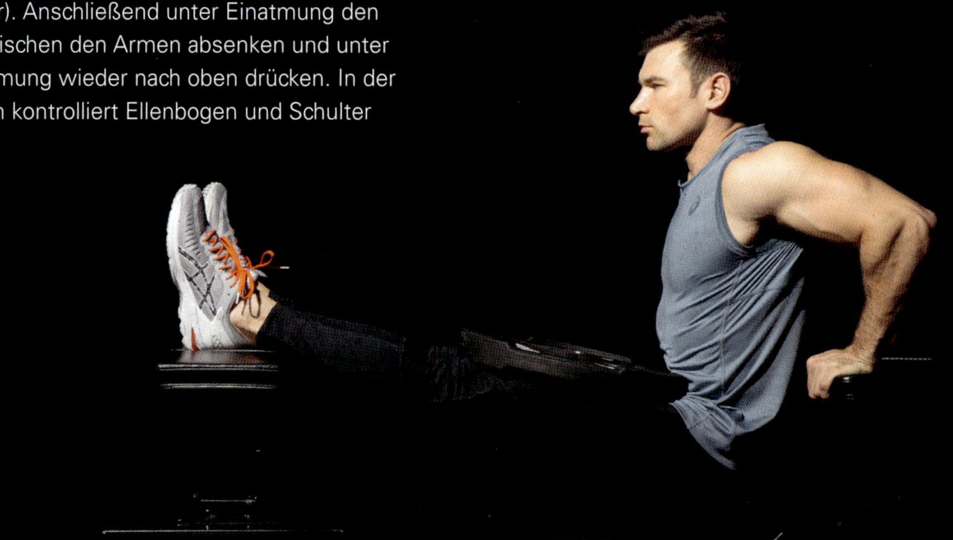

Endposition

TIPP

Je Für viele Athleten kann diese Übung leicht schwerer gemacht werden, indem eine Gewichtsscheibe auf den Oberschenkeln platziert wird.

7. Bizeps-Curls stehend mit Kurzhanteln

Die Paradeübung Nummer eins für die gesamten Armbeuger: Bizeps, Brachialis und Brachioradials. Durch sehr hohe Lasten ist eine optimale Entwicklung von Volumen und Kraft möglich.

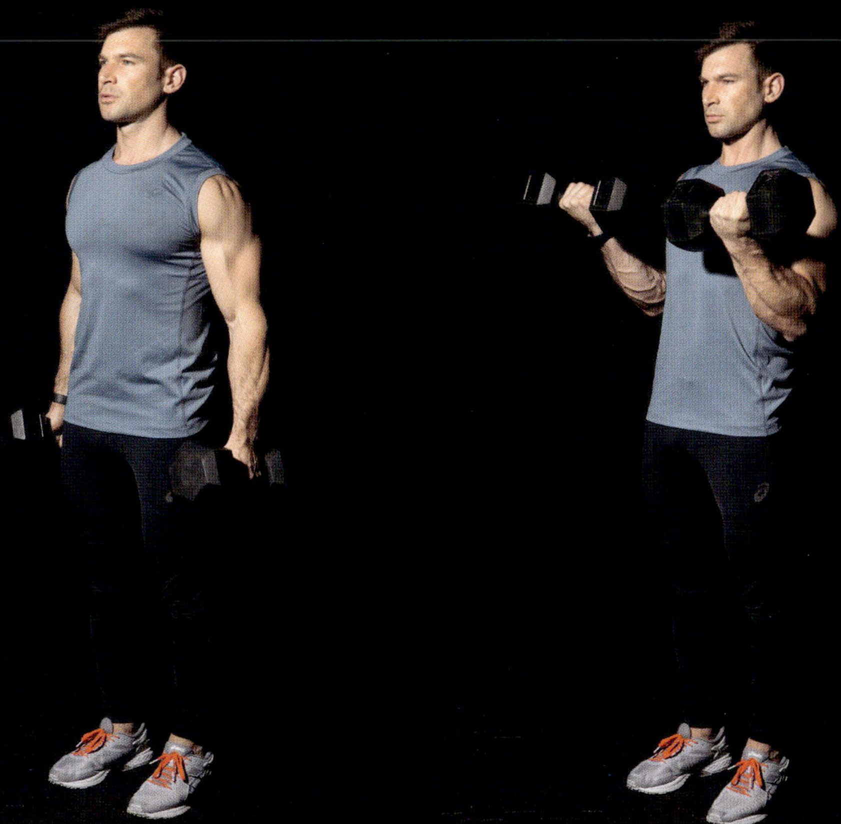

Startposition **Endposition**

- **AUSFÜHRUNG:**
  Aufrecht stehen, die Füße etwa schulterbreit auseinander. In jeder Hand eine Kurzhantel mit einem neutralen Griff (Handflächen zeigen nach innen) halten. Langsam einen Arm beugen und die Hantel heben, indem der Unterarm nach oben bewegt wird. Die Handfläche dreht sich dabei nach oben (Supination), sodass sie am Ende der Bewegung zur Schulter zeigt.
- Den Ellbogen nah am Körper halten und nur den Unterarm bewegen. Der Oberarm bleibt stabil. Bizeps am höchsten Punkt der Bewegung anspannen. Rückkehr: Hantel kontrolliert zurück in die Ausgangsposition senken.

TIPP

Hier lohnt sich eine Änderung der Griffposition von eng nach breit. Dies aktiviert immer wieder andere Anteile der Armbeugemuskeln. Wer zum starken Schwungholen neigt, sollte darauf achten, die Oberarme wirklich immer eng am Körper zu halten und dort zu fixieren.

8. Kreuzheben (Deadlift) mit der Langhantel

Eine der besten Übungen zur Entwicklung der Ganzkörperathletik und der Kraft der großen Streckkette: Gesäßmuskel, Oberschenkel, Oberschenkelrückseite, Rückenstrecker und Schulterblattmuskeln.

TIPP

Kreuzheben lässt sich auch sehr gut mit der Trap-Bar (du stehst im Gestänge) oder zwei schweren Kurzhanteln ausführen, wobei du die höchsten Gewichte sicherlich mit der klassischen Langhantel bewegen wirst.

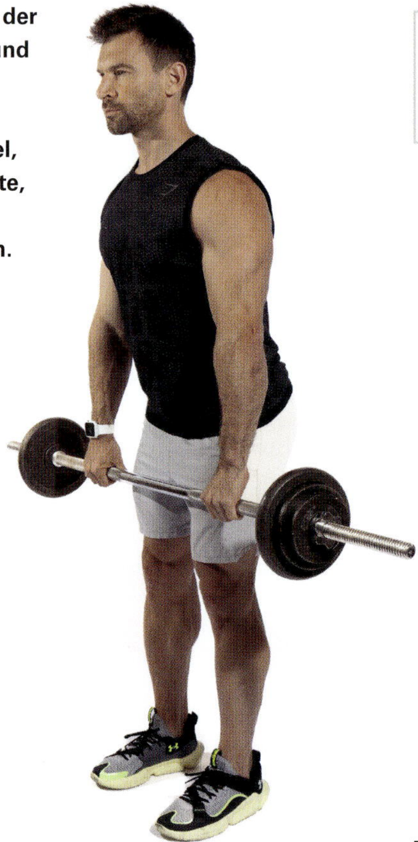

Startposition

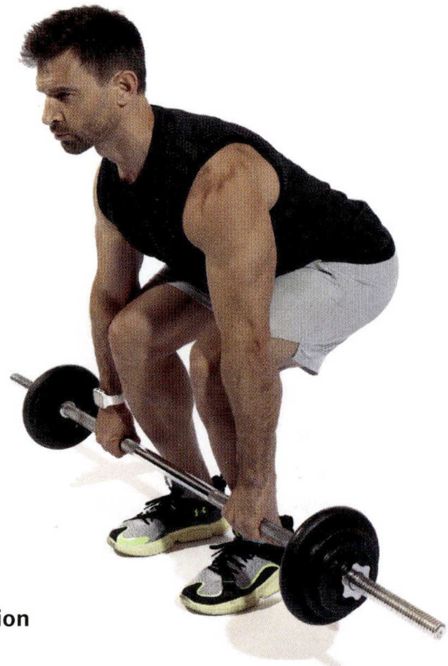

Endposition

- **AUSFÜHRUNG:**
  Eine schwere Langhantel liegt auf dem Boden vor deinen Füßen. Du umgreifst die Stange mit beiden Händen (inverser Griff bei sehr schweren Lasten) und gehst in eine tiefe, hockende Position mit sehr nah an der Stange stehenden Beinen. Unter Aufrechterhaltung der Spannung im Schulterblattbereich und maximaler Streckung der Arme hebst du nun die Hantel in einem Zug unter kräftiger Ausatmung sehr enganliegend am Körper in die Höhe und behältst die Spannung im Rücken durchweg bei. Am oberen Punkt der Bewegung bewusst alle Muskeln noch einmal aktiv kontrahieren. Nun die Stange langsam und kontrolliert unter Beibehaltung der Spannung wieder Richtung Boden absenken.

- Je nach Trainingsziel kannst du die Hantel nun kurz ablegen oder aber auch direkt die nächste Wiederholung beginnen. Wenn du die Hantel weiterhin in den Händen hältst, erhöhst du die »Time Under Tension« deutlich und zielst eher auf einen hypertrophiewirksamen Reiz ab.

- Setzt du die Last nach jeder Wiederholung ab, so wirst du vermutlich insgesamt schwerere Gewichte bewegen können, was eher auf die Entwicklung der Maximalkraft zielt.

NUMMER
100

Notfall-Stretching: Flexibel bleiben im Einsatztreiben und Berufsalltag

Flexibilität ist in meinem Job sehr wichtig und eine essenzielle Kompetenz. Wir müssen uns auf viele Einsatzszenarien und Herausforderungen einstellen und immer wieder neu reagieren. Diese Flexibilität darf sich gerne auch in deinen körperlichen Fertigkeiten widerspiegeln. Ein kurzer Exkurs, damit du weißt, was Flexibilität und was Mobilität ist.

Beides sind Begriffe, die gerne durcheinandergeworfen werden, dennoch haben sie einige Unterschiede, aber auch Gemeinsamkeiten:

Flexibilität bezeichnet eher die passive Beweglichkeit eines Körperteils (vor allem eines Gelenks), also der Bänder, Sehnen und des Kapselapparates, während die Mobilität eher die aktive Beweglichkeit unter Zuhilfenahme der Muskulatur darstellt. Beides ist wichtig und für die Gesundheit relevant, und beide können einen Einfluss auf unsere Biomechanik, Körperhaltung und Fortbewegungskinetik haben. Auch Schmerzen können durch Insuffizienzen in beiden Bereichen bestehen. Damit du beide Komponenten von Beweglichkeit optimieren kannst, handelt es sich im Folgenden um kein reines Stretching, sondern auch um einen Teil Mobilitäts-Training. Bedeutet: Du dehnst den Muskel nicht nur, sondern du wirst auch ein paar Übungen durchführen, die Gelenke aktiv mobilisieren.

Ob Stretching schlussendlich deine »Beweglichkeit« erhöht oder deine Haltung verbessert, musst du selbst ausprobieren. Die Wissenschaft sagt: Intensives Dehnen kann sogar Muskeln wachsen lassen, da der Zug auf die Muskelfaser auch einen intensiven Spannungsreiz ausübt. Du brauchst dir um deine Beweglichkeit keine Sorgen machen, wenn du regelmäßig beim Krafttraining auch die vollen Gelenkausschläge nutzt (Full Range of Motion). Trotzdem empfiehlt sich mindestens ein- bis zweimal pro Woche dieses kurze, kompakte Training mit einem anschließend sehr angenehmen Körpergefühl.

Merke: Die beste Form des Erhalts von Beweglichkeit und Mobilität ist ein Kraft- und Fitnesstraining mit der kontrollierten Ausnutzung der vollen Bewegungsumfänge und ein regelmäßiger Wechsel der Übungen.

Anzahl der Übungen: 6

Dauer/Wiederholungen:
Die statischen Übungen werden 1–2-mal mit circa 30–45 s Dehnungszeit durchgeführt.

Die Mobilitätsübungen kannst du etwa 10-mal hintereinander durchführen.

Pausenzeit: keine

Intensität: Angenehmes Spannungsgefühl in der gedehnten Muskulatur, bis kurz vor ein Schmerzgefühl ist möglich.

Dehnung/Aktivierung des Hüftbeugers, des Bauches und des Gesäßes

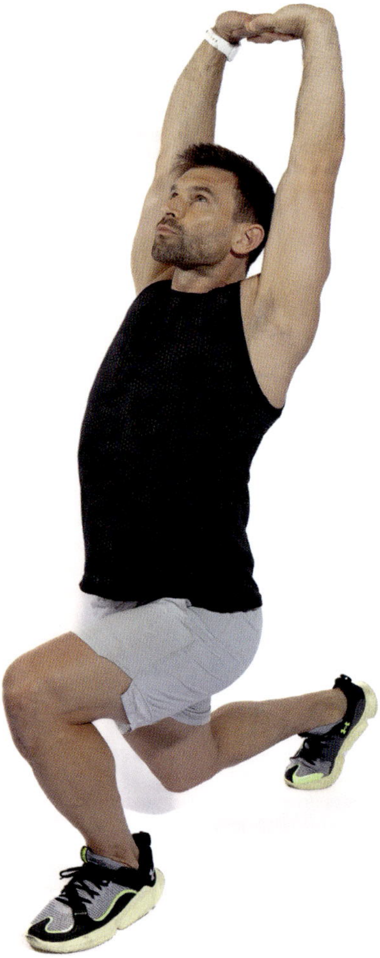

▶ **AUSFÜHRUNG:**
Gehe in einen weiten Ausfallschritt und versuche, die Beine auf einer Linie stehen zu lassen. Lege die Handflächen aufeinander und strecke die Arme weit nach oben, während der Blick nach vorne gerichtet ist. Verlagere nun den Schwerpunkt des Körpers leicht nach vorne und ziehe die Arme nach hinten oben. Während der Übung tief ein- und ausatmen.

Dehnung/Aktivierung der Oberschenkelrückseite und der Waden sowie der Schulterblattmuskeln

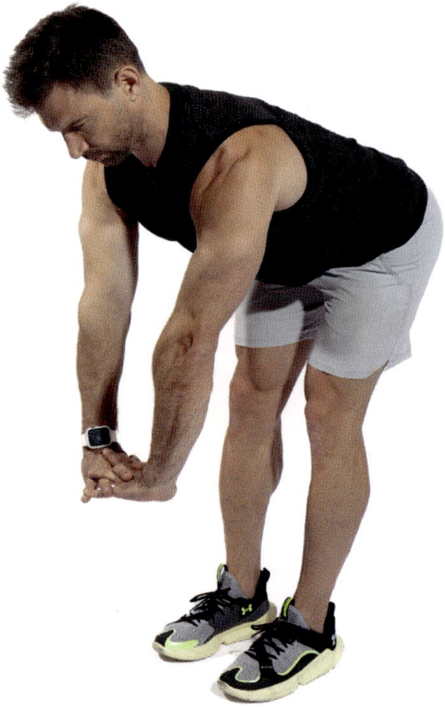

▶ **AUSFÜHRUNG:**
Stelle die Füße eng zusammen und lasse die Beine gestreckt. Lege nun die Hände aufeinander und senke den Oberkörper mit möglichst geradem Rücken ab, während der Blick dabei leicht nach unten gerichtet ist. Es sollte nun ein leichtes Ziehen in der Oberschenkelrückseite und in den Waden zu spüren sein. Während der Übung tief ein- und ausatmen.

Dehnung der Oberschenkelvorderseite

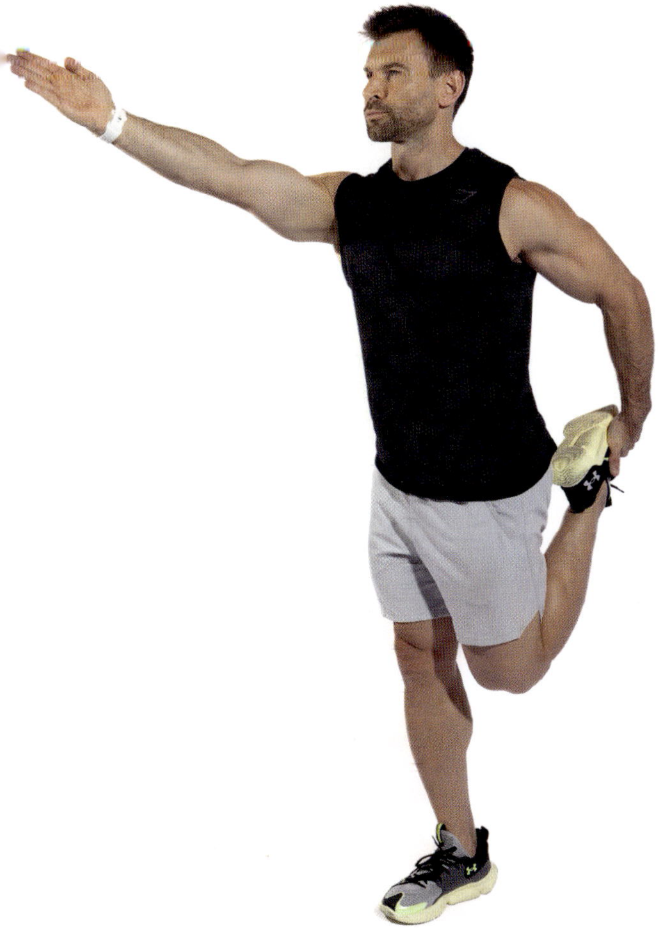

▶ **AUSFÜHRUNG:**

Stelle dich auf ein Bein und greife mit einer Hand den Fuß derselben Seite. Der Arm der Gegenseite zeigt vom Körper weg, um das Gleichgewicht zu halten. Bringe die beiden Oberschenkel nun nebeneinander und ziehe vorsichtig und leicht am Fuß, um die Dehnung zu verstärken. Während der gesamten Übung solltest du versuchen, das Becken nach vorne zu pressen. Atme weiterhin tief ein und aus.

Dehnung/Aktivierung der Rumpfseite/Bauch

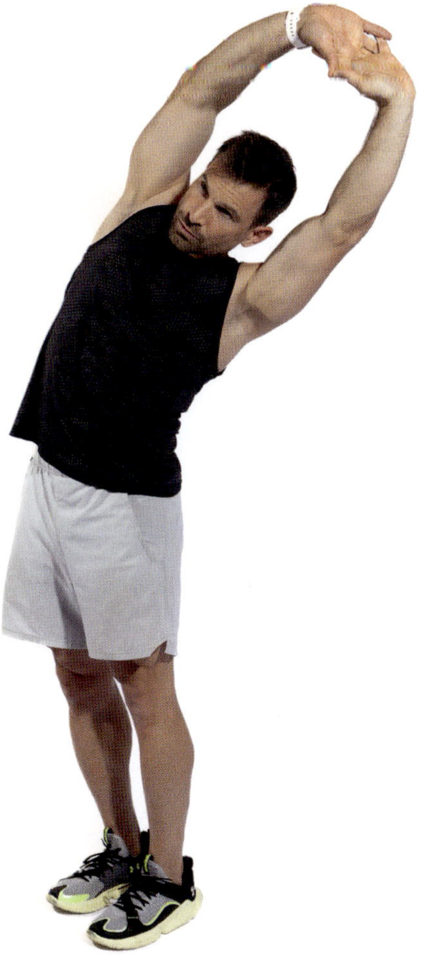

▶ **AUSFÜHRUNG:**

Stelle dich auf beide Beine, die Arme über dem Kopf lang und gestreckt. Lege nun den Oberkörper samt Arm zu einer Seite, während die Beine gestreckt sind. Du solltest die Dehnung in der seitlichen Bauchmuskulatur und im breiten Rückenmuskel spüren. Weiterhin tief ein- und ausatmen.

Dehnung/Aktivierung der Brustmuskulatur und vorderen Schulter

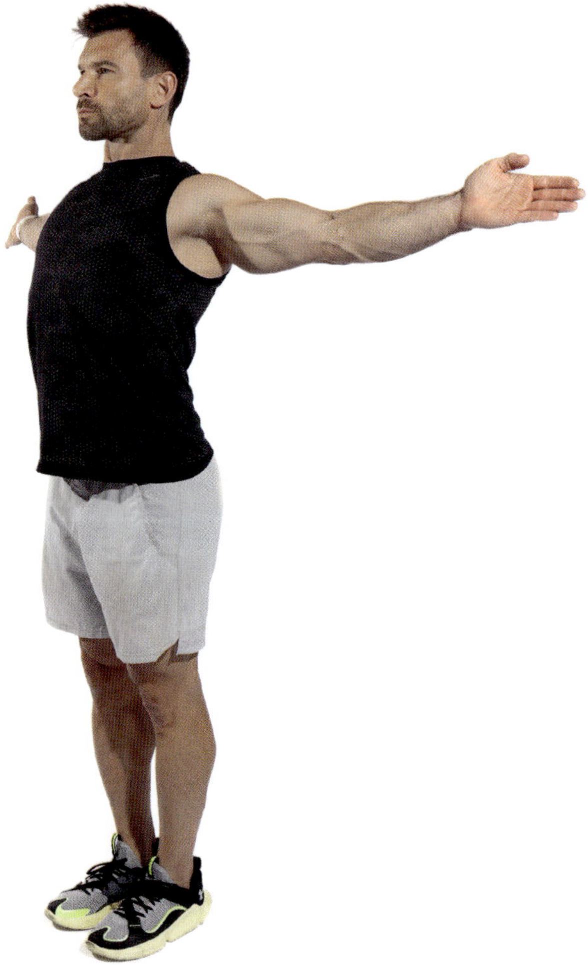

▶ **AUSFÜHRUNG:**
Stelle dich auf beide Beine und strecke die Arme seitlich auf Schulterhöhe seitlich vom Körper ab. Atme tief ein und versuche, die Brust und das Brustbein intensiv nach vorne zu schieben. Um die Dehnung zu intensivieren, drehe deine Handflächen nach außen, sodass sie nach oben zeigen.

Dehnung/Aktivierung der Schulterblattmuskeln und des Rückenstreckers

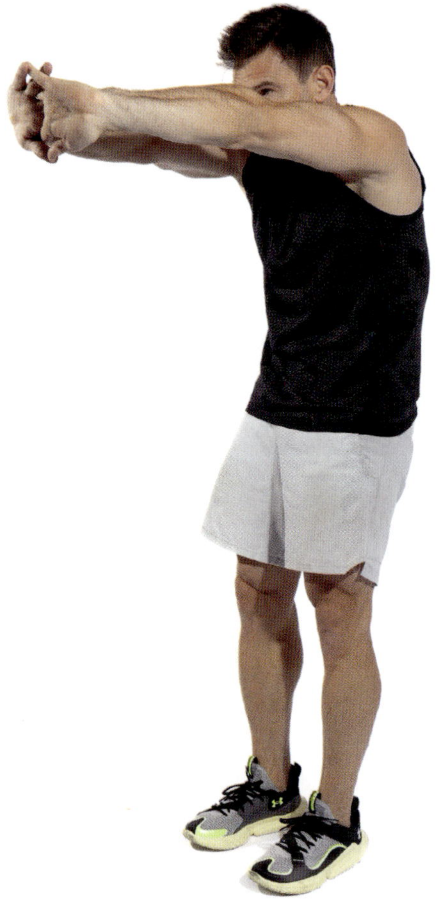

▶ **AUSFÜHRUNG:**
Stelle dich auf beide Beine, die Arme mit übereinandergelegten Händen nach vorne gestreckt. Du solltest noch gerade über deine Hände sehen können. Versuche nun, den oberen Rücken zu entspannen und die Arme maximal nach vorne zu schieben, dabei tief ein und ausatmen. Den Kopf dabei leicht beugen.

Dehnung/Aktivierung der Bauch- und Rückenstreckermuskulatur/Mobilisation der Brust- und Lendenwirbelsäule

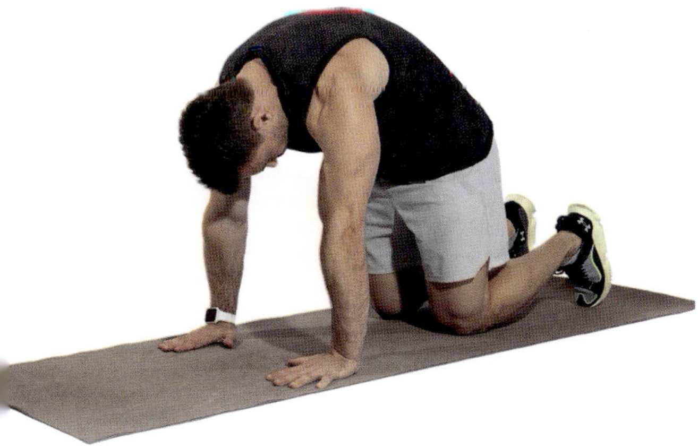

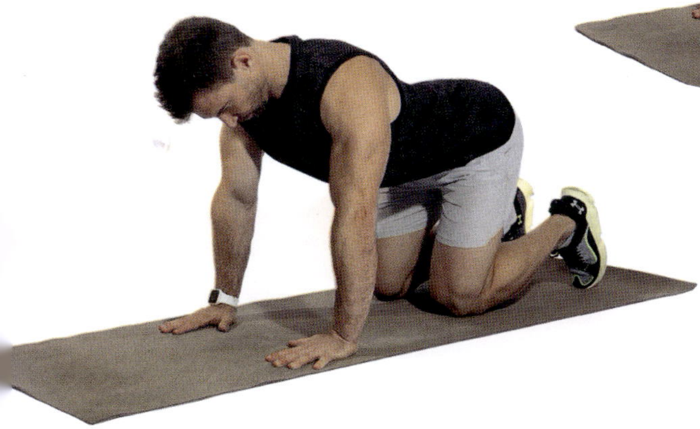

▶ **AUSFÜHRUNG:**
Begib dich in den 6-Punkt-Stütz: Hände, Knie und Füße auf dem Boden positioniert. Den Kopf in Verlängerung der Halswirbelsäule halten. Unter Einatmung begibst du dich nun in ein leichtes Hohlkreuz, wobei du dein Gesäß herausstreckst. Hier kurz verharren. Nun unter Ausatmung einen Katzenbuckel und den Rücken möglichst rund machen. Auch hier kurz verharren.

Dehnung der Bauch- und Hüftbeugemuskulatur

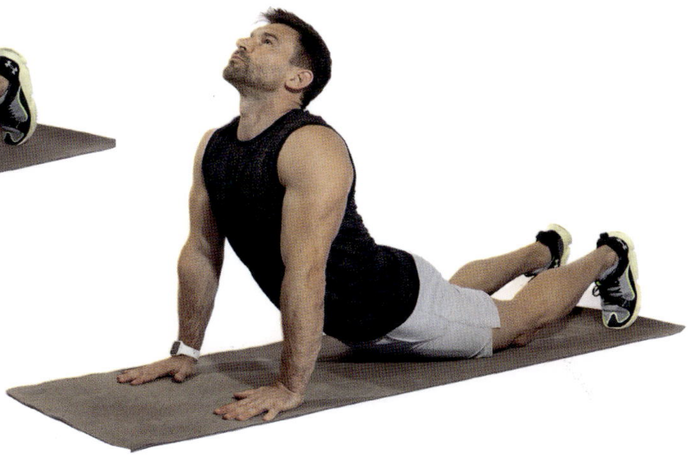

▶ **AUSFÜHRUNG:**
Du liegst bäuchlings auf dem Boden, die Hände vor dir auf Schulterhöhe auf den Boden gestützt. Der Blick ist nach oben gerichtet, und der Kopf leicht in den Nacken gelegt. Nun ziehe unter Einatmung den gesamten Schultergürtel nach oben und strecke die Arme. In der Position der maximalen Dehnung am oberen Punkt verharren. Bitte hier nicht zu sehr überstrecken. Es sollte sich »angenehm« anfühlen.

KAPITEL 11

DIE *DR.-FIT-FOR-LIFE*-REZEPTE

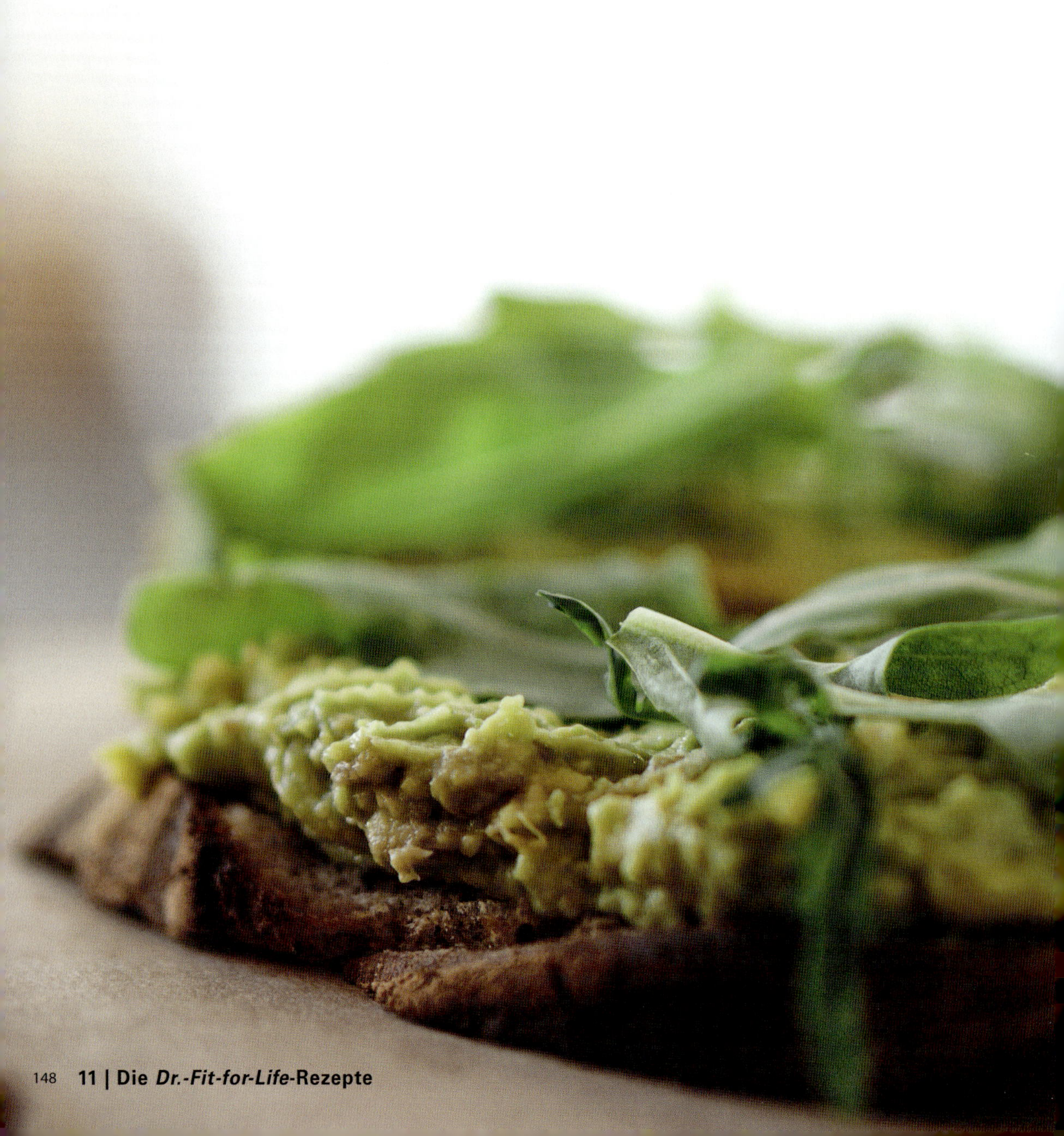

11

Das Thema Ernährung ist mir enorm wichtig. Als Sportler, Athlet, aber auch versierter Ernährungsmediziner weiß ich, welche Kraft, Gesundheit und Medizin in unserem Essen steckt. Wie du in diesem Buch zuvor bereits gelesen hast: Eine artgerechte, nährstoffreiche und gesunde Ernährung ist keine Kunst und erst recht kein Schicksal, sondern erfordert Planung und kluge Entscheidungen. Eine gesunde Ernährung muss aber vor allem eines: gut, nein, fantastisch schmecken, aussehen und idealerweise auch angenehm überschaubar zuzubereiten sein. Essen mit allen Sinnen soll und darf kreativ sein, darf bunt sein und muss begeistern, manchmal aber auch einfach bodenständig bleiben, wie der Ton unter Feuerwehrleuten.

Hier findest du meine Top-12-Lebensmittel und 12 leckere und einfache Rezepte mit »nutritiv-kulinarischem« Mehrwert, die dir den Tag versüßen, ohne ein Zuviel an Zucker und Zusatzstoffen zu enthalten. Viel Freude beim Einkaufen, beim Zubereiten und vor allem beim (gemeinsamen) Genießen der Köstlichkeiten.

Dies sind meine Top-12-Lebensmittel, die regelmäßig auf deinem Speiseplan stehen sollten:

1. Grünes, rotes, gelbes frisches Gemüse, immer frisch (Spinat, Zucchini, Paprika, Tomaten, Fenchel, Rote Beete, Mangold)

2. Eier in Bioqualität

3. Nüsse (Mandeln, Walnüsse, Pekannüsse, Cashews)

4. Magerquark/Magerjoghurt/Skyr

5. Beeren (Heidelbeeren, Himbeeren, Brombeeren)

6. Hülsenfrüchte (Erbsen, Kichererbsen, Linsen)

7. Oliven und Olivenöl

8. Samen und Kerne (Chia, Leinsamen, Kürbiskerne)

9. Haferflocken

10. Mageres Geflügel und fetter Fisch (wenn möglich aus Biohaltung bzw. -herkunft)

11. Frische Kräuter (Petersilie, Basilikum, Dill, Rosmarin)

12. Wasser und ungesüßte Tees sowie frischer Kaffee

Mit dem regelmäßigen Verzehr dieser Lebensmittel wirst du fast alle lebensnotwendigen Nährstoffe zugeführt bekommen, die dein Organismus für eine einwandfreie Funktion und optimale Leistungsfähigkeit braucht.

In der Folge findest du nun meine 12 Lieblingsrezepte, die allesamt lecker, schnell zubereitet und nährstoffreich sind, ohne dabei langweilig zu schmecken.

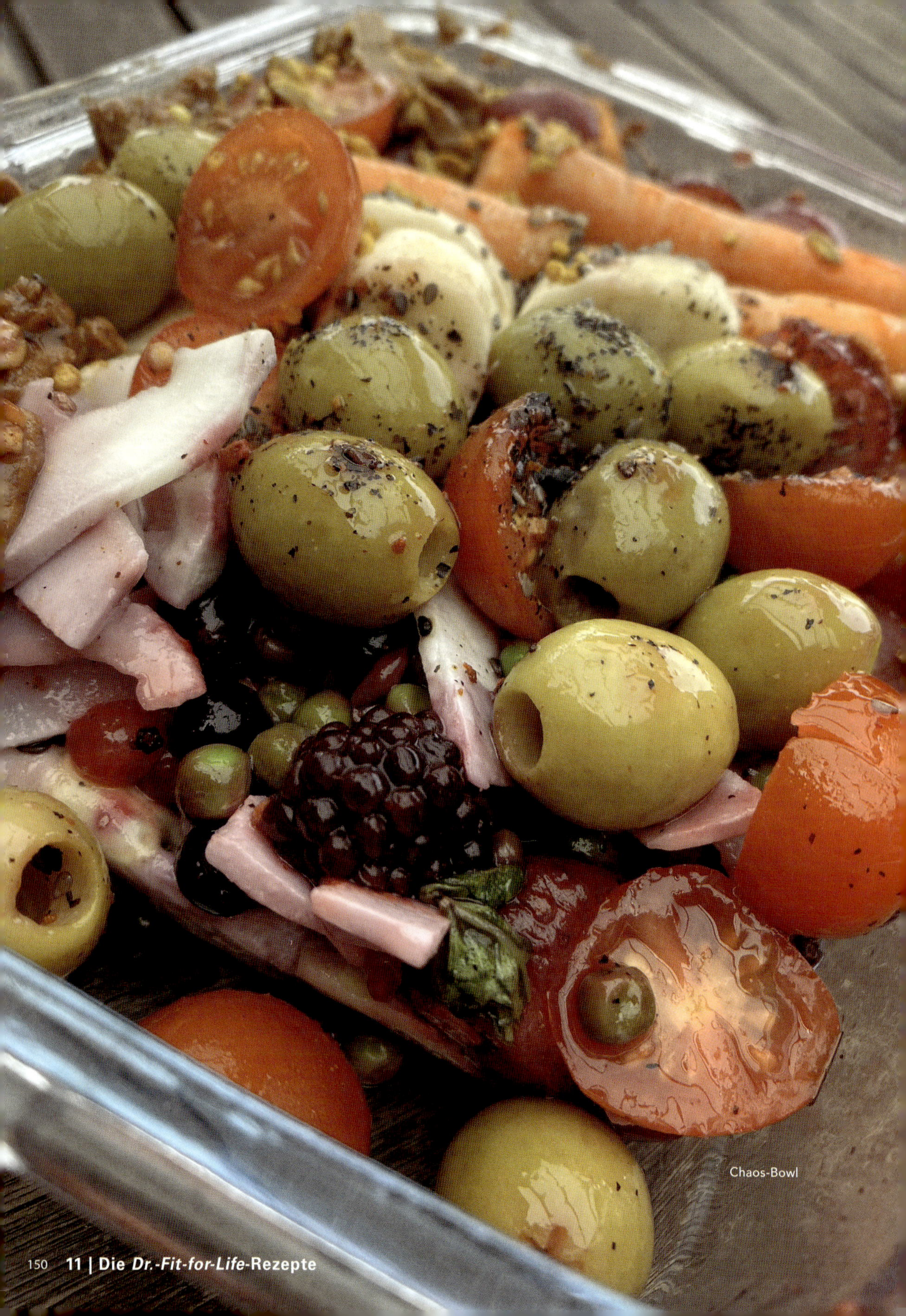

Chaos-Bowl

NUMMER
101

Die Chaos-Bowl: Bringt Ordnung in den Nährstoffhaushalt.

Alle, die mich kennen wissen: Bowls sind mein Spezialgebiet. Die Chaos-Bowl reicht zwar nicht für alle Kollegen und Kolleginnen, aber sie schafft Inspiration und beeindruckt immer wieder aufs Neue. Gewöhnungsbedürftig ist sie allemal, denn hier mischen sich allerlei Lebensmittel, die auf den ersten Blick nicht zusammenpassen. Die Zubereitung ist aber denkbar einfach und deshalb auch gerade etwas für das knappe Zeitbudget:

Hier ist die Zutatenliste im Stil eines Rezepts:

Zutaten:

- *3 Bio-Eier*
- *100 g Tiefkühlbeeren*
- *50 g Nussmischung*
- *10 g Chia-Samen*
- *½ Avocado*
- *70–100 g Granola (zuckerfrei)*
- *30 g Oliven*
- *1 Bio-Paprika*
- *1–2 Feigen*
- *20 g Granatapfelkerne*
- *20 g Kokosflocken*
- *½ Banane*
- *30 g Erdnussbutter*

Zubereitung:

1. **Omelette zubereiten**: Die 3 Bio-Eier in einer Schüssel aufschlagen und mit Salz, Pfeffer und frischen Kräutern nach Wahl würzen. Eine Pfanne erhitzen und die Eimischung hineingießen. Bei mittlerer Hitze braten, bis das Omelette fest ist. Anschließend aus der Pfanne nehmen und in Stücke schneiden.

2. **Zutaten vermengen**: In einer großen Schüssel die Nussmischung, Chia-Samen, die halbe Avocado (in Würfel geschnitten), das Granola, die Oliven (entsteint und gehackt), die gewürfelte Bio-Paprika, die geschnittenen Feigen, Granatapfelkerne, Kokosflocken und die halbe Banane (zerdrückt) hinzufügen.

3. **Erdnussbutter einarbeiten**: Die Erdnussbutter zu den anderen Zutaten geben und alles gut verquirlen, bis eine gleichmäßige Mischung entsteht.

4. **»Ziehzeit«**: Die Mischung für etwa 1–2 Stunden ziehen lassen, damit sich die Aromen entfalten können. Die auftauenden Beeren sorgen für eine erfrischende Note und runden den süß-herzhaften Geschmack perfekt ab.

5. **Servieren**: Das Omelette und die Mischung auf einem Teller anrichten und genießen!

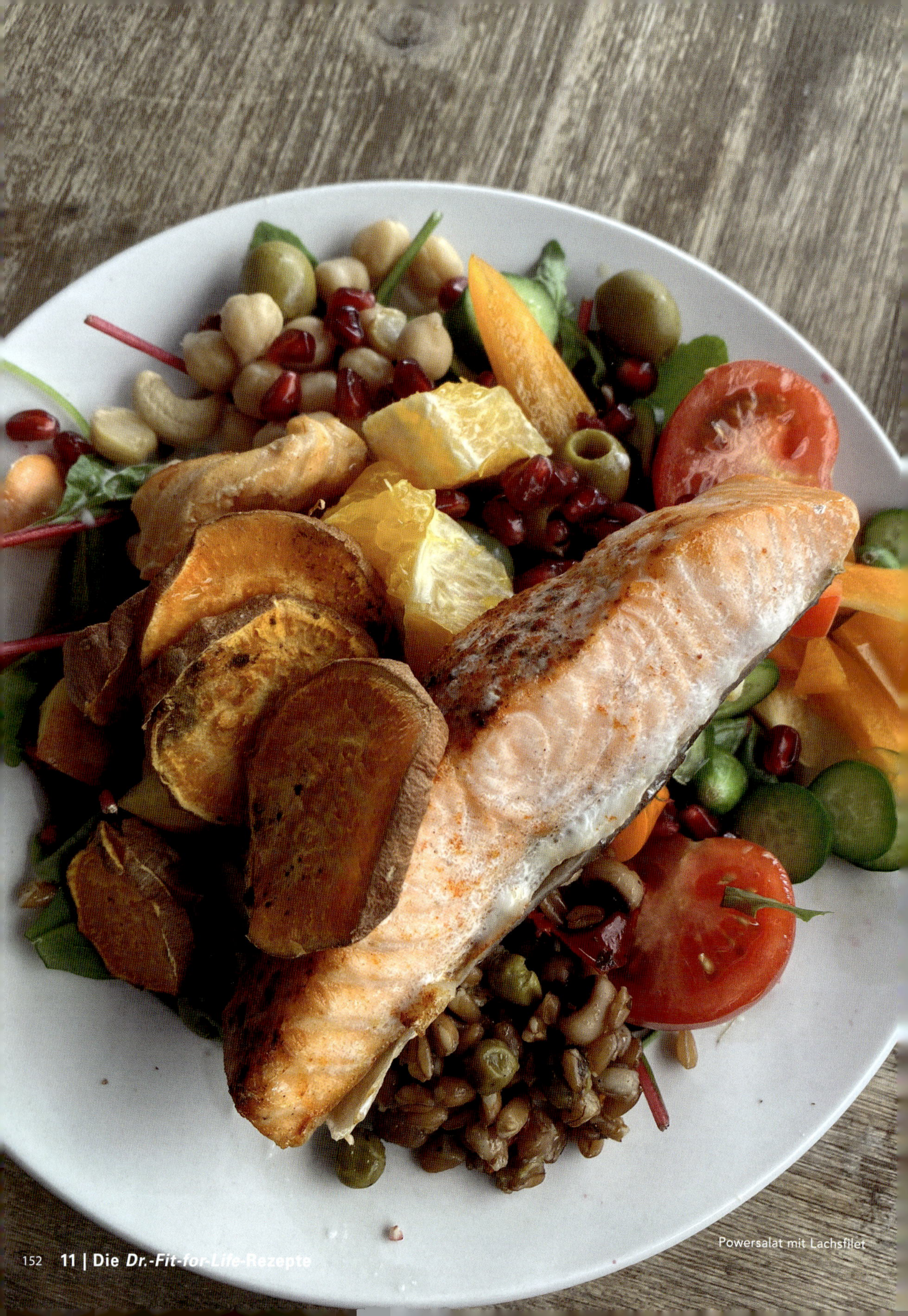

Powersalat mit Lachsfilet

NUMMER

[102]

Fishing for Kompliments (Powersalat mit Lachsfilet)

Der Powersalat ist eine echte, gesunde Köstlichkeit. Eine gesunde Salatmischung mit Süßkartoffelspalten, Granatapfelkernen, Tomaten, Paprika, Cashewkernen, Avocado, Kürbiskernen, Orangenspalten und Kichererbsen ist die Basis für ein leckeres Stück Bio-Lachs aus dem Ofen.

Zutaten für 4 Personen:

Salat:

- 200 g frischer Salat (Romana, Kopfsalat, Salatmischung)
- Gemüse:
- 2 große Süßkartoffeln
- 12 kleine Tomaten
- 3 rote oder gelbe Paprika
- 2 Avocados
- Fisch:
- 4 große Lachsfilets à 200 g (am besten in Bio-Qualität)

Obst:

- 1 Granatapfel
- 2 frische Orangen

Hülsenfrüchte:

- 1 Dose Kichererbsen

Nüsse/Samen:

- 150 g Cashewkerne
- 60 g Kürbiskerne

Für das Dressing:

- 40 ml Olivenöl
- 40 ml Balsamico-Essig
- Salz (nach Geschmack)
- Pfeffer (nach Geschmack)
- Kräutermischung (nach Geschmack)

Zubereitung:

1. **Lachsfilets vorbereiten**:
   Lege die 4 Lachsfilets auf ein Stück Alufolie und falte die Folie leicht seitlich auf, sodass eine Art Schale entsteht.
   Träufle etwas Olivenöl über die Lachsfilets und würze sie mit Salz und Pfeffer.
   Schließe die Alufolie und lege die Päckchen auf ein Backblech.

2. **Lachs im Ofen garen:**
   Heize den Ofen auf 180–200 Grad Celsius (Umluft) vor. Gare die Lachsfilets im vorgeheizten Ofen für ca. 15–20 Minuten, bis sie durchgegart sind.

3. **Salat und Gemüse vorbereiten:**
   Während der Lachs im Ofen ist, verteile den frischen Salat gleichmäßig auf 4 Teller. Schneide die Süßkartoffeln, Tomaten, und Paprika in kleine Würfel und verteile sie über den Salat.

4. **Nüsse rösten (optional):**
   Wenn gewünscht, röste die Kürbiskerne und Cashewkerne in einer Pfanne bei mittlerer Hitze für etwa 5 Minuten, bis sie aromatisch und leicht goldbraun sind.

5. Verteile die gerösteten Nüsse über die Salatteller.

6. **Dressing zubereiten:**
   Mische in einer kleinen Schüssel Olivenöl, Balsamico-Essig, Salz, Pfeffer und die Kräutermischung. Verrühre alles gut, bis es eine homogene Mischung ergibt.

7. **Anrichten:**
   Träufle das Dressing über den Salat und mische alles vorsichtig. Verteile die gebratenen Lachsfilets gleichmäßig auf die Teller.

8. **Servieren:**
   Garniere die Teller nach Belieben mit den Kernen und den Granatapfelkernen. Serviere das Gericht sofort und genieße die köstliche Kombination aus frischem Salat, Gemüse und Lachs!

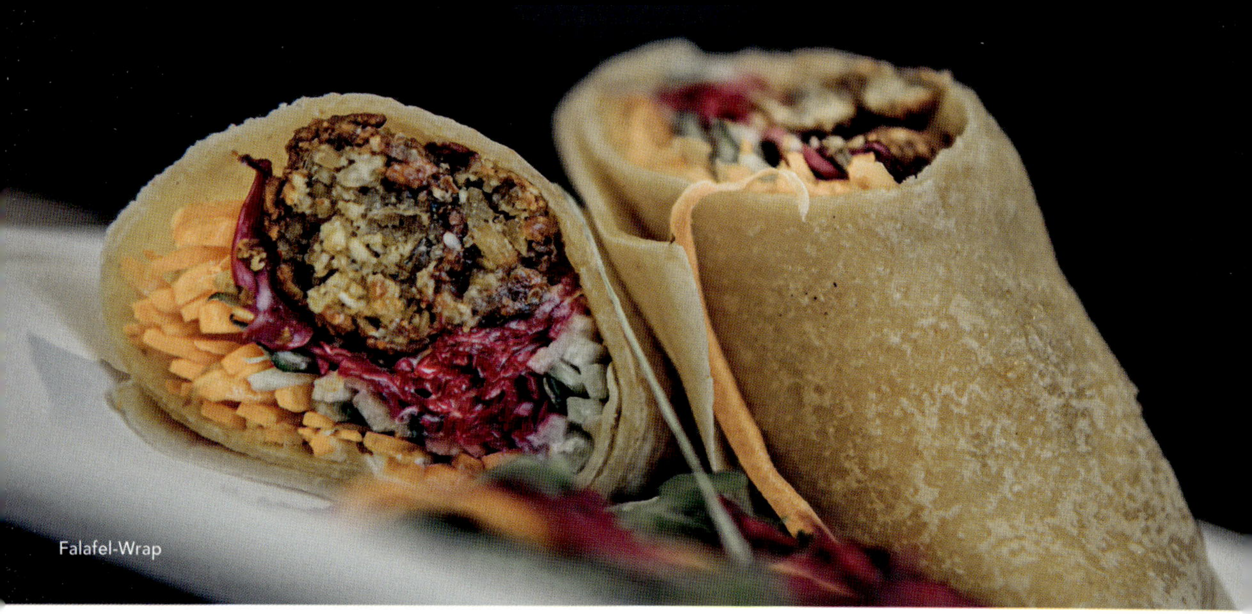

Falafel-Wrap

NUMMER
103

Veganer Falafel-Wrap: Mediterranes Slow-Food

Dieser Wrap ist eine geschmackliche Höchstverdichtung an Nähr- und Ballaststoffen, enthält viel Gemüse, ordentlich Proteine und eine echt gesunde »Fast-Food-Alternative«.

Zutatenliste für 2-4 große Wraps:

- 2–4 fertige Wraps (Ready to roll) aus Vollkorn oder mit hohem Proteingehalt
- Falafel-Mischung zum Anrühren (gibt's im gut sortierten Bio-Supermarkt)
- Alternativ: 8–10 fertige Falafel-Röllchen direkt vom östlichen Imbiss oder aus dem Kühlregal
- 100 g roter Krautsalat
- 50 g gehackte Möhren
- Olivenöl (nach Geschmack)
- 2 Knoblauchzehen
- 4–5 Lauchzwiebeln oder eine große normale Zwiebel
- 1 Glas rotes oder grünes Pesto

Zubereitung:

1. **Zwiebel und Knoblauch vorbereiten:** Zwiebel klein schneiden und zusammen mit den gehackten Knoblauchzehen und etwas Olivenöl in einer Pfanne kurz anbraten, bis sie glasig sind.

2. **Karotten hinzufügen:** Die gehackten Möhren dazugeben und für weitere 2–3 Minuten anbraten, bis sie leicht weich sind.

3. **Falafel zubereiten:** Während das Gemüse anbrät, die Falafel-Mischung nach Packungsanweisung zubereiten, Falafel formen und entweder in der Pfanne oder im Ofen braten/rösten, bis sie goldbraun und knusprig sind.

4. **Wraps erwärmen:** Die fertigen Wraps kurz im Ofen (bei etwa 180 °C) erwärmen, bis sie weich sind.

5. **Wraps belegen:** Die warmen Wraps sofort mit rotem oder grünem Pesto benetzen. Anschließend den roten Krautsalat, die gebratenen Zwiebeln, die Möhren und die Falafel gleichmäßig darauf verteilen.

6. **Wraps rollen:** Die Wraps vorsichtig zusammenrollen und nach Belieben noch kurz im Sandwichtoaster oder im Ofen erwärmen, um sie leicht knusprig zu machen.

7. **Servieren:** Die Wraps warm servieren und genießen!

NUMMER

104

Königsallee-Edel-Porridge (nährstoffreiche Haferflocken in meiner Düsseldorf-Edel-Variation)

Porridge ist immer eine gute Wahl. Die Zubereitung geht schnell, ist nahrhaft, gesund und lässt sich in den verschiedensten Zubereitungen immer neu erfinden. Die Düsseldorfer lieben es exquisit und ganz speziell.

Zutaten für 1 Person:

- 80–100 g Bio-Vollkorn-Haferflocken, fein
- 200 ml Wasser oder alternativ 100 ml Wasser und 100 ml Mandelmilch
- 30 g Vanille-Proteinpulver (am besten Molke-Protein)
- 100 g Erdbeeren (oder andere Beeren)
- 30 g Walnüsse und Mandeln (gemischt)
- ½ Banane
- 20 g Chiasamen
- 10 g Kakao-Nibs

Zubereitung:

Wasser (oder Mandelmilch und Wasser) in einem kleinen Kochtopf leicht erwärmen. Haferflocken und Chiasamen dazugeben und etwa 5–8 Minuten quellen und kochen lassen, während du regelmäßig rührst. Kurz vor dem Umfüllen das Proteinpulver dazugeben und gut verrühren. Anschließend in eine Transportglas-Box oder direkt frisch in eine Schüssel geben. Die Tiefkühl-Beeren dazugeben, damit diese leicht antauen. Nun Banane, Walnüsse und Chiasamen darüber geben und mit Erdnussbutter oder Mandelbutter überträufeln.

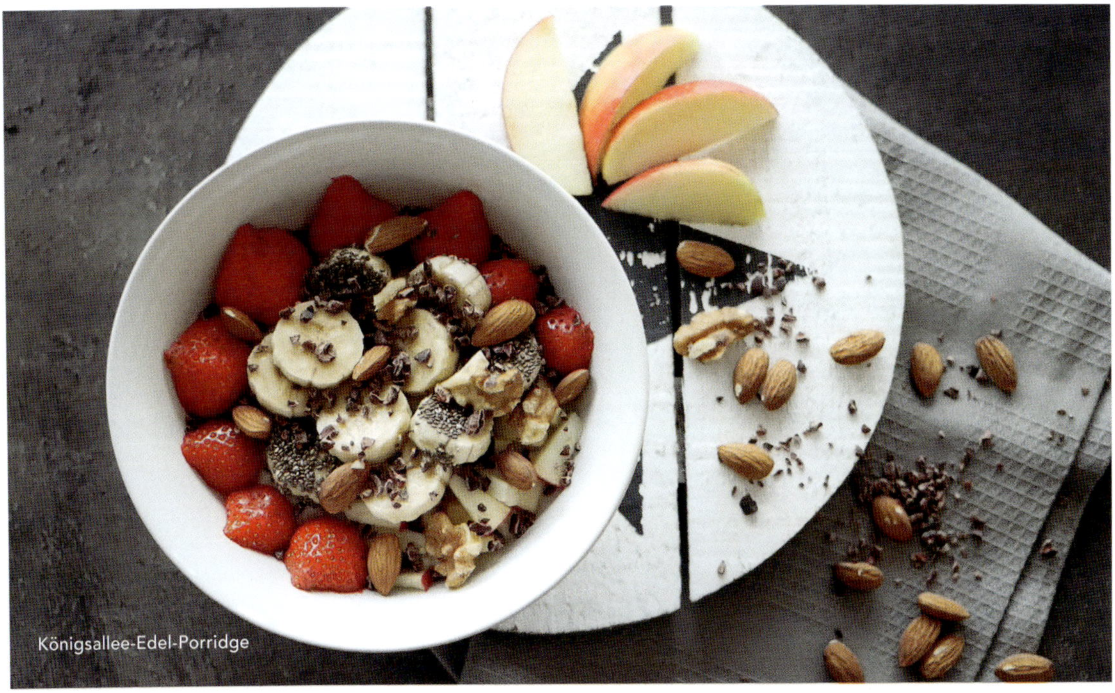

Königsallee-Edel-Porridge

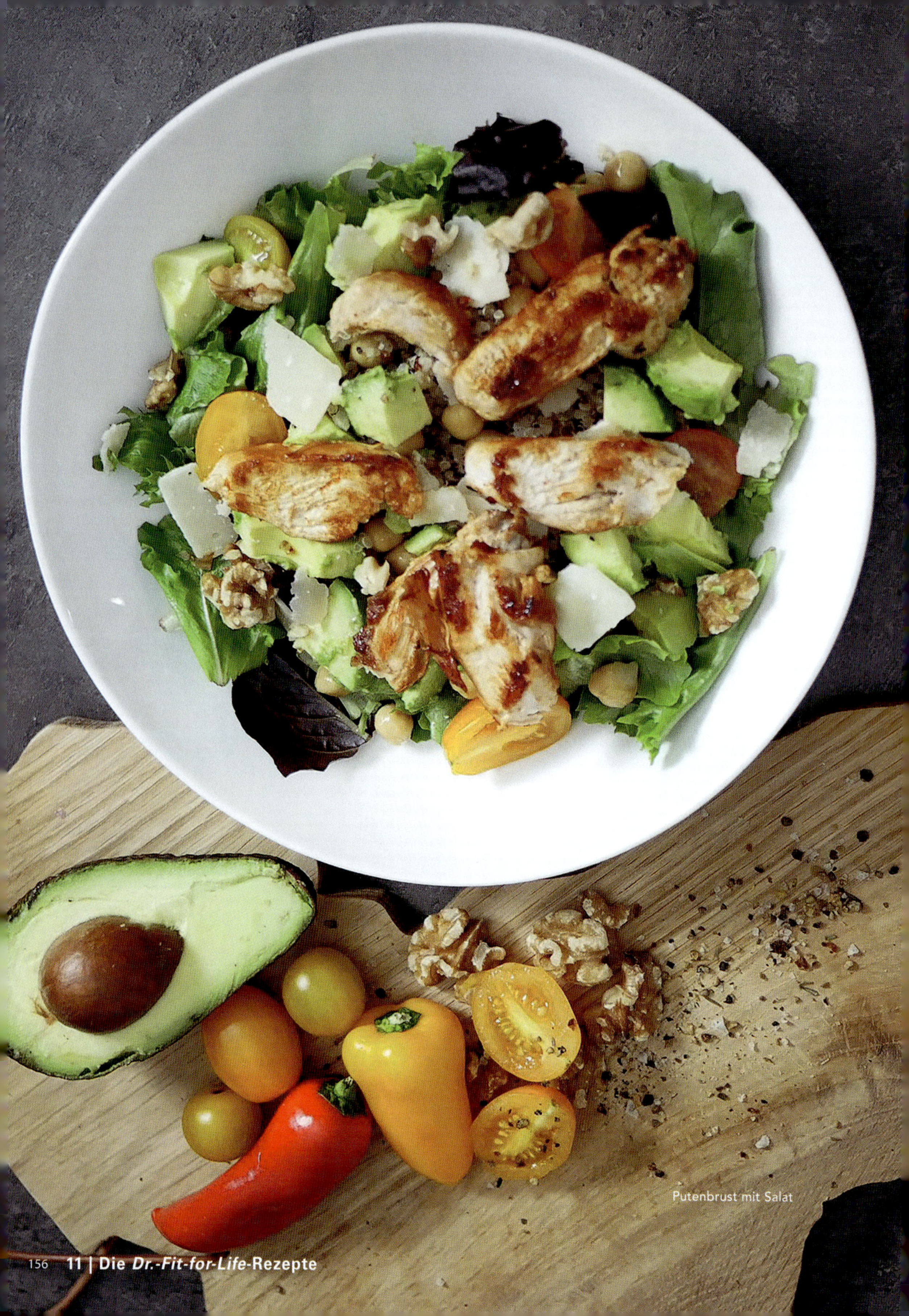

Putenbrust mit Salat

NUMMER

[105]

Muskelretter: proteinreicher Putenbrustsalat (alternativ: Eier-Quinoa-Salat)

Für die Rettung bei Hunger und einem Loch im Bauch hilft muskulöse Putenbrust, die auf sättigende Quinoa trifft. Dieses Rezept macht nicht nur lange satt, sondern es liefert auch reichlich Proteine, langsam verdaubare Kohlenhydrate, Ballaststoffe und wichtige Vitamine. Der Salat hält lange satt, denn manchmal hängt man einfach sehr lange in der Luft.

Zutaten für 2–4 Personen:

- 400 g Putenbrust in regionaler Bioqualität
- 200 g bunter Quinoa
- 50 g Lauchzwiebeln
- 1 große oder 2 kleine Avocado
- 50 g Pekan- oder Walnüsse
- 20 g Parmesanstreifen
- 2 große rote Paprika
- 10 Minikirschtomaten
- 1 Mango oder ½ Granatapfel
- 2 kleine Romana-Salate oder frischer Babyspinat
- Olivenöl und/oder Kürbiskernöl
- Salz
- Pfeffer
- Paprikapulver

Zubereitung:

1. Quinoa nach Anleitung in Wasser köcheln (dies dauert in der Regel ca. 15–20 Minuten).

2. Währenddessen das Gemüse (inklusive Lauchzwiebeln) und die Nüsse kurz in Olivenöl anbraten.

3. Anschließend die Putenbrust in Streifen dazugeben und goldgelb braten.

4. Quinoa, den Salat und das gebratene Gemüse vermengen.

5. Die Putenbruststreifen auf die Mischung platzieren.

6. Zum Schluss die gewürfelte Avocado und den Parmesan darübergeben.

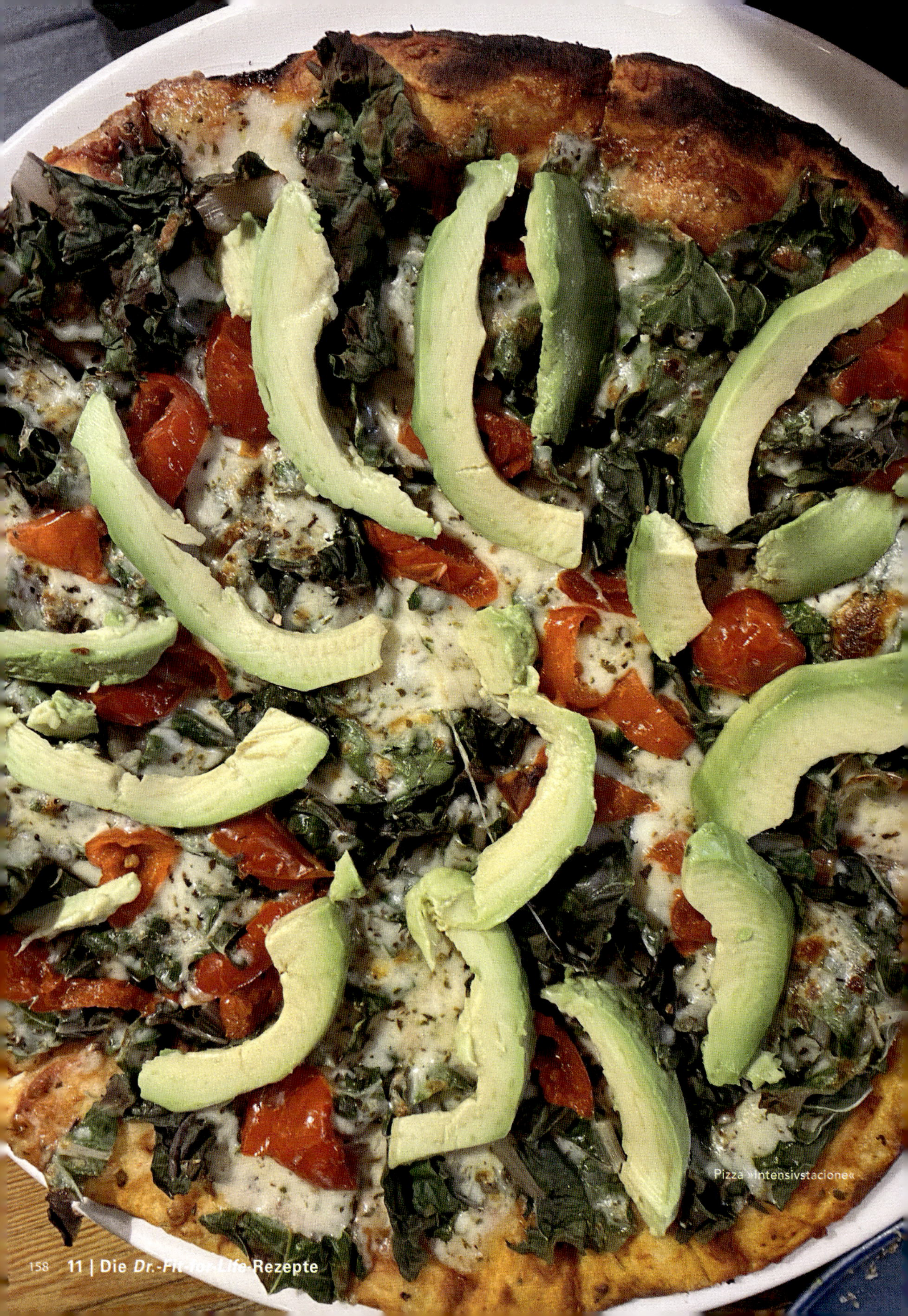

Pizza »Intensivstacione«

NUMMER
106

Pizza »Intensivstacione«: eine bunte, sättigende und bei Kollegen/innen beliebte Pizzavariation

So bunt wie unsere Teams sind, vor allem auf der Intensivstation, so bunt und lecker ist auch die Pizza »Intensivstacione«. Pizza ist bekanntermaßen immer eine gute Idee, und mit guten Kollegen teilt man eine Pizza einfach immer gerne.

Es empfiehlt sich, die Pizza zu Hause für den Dienst zuzubereiten und dann im Dienst aufzuwärmen, denn bekanntermaßen wird es im Dienst – insbesondere auf der Intensivstation – schwierig, die Pizza frisch zuzubereiten.

Zutaten für 15-20 Stücke:

- 2 x Pizzateig-Mischung (idealerweise eine kohlenhydratarme Variante, z.B. aus Mandelmehl, Leinsamen oder Blumenkohl; auch gute, direkt ausrollbare Teige)
- 200 g frische Champignons
- 150 g schwarze oder Kalamata-Oliven
- Tomatenmark oder Tomatensugo
- 150 g fettarmer Mozzarella
- 2 frische Paprika
- 1 Dose Thunfisch in Olivenöl
- 50 g frischer Spinat
- Oregano
- 2 frische Zwiebeln
- ½ Avocado
- weitere Beläge nach Wahl

Zubereitung:

1. **Pizzateig vorbereiten:** Den Pizzateig nach Anleitung zubereiten und anschließend ausrollen.
2. **Ofen vorheizen:** Den Ofen auf 180 °C Umluft vorheizen.
3. **Teig belegen:** Den ausgerollten Pizzateig gleichmäßig mit Tomatensugo bepinseln oder bestreichen.
4. **Gemüse vorbereiten:** Frische Champignons, Paprika und Zwiebeln in dünne Scheiben schneiden.
5. **Beläge hinzufügen:** Den Thunfisch, frischen Spinat und fettarmen Mozzarella gleichmäßig auf dem Teig verteilen.
6. **Würzen:** Mit etwas Oregano bestreuen, um der Pizza zusätzlichen Geschmack zu verleihen.
7. **Pizza backen:** Die Pizza für circa 12–15 Minuten knusprig im Ofen backen, bis der Käse geschmolzen und der Rand goldbraun ist.
8. **Servieren:** Nach dem Backen die Pizza aus dem Ofen nehmen, mit der ½ Avocado garnieren und in Stücke schneiden. Genießen!

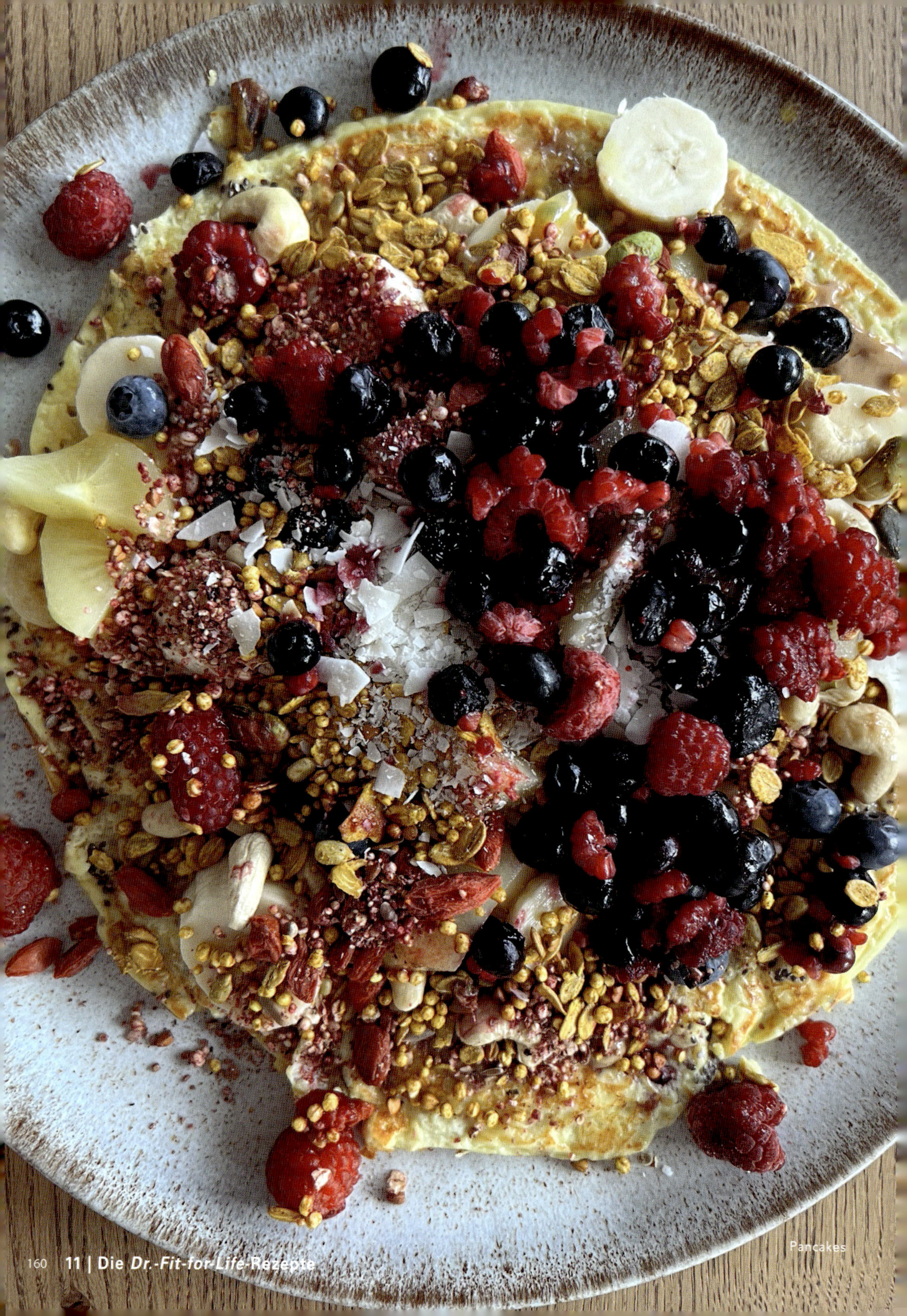

Pancakes

NUMMER

107

Performance-Pancakes: super fluffig und ideal als proteinreicher Snack

Pancakes – oder auch Pfannkuchen – sind immer eine gute Idee. Gerade die Proteinvariante ist aus ernährungsmedizinischer Sicht die ideale Alternative, zudem lassen sich Pancakes auch sehr gut am Vorabend zubereiten und dann in den Dienst mitnehmen. Und wenn sie beim ersten Mal nicht gelingen, so kann man durchaus auch einen leckeren Protein-Kaiserschmarrn daraus herstellen.

Zutaten für 3–5 mittelgroße Pancakes:

- 3 Bio-Eier
- 70 g Proteinpulver (z. B. Power Protein von Body-Attack) mit Vanillegeschmack
- 50 ml Mandel- oder Hafermilch
- 100 g frische oder tiefgekühlte Heidelbeeren
- 1 Handvoll Maulbeeren
- 1–2 EL Erdnussbutter
- wahlweise 20 g geschmolzene Zartbitterschokolade

1. Die 3 Bio-Eier, das Proteinpulver und die 50 ml Mandel- oder Hafermilch in einen Shaker oder Mixer geben und gut vermischen, bis ein homogener Teig entsteht.
2. Eine Pfanne erhitzen und den flüssigen Teig hineingießen.
3. Die 100 g Heidelbeeren gleichmäßig in den Teig einstreuen.
4. Den Pancake von einer Seite goldgelb anbraten, dann vorsichtig umdrehen und auch die andere Seite goldbraun braten.
5. Die fertigen Pancakes nach Belieben mit weiteren Früchten, Erdnussbutter und wahlweise geschmolzener Zartbitterschokolade garnieren.
6. Servieren und genießen!

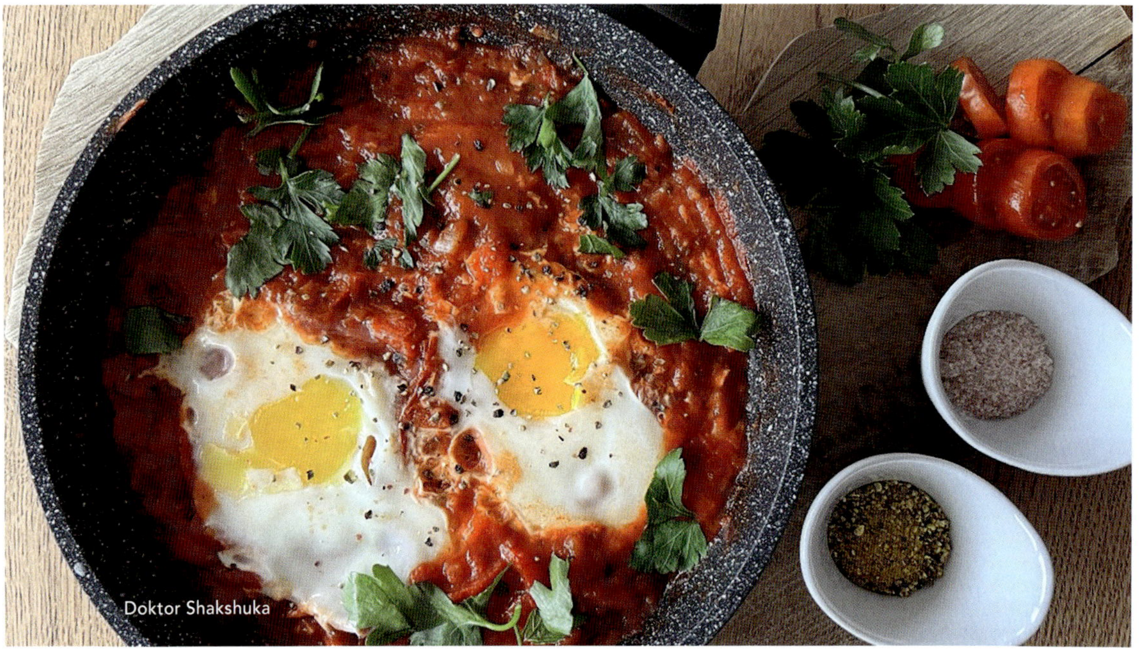

Doktor Shakshuka

NUMMER

108

Doktor Shakshuka: schnell gemacht und köstlich östlich

Zutaten für 4 Personen:

- 6–10 große Fleisch- oder Rispentomaten
- 2 Dosen gehackte Tomaten (Bio-Qualität)
- 1 Zwiebel
- 2–3 große Spitzpaprika
- 100 g Feta
- 1 Knoblauchzehe
- Salz
- Pfeffer
- Olivenöl
- ½ Tube Tomatenmark
- 6–8 Eier
- Koriander und/oder Petersilie (optional)

Tipp: Shakshuka schmeckt hervorragend mit frischem Vollkornbrot aus dem Ofen.

Zubereitung:

1. Zwiebeln, geschnittene Tomaten, gehackten Knoblauch und geschnittene Paprika in etwas Olivenöl in einer Pfanne anbraten.
2. Nach 5–7 Minuten die 2 Dosen gehackte Tomaten hinzufügen und eine ½ Tube Tomatenmark einrühren.
3. Alles 2–4 Minuten köcheln lassen, dann mit Salz und Pfeffer abschmecken.
4. Feta in kleine Stücke schneiden und unter die Mischung heben.
5. Kleine Mulden in der Soße formen und die Eier hineinsetzen.
6. Den Deckel auf die Pfanne setzen und das Gericht bei niedriger Hitze für ca. 10–12 Minuten garen, bis die Eier fast vollständig durchgegart sind.
7. Nach Belieben mit gehacktem Koriander oder Petersilie bestreuen und servieren.

NUMMER
109

NEF-Energy-Balls (Nüsse, Erdnussbutter, Feigen): erprobt im Notarzteinsatz zwischen Alarmfahrt und Nachbesprechung

Der perfekte Snack als Vorrat für das NEF, den RTW, das HLF oder jedes andere Fahrzeug aus dem Rettungs- und Notfalldienst. Die Energy-Balls sind ein perfekter Happen unmittelbar vor einem anstrengenden Einsatz und du wirst dich freuen, einen mehr gemacht zu haben.

Zutaten für 10 Stück:

- 200 g gehackte Nüsse (Nussmischung, Mandeln oder Cashewnüsse)
- 200 g getrocknete Feigen
- 50 g Erdnussbutter
- 50 g Zartbitterschokolade (>70 % Kakaoanteil)

Zubereitung:

1. Alle Zutaten in einen Mixer oder Häcksler geben und zu einer klebrigen Masse pürieren.
2. Mit leicht eingeölten Händen (z. B. Oliven- oder Nussöl) kleine Kugeln aus der Masse formen.
3. Die geformten Kugeln auf Backpapier legen.
4. Optional: Die Energy-Balls in Chiasamen oder Kokosraspeln wälzen.

Tipp: Achte darauf, die Hände regelmäßig zu reinigen, da die Masse klebrig ist.

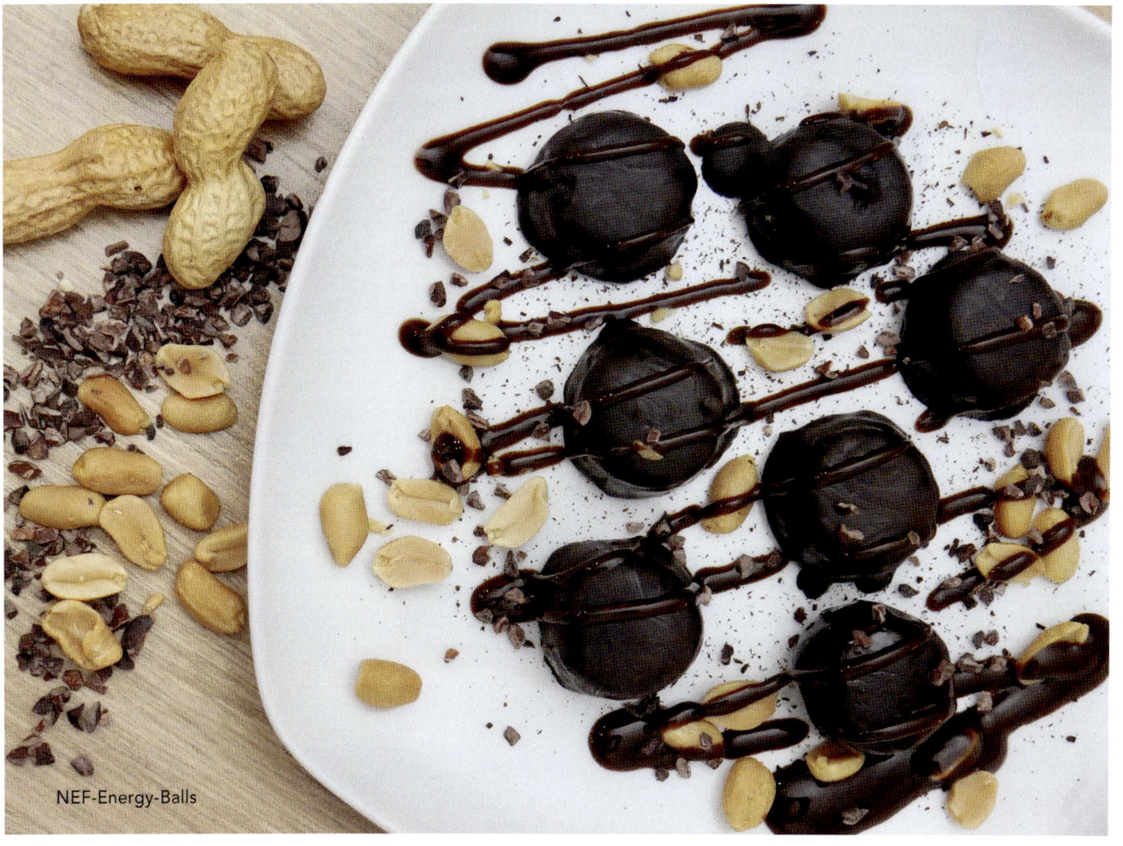

NEF-Energy-Balls

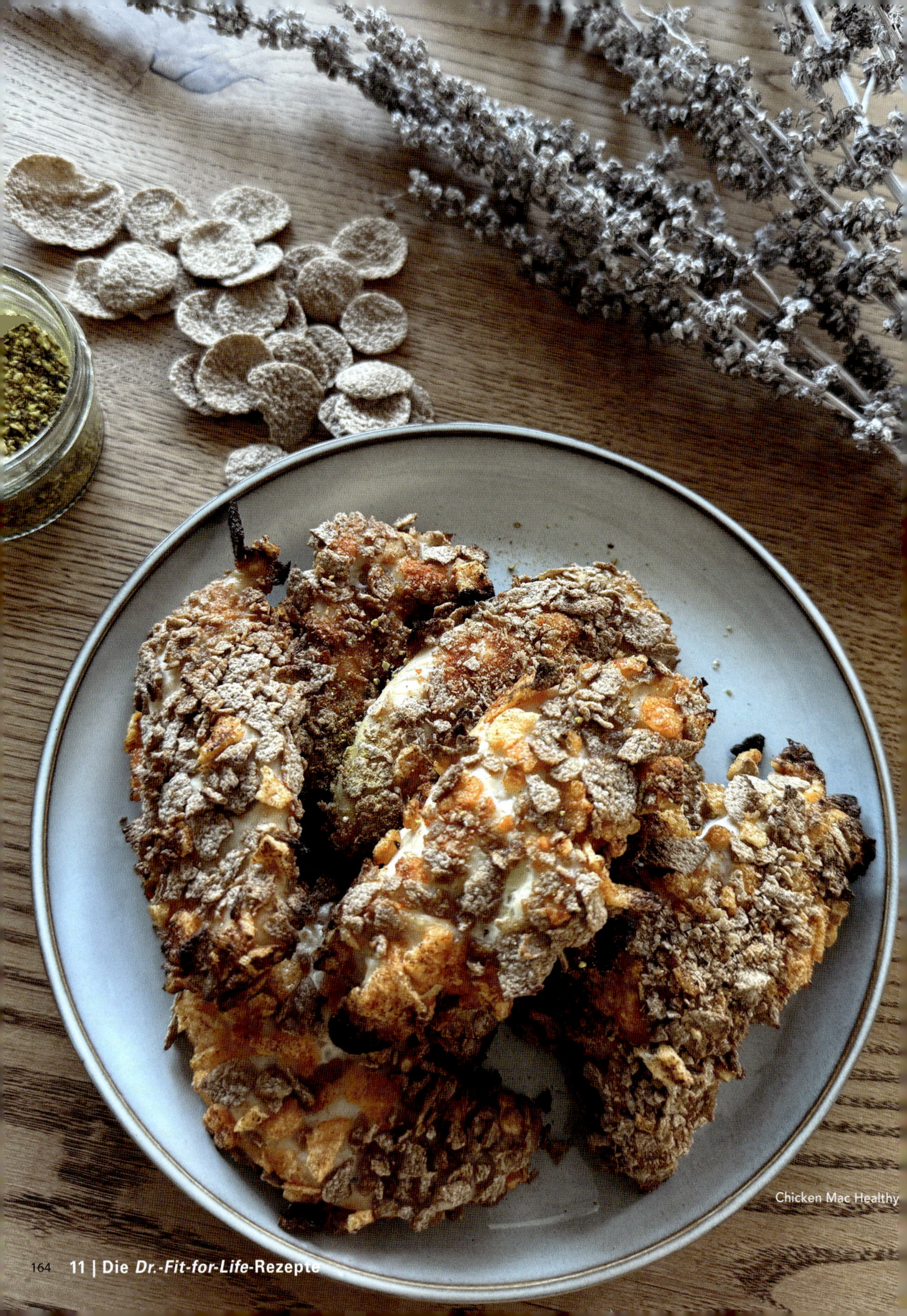

Chicken Mac Healthy

NUMMER

[110]

Chicken Mac Healthy: selbstgemacht schmeckt immer noch am besten

Selbstgemachte Chicken-Nuggets kommen immer an. Sie sind ein toller Snack für zwischendurch, da sie handlich und proteinreich sind. Nein, du brauchst für die Zubereitung kein Videolaryngoskop, wenngleich der Name etwas anderes vermuten lässt.

Zutaten für 20 Stück:

- ca. 400 g Bio-Hühnchen
- 100 g Vollkorn-Cornflakes (Dinkel-Cornflakes)
- 2 Eier
- Kokosraspel

Zubereitung:

1. Hühnchen in mundgerechte Stücke schneiden.
2. Cornflakes in einem Handtuch oder in einer Schüssel zu kleinen Bröseln verarbeiten.
3. Eier in einen flachen, leicht abgesenkten Teller geben und die Cornflakes-Brösel auf einen anderen Teller verteilen.
4. Hühnchenstücke zuerst im Ei wenden, dann durch die Cornflakes-Brösel (wahlweise mit Kokosraspeln vermischt) rollen.
5. Die panierten Hühnchenstücke auf ein Backblech mit Backpapier legen.
6. Bei 180 °C Umluft etwa 20 Minuten im Ofen backen, bis das Hühnchen durchgebraten ist.

Achtung: Hohe Suchtgefahr unter Kollegen und Kolleginnen!

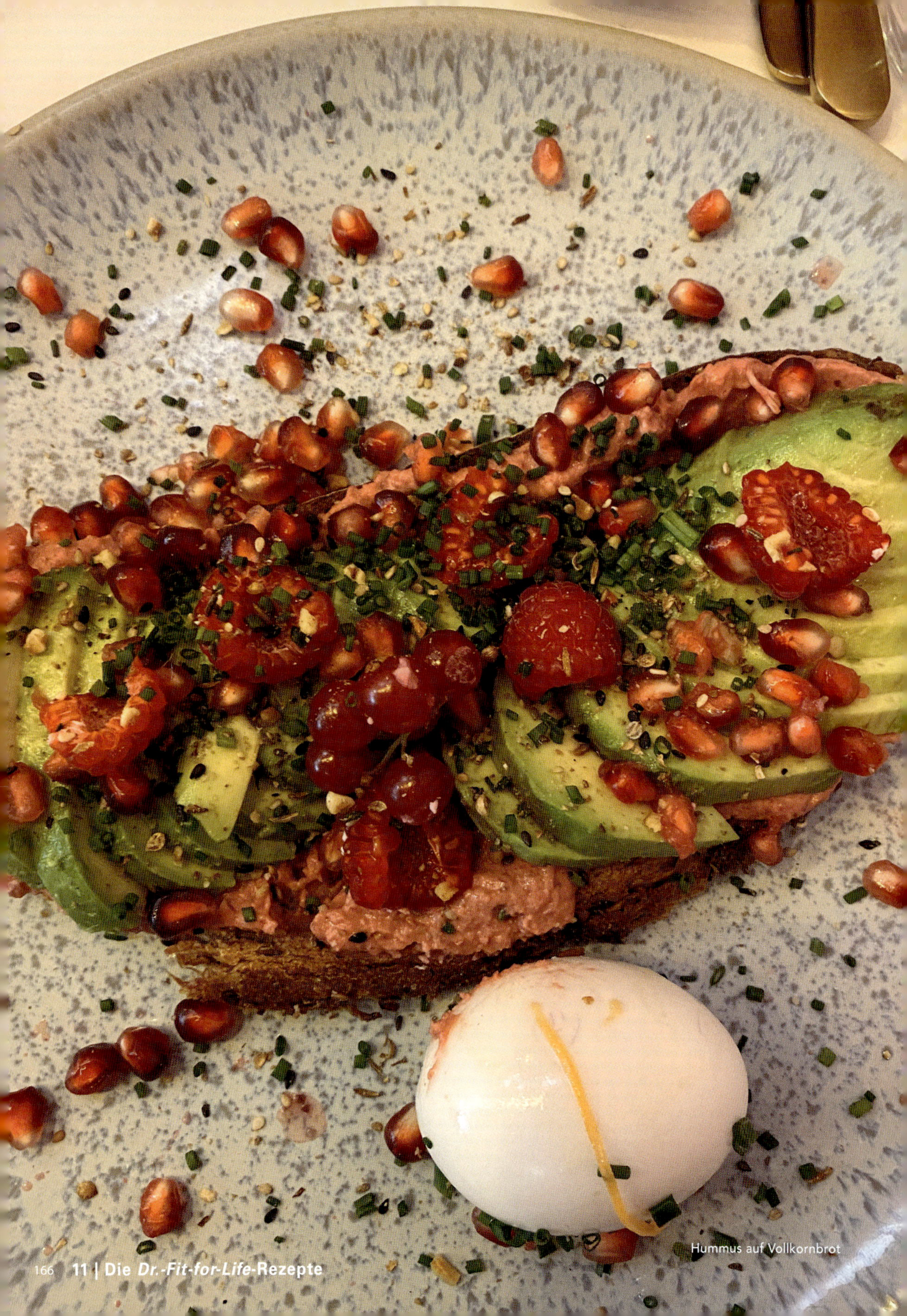
Hummus auf Vollkornbrot

NUMMER

111

Helden-Hummus auf Vollkorn: Proteinbrot mit Avocado, gekochtem Ei und Granatapfel

Hummus geht immer. Vor allem schnell. Hummus ist aufgrund der enthaltenden Kichererbsen auch sehr nahrhaft, proteinreich und gerade in Kombination mit Gemüse eine exzellente Ballaststoffquelle, die sehr satt macht.

Zutaten für 2-4 Personen:

- 400 g Kichererbsen
- 1 Knoblauchzehe
- 30 ml natives Olivenöl extra
- Salz, Pfeffer
- 1–2 reife Avocados
- ½ Granatapfel
- 3–4 Bio-Eier
- 10–20 g frische gehackte Kräuter (Basilikum, Petersilie, Thymian)
- 4 Scheiben Vollkornbrot oder Brotalternative aus Nüssen, Samen und Kernen (z. B. Wunderbrot, Saatenbrot)

Zubereitung:

1. Die Kichererbsen zusammen mit dem Knoblauch, 20 ml Olivenöl, Salz und Pfeffer mit einem Stabmixer pürieren. Optional kann auch der Thunfisch hineinpüriert werden.

2. Parallel die Eier nach Belieben kochen (weich oder hart).

3. Die Brotscheiben im Ofen oder Toaster kurz erwärmen und den Kichererbsen-Hummus darauf verteilen.

4. Die Avocado in Scheiben schneiden und auf den Hummus legen, anschließend mit Granatapfelkernen garnieren.

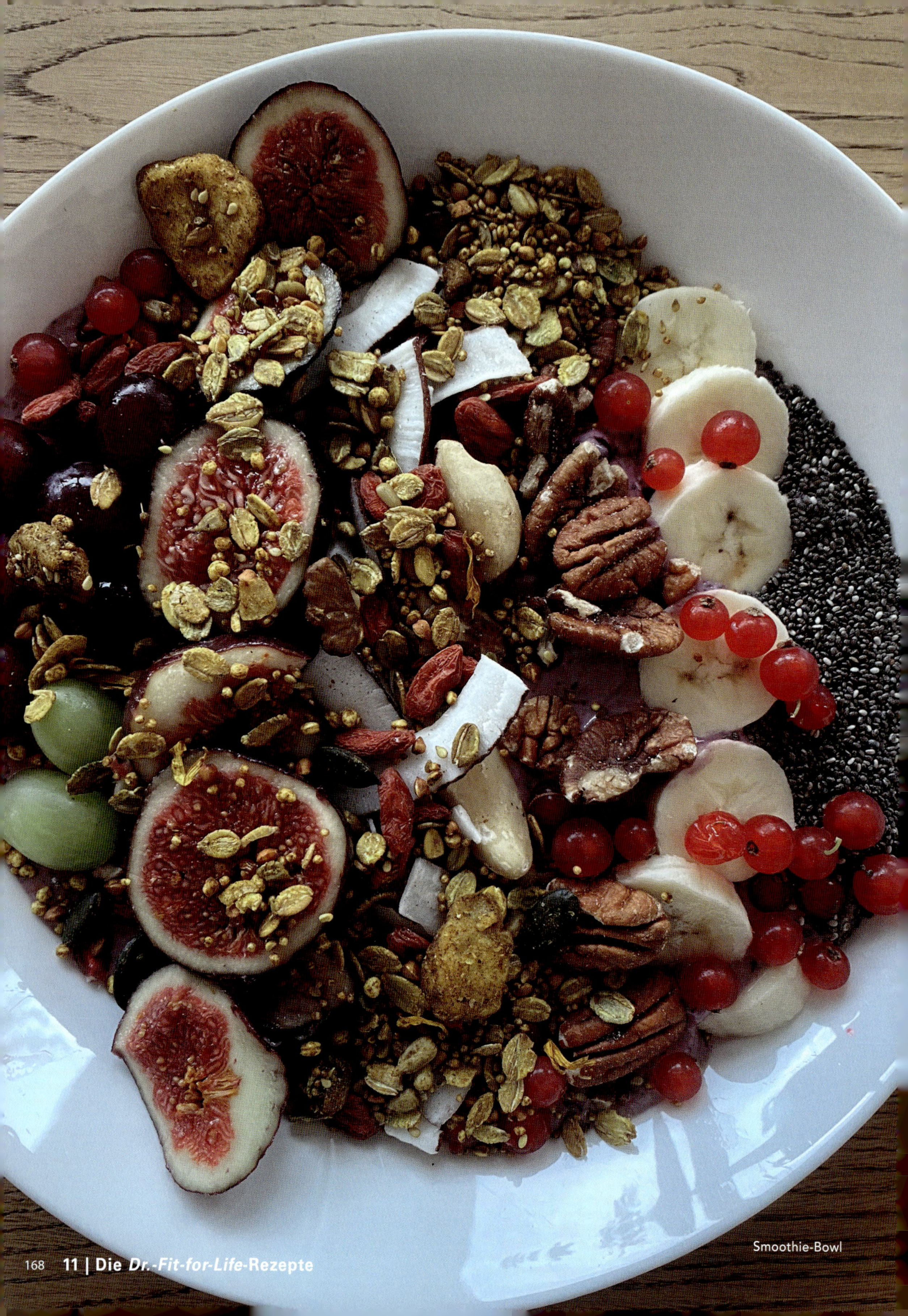

Smoothie-Bowl

NUMMER

112

Smoothie-Bowl »Beeren-Schocktraum Code Rot«: frische pürierte Früchte treffen eine Menge leckere Toppings

Eines meiner Lieblingsrezepte, welches eine exzellente Nährstoffdichte aufweist, viel Ballaststoffe enthält und gleichzeitig auch definitiv etwas fürs Auge ist. Macht optisch und geschmacklich echt was her und wappnet für sehr lange Dienste.

Zutaten für eine Bowl:

- 200 g Tiefkühlbeerenmischung (alternativ: Heidelbeeren, Himbeeren, Erdbeeren)
- 100 g Joghurt oder Skyr
- 30 g Vanille-Whey-Protein
- ½ Banane
- 1 EL Erdnussbutter

Topping:

- 20 g Chia-Samen
- 2 frische Feigen
- 10 g Goji- oder Maulbeeren
- 30 g Kokosflocken
- 50 g Heidelbeeren
- Granola nach Belieben
- 40 g Nuss-Mix

Zubereitung:

1. Die Tiefkühlbeerenmischung, Joghurt oder Skyr, Vanille-Whey-Protein, ½ Banane und 1 EL Erdnussbutter in einen Mixer geben.

2. Alles zu einem cremigen Smoothie pürieren.

3. Den Smoothie in eine Bowl füllen.

4. Anschließend die Chia-Samen, frischen Feigen, Goji- oder Maulbeeren, Kokosflocken, Heidelbeeren, Granola und den Nuss-Mix als Topping darauf verteilen und nach Belieben garnieren.

KAPITEL 12
SCHLUSSWORT

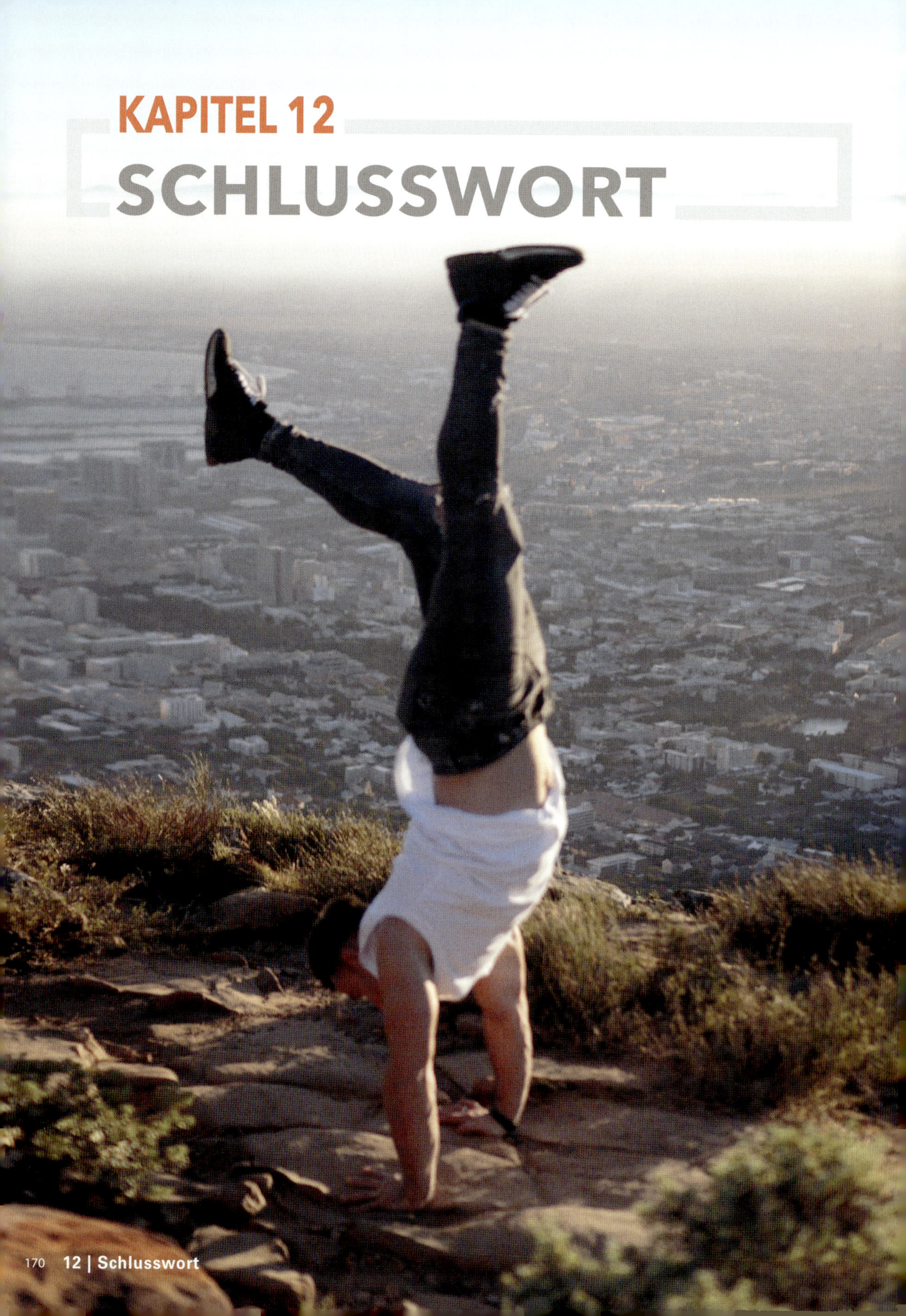

Mehr als zehn Jahre im Beruf, mit all seinen Herausforderungen, können nicht irren. Ein Großteil der Tipps und Tricks ist dabei ganz pragmatisch aus dem Alltag entstanden; andere wiederum basieren auf gemachten Erfahrungen oder Fortbildungen.

Die Liste an Möglichkeiten, um gesund und fit durch den Berufsalltag und sogar Berufsjahre und -jahrzehnte zu kommen, ist ganz sicher schier unendlich. Auch ich entdecke immer wieder kleine Optionen, Chancen und Ideen, um gelassener, sicherer, erholter und gesünder durch die Sache zu kommen, die wir unter Umständen eben ein Leben lang machen wollen (und müssen).

Gesundheit ist und bleibt letztlich die Summe der kleinen alltäglichen Entscheidungen, die wir für uns treffen. Es wird niemals der eine schlechte Tag, die eine einzelne Zigarette oder das Bier zu viel sein. Die Kraft der Prävention aber auch der Schädigung liegt in der Mathematik und vor allem in Summierung der täglichen Entscheidungen – richtigen wie falschen.

Der Mensch kann wahrhaftig sehr viel aushalten. Er ist widerstandsfähig in vielerlei Hinsicht: körperlich, seelisch und emotional. Aber es kommt der Punkt, an dem das Fass überläuft, und genau diesem Punkt sollst und darfst – ja willst – du vorbeugen. Die meisten Ratschläge sind unmittelbar oder zumindest kurz- bis mittelfristig umsetzbar. Du musst es eben nur tun. Mit der gleichen Selbstverständlichkeit an die eigene Gesundheit herangehen wie an andere Dinge im Job, das ist es, was dich zur Gesundheitspersönlichkeit macht. Genug trinken, Mahlzeiten vorbereiten, ein paar wenige Übungen über den Tag barfuß absolvieren, die Atmung in Stresssituationen nutzen, den Schlaf optimieren, dein Blut kompetent analysieren lassen: Das sind Kleinigkeiten, die addiert unglaublich viel Benefit bringen. Nutze die Kraft der Eigeninitiative und kleinen »Gesundheits-Snacks« und spüre, erlebe und fühle, wie du mit Energie morgens aufstehst, erschöpft, aber glücklich ins Bett gehst und dazwischen eine echt geile Zeit hattest.

Und auch ein Dr. Fit for Life ist kein Asket. Auch ich liebe Pizza, faul herumliegen oder mal ein Gläschen Wein – aber alles in Maßen, mit einer gewissen Selbstkontrolle und ganz bewusst im Zusammenspiel mit vielen positiven Entscheidungen für den eigenen Körper und Geist. Ich verspreche dir: Dann macht das (Berufs-)Leben so richtig Spaß, und du wirst fast jeden Tag das Gefühl haben: Dieser Körper, dieser Charakter kann mich überall hinbringen und lässt mich die wirklich schönen und spannenden Dinge im Leben voll auskosten.

Es ist eine einzige Gesundheit, die wir als einzelner Mensch mit in das eine Leben nehmen, das wir hier leben dürfen.

Auch wenn du kein ausgebildeter Arzt oder Pfleger bist, solltest du trotzdem deinen inneren »Arzt und Heiler« aktivieren, indem du genau das tust, was ich dir als Arzt rate: Vorbeugen ist besser als heilen, und deine Gesundheit solltest du schon dann schätzen, bevor eine Krankheit dich dazu zwingt. Und wenn du glaubst, keine Zeit für deine Gesundheit zu haben, wirst du später vermutlich eine Menge Zeit für die Krankheit aufwenden müssen.

Ich wünsche dir gutes Gelingen bei der alltäglichen Umsetzung, und je mehr du dein Umfeld anstiftest, auch aktiv zu werden, desto mehr Potenzial wird in den unzähligen Tipps und Tricks stecken, die dich und die Menschen, die dich umgeben, bereichern.

Ich freue mich auch, von dir zu hören, wenn du noch einen oder mehrere ganz spezielle Einfälle und Hacks hast, die das Leben und den Beruf anderer Menschen bereichern, verbessern, stressfreier oder einfach sicherer machen.

Weitere aktuelle Tipps, Inspirationen und Inputs findest du auf der Dr. Fit for Life-Homepage und der Instagram-Seite:
www.dr-fit-for-life.de
www.instagram.com/doktorfitforlife

Ich freue mich über deinen Besuch, Anregungen, Fragen, Lob und konstruktive Kritik.

Dein ***Dr. Moritz Tellmann***

QUELLENANGABEN

Adams, J. G., & Walls, R. M. (2020). Supporting the health care workforce during the COVID-19 global epidemic. JAMA.

Agentur der Europäischen Union für Flugsicherheit. (n.d.). Retrieved from https://www.easa.europa.eu/en/regulations

Arndt, K. (2005). *Handbuch Nahrungsergänzungen. Novagenics.*

Azad, M. B., et al. (2017). Nonnutritive sweeteners and cardiometabolic health: A systematic review and meta-analysis of randomized controlled trials and prospective cohort studies. CMAJ.

BBGM | Bundesverband Betriebliches Gesundheitsmanagement e.V. (n.d.). Retrieved from http://www.bbgm.de

Biesalski, H., Bischoff, S., & Puchstein, C. (2017). *Ernährungsmedizin* (4. Auflage). Thieme Verlag.

Carr, A. (2021). Endlich Nichtraucher. Goldmann.

Chieng, D. (2022). Effects of habitual coffee consumption on incident cardiovascular disease, arrhythmia, and mortality: Findings from US Biobank. *American College of Cardiology,* April.

Chieng, D., et al. (2022). The impact of coffee subtypes on incident cardiovascular disease, arrhythmias, and mortality: Long-term outcomes from the UK Biobank. *European Journal of Preventive Cardiology.*

Clear, J. (2020). *Die 1% Methode.* Goldmann.

Crous-Bou, M., et al. (2023). Coffee consumption and risk of endometrial cancer: A pooled analysis of individual participant data in the Epidemiology of Endometrial Cancer Consortium (E2C2). *American Journal of Clinical Nutrition.*

DGUV. (n.d.). Leben mit Schichtarbeit, Tipps für Beschäftigte. Retrieved from https://www.dguv.de/de/praevention

Duraccio, K. M. (2021). Does iPhone Night Shift mitigate negative effects of smartphone use on sleep outcomes in emerging adults? *Sleep Health.*

E. Haufe. (2019). *Lernen aus Fehlern – wie man aus Schaden gut wird* (3. Auflage). Schüttelkopf.

Entscheidungsfindung in der Akut- und Notfallmedizin. Marx, D., & Lange, P. (2019). *Notfallmedizin Up2Date.* Thieme.

Esteban-Lopez, M., et al. (2022). Health effects and known pathology associated with the use of e-cigarettes. *Toxicologic Reports,* Juni.

Friedrich, W. (2012). *Optimale Sporternährung* (3. Auflage). Spitta Verlag GmbH.

Geert, A., et al. (2018). The effect of cold showering on health and work: A randomized controlled trial. PLOS One.

Geisler, P., Happe, S., & Rodenbeck, A. (2021). *Kompendium Schlafmedizin für Ausbildung, Klinik und Praxis.* Ecomed Medizin.

Geisler, S., Gavanda, S., Isemann, E., & Havers, T. (2022). *Hypertrophie Training.* Riva Verlag.

Gröber, U. (2008). *Orthomolekulare Medizin.* Wissenschaftliche Verlagsgesellschaft mbH Stuttgart.

Haut- und Sonnenschutzmittel. (n.d.). Retrieved from https://www.dha-sonnenschutz.de/sonnenschutzmittel.html

Hecker, R. (2022). Risiko und Sicherheitskultur im Gesundheitswesen (1. Auflage). Medizinisch Wissenschaftliche Verlagsgesellschaft.

Hew-Butler, T. (2015). Statement of the Third International Exercise-Associated Hyponatremia Consensus Development Conference, Carlsbad, California, 2015. *Clinical Journal of Sport Medicine,* Juli.

Hof, W. (2021). *Die Wim-Hof-Methode: Sprenge deine Grenzen und aktiviere dein volles Potenzial. Mit der Kraft der Kälte, bewusster Atmung und mentaler Stärke gesünder, leistungsfähiger und glücklicher werden.* Integral.

Hoffmann, B., & Rohe, J. (2010). Patientensicherheit und Fehlermanagement: Ursachen unerwünschter Ereignisse und Maßnahmen zu ihrer Vermeidung. *Deutsches Ärzteblatt.*

Hofmann, M. (2013). *Hirn in Hochform.* Ueberreuter.

Hofmann, M. (2022). *Gedächtnistraining für Erwachsene.* Ueberreuter.

Höhn, C., et al. (2021). The impact of smartphone use and short-wavelength light during the evening on circadian rhythm, sleep, and alertness. *Clocks & Sleep.*

Hottenrot, et al. (2018). Herzfrequenzvariabilität: Methoden und Anwendungen in der Sportwissenschaft, Arbeits- und Intensivmedizin. *Schriften der Deutschen Vereinigung für Sportwissenschaft.*

Issues of patient safety in the context of preventing medical errors: Analytical review. Olimov, D. A. (2020). *Health Care of the Russian Federation.*

Jeganathan, et al. (2022). Virtual Application-Supported Environment to Increase Exercise (VALENTINE) during cardiac rehabilitation study: Rationale and design. *American Heart Journal.*

Junge, M. (2020). Kleine Schritte mit großer Wirkung: *Mit minimalen Veränderungen zu maximaler Zufriedenheit.* Kösel-Verlag.

Karan, P., et al. (2019). Whole-body cryotherapy in sports medicine. *Current Sports Medicine Reports.*

Larsson, S., et al. (2023). Appraisal of the causal effect of plasma caffeine on adiposity, type 2 diabetes, and cardiovascular disease: Two-sample Mendelian randomisation study. *BMJ Medicine.*

Laser, T. (1999). *Muskelverspannung und Rückenschmerz.* Thieme Verlag.

Leitfaden psychosoziale Notfallversorgung für Einsatzkräfte. (n.d.). Retrieved from http://publikationen.dguv.de/widgets/pdf/download/article/3846

Liu, D., et al. (2022). Association of sugar-sweetened, artificially sweetened, and unsweetened coffee consumption with all-cause and cause-specific mortality. *Annals of Internal Medicine,* Juli.

M. Rall, & C. K. Lackner. (2010). Crisis Resource Management (CRM): Der Faktor Mensch in der Akutmedizin. *Notfall- und Rettungsmedizin.*

Mayer, C.-H. (2020). Positive Fehlerkultur als Ressource. *Zeitschrift Schmerzmedizin,* 36.

Mense, S. (2021). *Muskeln, Faszien und Schmerz: Wissenschaftliche Grundlagen zu Funktion, Dysfunktion und Schmerzen.* Thieme Verlag.

Moecke, H., & Marung, H. (2013). *Praxishandbuch Qualitäts- und Risikomanagement im Rettungsdienst.* Medizinisch Wissenschaftliche Verlagsgesellschaft.

Müssig, K. (2022). 10.000 Schritte am Tag - Bei Älteren reichen auch 6.000. *MMW-Fortschritte der Medizin,* Ausgabe 17/2022.

Mullen, S., et al. (2014). Barefoot running: The effects of an 8-week barefoot training program. *Orthopaedic Journal of Sports Medicine.*

Nationale Versorgungsleitlinie Hypertonie – Langfassung, Version 1.0. (2023). DOI: 10.6101/AZQ/000502. Retrieved from www.leitlinien.de/hypertonie.

Nächtliche Handy-Nutzung stört den Schlaf. Heppner, H.-J. (2020). *MMW-Fortschritte der Medizin.*

Nehlig, A., & Alexander, S. (2018). Interindividual differences in caffeine metabolism and factors driving caffeine consumption. *Pharmacological Review.*

Nelson, et al. (2010). *Lehninger Biochemie* (4. Auflage). Springer.

Nestor, J. (2021). Breath – *Atem: Neues Wissen über die vergessene Kunst des Atmens | Über das richtige Atmen und Atemtechniken.* Piper.

Nikendei, A. (2017). *Psychosoziale Notfallversorgung (PSNV) – Praxisbuch Krisenintervention: Auch hilfreich für Rettungsdienst, Polizisten, Lehrer* (2. Auflage). Stumpf und Kossendey Verlag.

Orfanos-Boeckel, H. (2022). Nährstoff-Therapie: Orthomolekulare Medizin & Bioidentische Hormone: Mangel ausgleichen, Beschwerden lindern, Alterungsprozesse aufhalten. Trias.

Orfanos-Boeckel, H. (2024). *Nährstoff-Therapie: Orthomolekulare Medizin & Bioidentische Hormone.* Trias.

Orth, U. (2017). *Wirtschaftlich Denken und Handeln im Gesundheitswesen: Einführung in die Health Care Economics.* Springer.

Pahlke, J., et al. (2015). *Wissenschaft der Lebensführung.* UTB.

Plüddemann, A., et al. (2020). A systematic review of e-cigarettes and their role in smoking cessation. *Cochrane Database of Systematic Reviews.*

R. Funke, K.-H. Schmidt, R. F. (2015). *Psychoanalytische Praxis.*

Rodríguez, A. (2016). *Ernährungsmedizin in der Rehabilitation.* Springer.

Schäfer, T., et al. (2021). *Einfluss von Sport und Bewegung auf die psychische Gesundheit.* BMG.

Schindler, J. (2016). *Fachwissen für die Ernährungsberatung.* Springer.

Schmidt, H. (2018). *Essentials of Clinical Nutrition.* Springer.

Schönfeld, S., et al. (2020). *Physiologie des Sportes.* Springer.

Schnell, J. (2019). Sportartenubergreifende Bedeutung der Ausdauer im Leistungssport. *Deutsche Zeitschrift für Sportmedizin,* 70(11).

Schnittker, C., et al. (2021). The impact of coffee consumption on total and cardiovascular mortality: A population-based cohort study. *Circulation.*

Sonnenschein, C. (2014). Interpersonal relations in the workplace: A study of communication patterns. *Management Science.*

Statistisches Bundesamt. (2023). *Gesundheitsreport 2023.* Wiesbaden.

Stein, B. (2016). *Sporternährung für Einsteiger: Gesunde Ernährung für Sportler.* TRIAS.

Stucki, M. (2020). *Sporternährung: Ernährung im Leistungssport.* Springer.

T. K. Tesch, G. (2013). *Persönliche Sicherheit im Gesundheitswesen.* Becker.

Varela, L. et al. (2017). Differences in caffeine consumption and its association with body weight, fat mass, and metabolic syndrome in adults. *Obesity Reviews.*

Wilke, H.-J., et al. (2018). 10.000 Schritte - Bewegungsanalyse und die Bedeutung für die Gesundheit. *International Journal of Health Sciences,* 12(1).

Wickert, F. (2019). Schlafmedizin – *Die wichtigsten Grundlagen für die Praxis.* Springer.

Zitzmann, M., & Nieschlag, E. (2019). *Testosteron und Androgene.* Georg Thieme Verlag.

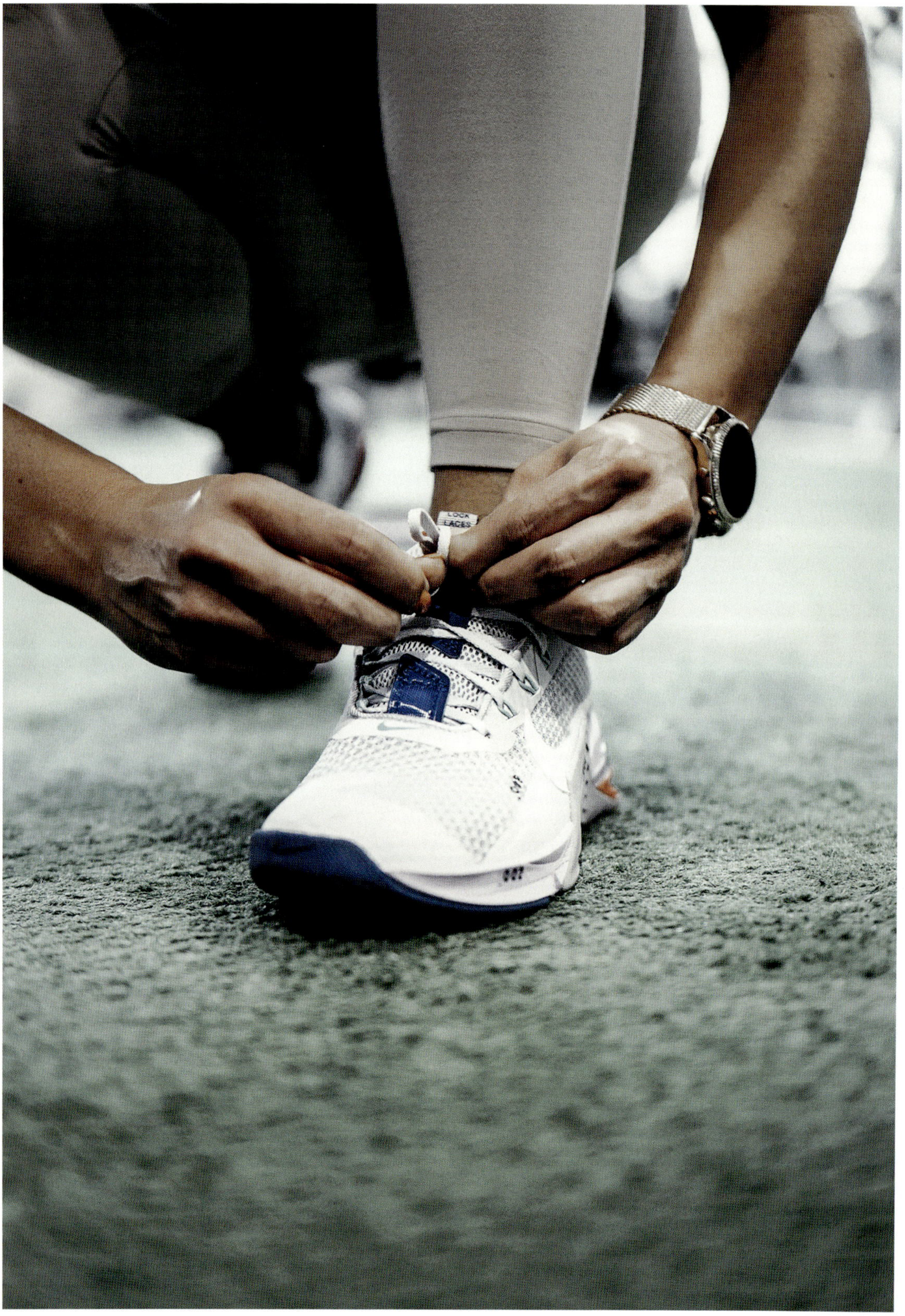
LOCK
LACES